FASCIAL MANIPULATION for Musculoskeletal Pain: Theoretical Part
Second Edition

Stecco筋膜手法治疗肌肉骨骼疼痛

——（第2版）——

［意］路易吉·斯泰科（Luigi Stecco）
［意］安东尼奥·斯泰科（Antonio Stecco） / 编著

关 玲 宋 淳 张海湃 / 译

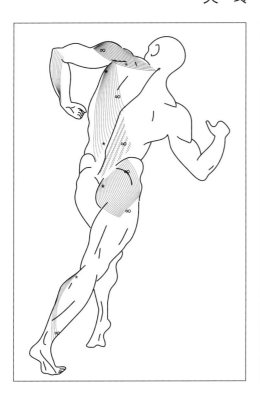
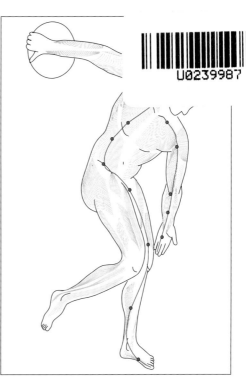

北京科学技术出版社

著作权合同登记号　图字：01-2021-1459

图书在版编目（CIP）数据

Stecco 筋膜手法治疗肌肉骨骼疼痛 ：第 2 版 /（意）路易吉·斯泰科（Luigi Stecco），（意）安东尼奥·斯泰科（Antonio Stecco）编著 ；关玲，宋淳，张海湃译 . — 北京 ：北京科学技术出版社，2022.1（2025.4 重印）

书名原文：Fascial Manipulation for Musculoskeletal Pain: Theoretical Part, Second Edition

ISBN 978-7-5714-1781-9

Ⅰ . ①S… Ⅱ . ①路… ②安… ③关… ④宋… ⑤张… Ⅲ . ①筋膜疾病 – 诊疗　Ⅳ . ①R686.3

中国版本图书馆CIP数据核字（2021）第172850号

责任编辑：张真真	邮政编码：100035	
责任校对：贾　荣	网　　址：www.bkydw.cn	
图文制作：北京永诚天地艺术设计有限公司	印　　刷：北京宝隆世纪印刷有限公司	
责任印制：吕　越	开　　本：787 mm×1092 mm　1/16	
出 版 人：曾庆宇	字　　数：300千字	
出版发行：北京科学技术出版社	印　　张：16	
社　　址：北京西直门南大街16号	版　　次：2022年1月第1版	
电　　话：0086-10-66135495（总编室）	印　　次：2025年4月第4次印刷	
0086-10-66113227（发行部）		

ISBN 978-7-5714-1781-9

定　　价：198.00元

译者序

很高兴看到《Stecco 筋膜手法治疗肌肉骨骼疼痛（第2版）》的中文版出版，上一版于2018年3月由人民卫生出版社出版。在新版中，作者补充了大量的最新进展，也对很多原有内容进行了更新。因此，我们重新翻译了这一版，而不是仅对旧版做修订。

本书第1版给中国读者带来了大量的信息，也受到致力于治疗肌骨疼痛工作者的热烈欢迎。我本人也获益良多。通过翻译和学习本书，我的临床工作特别是"结构针灸"治疗方面得到了很大的拓展。正如我在上一版序言中提到的，本书的作者曾学习和应用针灸，书中随处可见关于针灸的临床思维和经验，而他卓越的工作又对针灸治疗领域做出了新贡献。

执简驭繁是医学工作者的追求。本书的作者创新性地构建了一个以筋膜解剖为基础的生物力学模型，将复杂的动作分析和治疗思路化繁为简。而且，作者从生物进化学、组织发生学、材料学、生物力学等方面大胆假设、小心求证，使得这一模型更加坚实稳定，为其临床应用提供了理论平台。通过学习该模型的理论，我们将以一种新的角度来认识人体，也有了新的治疗思维和方法。本书所述的理论和技术将会应用于骨科、疼痛科、康复科临床治疗，也可以为针灸治疗、手法治疗及运动康复提供良好的借鉴。

期待读者能喜欢本书，理解并运用这一手法体系。

关玲

教授 主任医师 博士生导师

中国人民解放军总医院

2021年1月于北京

第 2 版序言

作为一名临床医师，在过去的 50 年里，我特别关注手法对软组织的治疗效果。在职业生涯的早期，我就意识到了软组织与功能和疼痛密不可分的关系。我花了多年时间研究软组织疼痛的治疗方法，并参与撰写了许多有关软组织疼痛的文章，以及与这个主题有关的 3 个版本的图书。2009 年，Luigi Stecco 给了我本书的第 1 版，其中解释了筋膜手法（Fascial Manipulation, FM）®的原理和方法。可以说，我被震撼了。之前没有任何软组织治疗方法能如此详细地描述筋膜系统，没有其他理论解释过这样一个涵盖肌筋膜动力链的针对全身结缔组织的治疗手段。从此以后，我再也不会仅关注疼痛的局部治疗，也不会仅为缓解疼痛而随意治疗。此前尚无任何其他方法能为我们提供工具，以将患者的症状和早期的问题联系起来。而最重要的是，也没有任何其他方法为我们提供基于肌筋膜链的治疗程序。我们现在可以评估肌筋膜链的功能，并且有效地追踪治疗期间和治疗后的进展。作为筋膜手法®协会的一员，我一直在跟进筋膜手法的科学进展。世界范围内的科学家们不断致力于提高筋膜手法的质量，在众多研究者当中，Carla Stecco, MD，PhD 和 Antonio Stecco, MD, PhD 撰写了多篇经过同行评审的论文，证明了筋膜手法的有效性。

当然，筋膜手法®创始人、物理治疗师 Luigi Stecco 先生也没有停止脚步，在这本期待已久的书中，他更新了自己的研究成果，解释了筋膜手法生物力学模型的进化、解剖学和生理学理论。他推进了自己的研究，这使得现在的筋膜手法治疗师和其他对手法治疗感兴趣的人可以从他对医学的不断奉献中获益。

Warren I. Hammer DC, MS, DABCO
纽约整脊学院研究生院
美国明尼苏达州布鲁明顿市西北健康科学大学

第 1 版序言

尽管我的意大利语不甚熟练,但是几年前,在我发现 Luigi Stecco 在 Piccin Nuova 图书集团帮助下出版了一本意大利文杰作时,立即意识到英文版的出版似乎是必须的,我也强烈地建议这样做。现在,当我通读这本杰作的英文版时,我十分喜悦,因为它完全呈现了作者非同凡响的观点及方法的精髓。

很少有图书能像本书一样,让作者和读者如此满意。本书在生物力学、骨科学和康复学领域的贡献是重大而深远的。它流畅自然地从一个主题过渡到另一个相关主题,读起来能感受到这些主题的温度和生命力。

作为一个在医学写作领域工作了几十年、经历过许多高潮和低谷的人,我认为本书堪称真正天才的作品,它值得更多人阅读并不断地将其运用到实践中。

JV Basmajian

麦克马斯特大学医学名誉教授

加拿大安大略省哈密尔顿市

目录

缩略语

10	症状的最重程度	d	天，受伤一天或多日
1	症状的最轻程度	di	手指，（手的）拇指、示指、中指、
1×m	症状每月加重一次		环指、小指
an	前，前向运动	dist.	远端，远离身体中心
an-ca	前–腕或屈腕	er	外旋、外翻
an-cl	前–颈或颈前屈	er-ta	外旋–踝，距骨外旋、外翻、旋后
an-cp	前–头及3个次级肌筋膜单元	Fne	游离神经末梢
an-cu	前–肘或屈肘	ge	膝
an-cx	前–髋或大腿向前移动	Gto	高尔基腱器
an-di	前–指或手指收拢	hu	肱骨，肩部的远端
an-ge	前–膝或伸膝	ir	内旋、内翻
an-hu	前–肱或盂肱关节屈曲	ir-ta	内旋–踝，距骨内旋、内翻、旋前
an-lu	前–腰或仰卧起坐	la	外，外向运动、侧屈
an-pe	前–足或足趾背伸	la-ca	外–腕，腕侧偏
an-pv	前–盆或骨盆前倾	la-cl	外–颈，颈部侧倾
an-sc	前–肩或肩胛前伸	la-cp	外–头，向侧方看
an-ta	前–踝或踝关节背伸	la-cu	外–肘，肘的外侧稳定
an-th	前–胸或胸部前屈	la-cx	外–髋，髋关节外展
an-la-cl	前–外–颈组合运动	la-di	外–指，手指分开
an-la-di	前–外–指，握拳的组合运动	la-ge	外–膝，膝的外向稳定
an-la-lu	前–外–腰组合运动	la-hu	外–肱，盂肱关节外展
an-me-	前–内相关组合运动	la-lu	外–腰，腰侧屈
bi	双侧，左右两侧	la-pe	外–足，足趾分开
ca	腕	la-pv	外–盆，骨盆负重稳定
cc点	一个肌筋膜单元的协调中心	la-sc	外–肩，肩胛外展
cf点	融合中心	la-ta	外–踝，距骨外向运动、向外偏斜
cl	颈部	la-th	外–胸，胸椎侧屈
Cont.	继续，持续的疼痛	Lower	下肢
cp	头、面和颅（头）	lt	左，左侧肢体或身体左侧
cp点	一个肌筋膜单元的感知中心	lu	腰，腰椎节段
cu	肘	m	月，疼痛发生的周期
cx	髋，大腿–髋部	me	内，内向运动、内侧

me-cl	内 – 颈，颈椎中线对齐	re-cu	后 – 肘，伸肘
me-hu	内 – 肱，盂肱关节内收	re-cx	后 – 髋，伸髋
me-ta	内 – 踝，距骨内向运动、向内偏斜	re-di	后 – 指，第五指尺偏
mf	肌筋膜：单元、序列、螺旋	re-ge	后 – 膝，屈膝
mn	早晨，晨起疼痛和（或）僵硬	re-hu	后 – 肱，盂肱关节后伸
nt	夜间，疼痛在 24 小时内最重的周期	re-lu	后 – 腰，腰过伸
		re-pe	后 – 足，足跖屈
p	后	re-pv	后 – 盆，骨盆后倾
PaMo	伴随疼痛的动作	re-sc	后 – 肩，肩胛骨后推
Par.	感觉异常，刺麻和刺痛	re-ta	后 – 踝，伸展踝关节
PC	心包经	re-th	后 – 胸，伸展胸椎节段
Pes	足，跗骨、跖骨和足趾	Rel.	复发，疼痛再次发生
pm	下午，疼痛最严重的时间段	re-la-	后 – 外相关组合运动
Prev.	当前疼痛之前发生过的（所有）疼痛	re-la-cl	后 – 外 – 颈
		re-me-	后 – 内相关组合运动
prox.	近端，靠近身体中心	sc	肩胛骨，肩部的近端
Pv	骨盆、骨盆带	SiPa	患者指示的疼痛部位
rt	右，右侧肢体或身体右侧	ta	踝
re	后，后向运动、向后	th	胸部
re-ca	后 – 腕，伸腕	tp	触发点
re-cl	后 – 颈，伸展颈椎节段	Upper	上肢
re-cp	后 – 头，向上看	y, 10y	年，疼痛已有 10 年

引言

筋膜手法®最早被称为神经结缔组织手法，它是以徒手治疗的方式在结缔组织上操作以恢复其流动性，从而重建其上附着的游离神经末梢的生理环境。

筋膜是唯——种在压力下能改变其一致性（可塑性）并能够通过手法恢复弹性（延展性）的组织。

最初，治疗主要针对关节疼痛的不同部位，方法类似于 Cyriax 法或经皮纤维松解术（Diacutaneous Fibrolysis）。然而，在某些情况下，由于对关节周围发炎的软组织无法施术，治疗的焦点就转到移动关节的肌肉上，寻找可以使不同肌肉活动正常化的点。骨骼肌肉系统的病理特征被认为是单一节段的功能障碍，而结缔组织被视为是均匀分布于整个机体的一种成分。

然而，通过阅读所有涉及筋膜的出版物，我们发现这一组织并非是没有形状的一团，而是伴随着肌动力链排列在结缔组织的序列中。

从而，治疗方法开始考虑筋膜的张力平衡，而不是解决结缔组织单个点的异常。因此，将这种方法称为筋膜手法®。

本书提出了指导治疗师用双手处理"筋膜本体"的理论原则。书的封面表达了该理论的如下 3 个基石。

- 帕多瓦大学开展的筋膜组织学的生物研究。

- 巴黎勒内·笛卡儿解剖研究所进行的解剖学研究。
- 基于肌纤维排列的物理和数学研究。

从这些研究可以明显地看出，筋膜并不是皮肤下的一层均匀的膜，仅仅起着包裹其他组织的作用。相反，它具有以下多种作用。

- 协调运动单元的各要素，这些运动单元被分组到一个肌筋膜单元（myofascial uni，mf）中。
- 联合单向肌肉链的要素（肌筋膜序列）。
- 通过支持带连接身体多个节段的要素（肌筋膜螺旋）。

这些肌筋膜结构可以解释动作管理的许多方面，而之前动作管理都被归结于中枢神经系统。这些创新的假说有大量来自解剖学和生理学文献的支持。此外，本书还从运动生理学的角度分析了许多解剖学家经常描述的一些肌肉在筋膜上的附着特征。

为便于读者查阅在本书中帮助过我们的研究文献，我们在脚注中列出了参考文献最重要的段落及其作者和发表时间。

筋膜手法®是一种手法 / 徒手治疗，需要治疗师具有良好的解剖学和生理学专业知识。本疗法的格言——"一双富有知识的手是强大的（Manus sapiens potens est）"——申明了只有理解了产生问题的根源才能够快速有效地解决问题。任何一个器官或系统的健康都取决于其组成部分之间的平衡。一个和谐、平衡的姿势标志着骨骼肌肉系统的健康。

在筋膜手法®的标识中，正确的姿势为头和肩胛骨与脊柱对齐。筋膜和肌肉像索具一样保证我们的身体竖直。如果筋膜仅仅与脊柱平行排列（即静态纵向序列中），那么身体可以获得稳定性，但活动显然会受到阻碍。只有筋膜内胶原纤维呈螺旋排列，才能保证运动的同时又不会丧失稳定性。

基本原则

本书的名称由两个基础词汇组成——"筋膜（fascial）"与"手法（manipulation）"。

最近筋膜的研究在数量上有所增加。Medline（国际性综合生物医学信息书目数据库——译者注）发表的一项研究（Findley and Schleip，2007）强调：与过去的18年相比，标题和摘要涉及"筋膜"的文章在近三四年增加了600%。然而，书名中的这两个词在各种词典中仍未很好地被解释清楚。

在2008年版的《不列颠百科全书》（*Encyclopaedia Britannica*）中，筋膜被定义为覆盖或连接身体结构的一层结缔组织。

在Stedman的医学辞典中，筋膜被定义为在皮肤下包裹身体的一层纤维结缔组织；此外它还包绕肌肉和肌群并把它们分成不同的层。

在此定义的后面附有一个关于体内各种筋膜名称的列表，包括阔筋膜或大腿深筋膜、Camper筋膜或腹壁浅筋膜浅层、迪皮特朗筋膜或掌腱膜、腹膜外筋膜或在腹壁壁层与腹横筋膜之间的脂肪组织、胸筋膜或胸大肌肌外膜、前列腺筋膜或包裹前列腺的结缔组织。

因此，筋膜一词泛指所有结缔组织结构，包括皮下疏松结缔组织、深层肌筋膜和内部筋膜。

结缔组织的形态和一致性完全对应于其所执行的功能。如果一个筋膜必须适应肌肉长度的变化，则它会具备弹力一致性（肌外膜）；如果一个筋膜必须传递张力，则它会表现为腱膜的形态（腱筋膜）；如果它需要促进两个不同部分之间的滑动，则会富含脂肪（疏松筋膜）。本书内容仅涉及肌肉骨骼系统的筋膜，又称深筋膜。

深筋膜在肌肉骨骼系统的不同部分之间形成一个连续体。例如，臀大肌的肌外筋膜在肌腹部非常薄，但随着肌腱向阔筋膜的演变，其胶原纤维的含量显著增加[1]。肌外筋膜的这种延展与臀大肌附着在股骨的肌腱不同。

臀大肌肌外筋膜延展部分与臀中肌及阔筋膜张肌的肌腱延展部分一起参与构成了阔筋膜。此外，包括胸大肌和背阔肌在内的一些躯干肌的腱性延展，参与构成了臂筋膜（图1）。

阔筋膜与臂筋膜在组织一致性和功能作用方面与覆盖股四头肌和肱二头肌的肌外筋膜有很大不同。肌外筋膜主要由弹性

---

[1] 臀大肌肌腱的浅表部分延展为阔筋膜的髂胫束，并延伸到胫骨；其深部止于股骨粗线的外侧缘（Chiarugi G，1975）。

纤维组成，以适应肌肉长度的变化及肌肉内外的张力。肌外筋膜或肌外膜横向延展形成肌束膜和肌内膜（图 2），在纵向上，肌肉的结缔组织框架延伸至肌腱、腱膜和之前提到的腱性延展部。

四肢的腱膜筋膜（aponeurotic fascia）像圆柱体那样包裹整个肢体，而躯干的腱膜筋膜则是平的。在躯干上，腱膜筋膜并不与其下方的肌肉平行分布，它们随躯干浅层大肌肉的分布而排列。例如，胸腰筋膜与背阔肌和腹外斜肌相连（图 3）。此腱膜筋膜的一部分止于棘突，使得上述肌肉以此为杠杆来施力（肌腱功能）；该层的另一部分从棘突上经过，延伸到对侧的臀筋膜（筋膜功能）。

腹壁上，腹直肌鞘的结构与胸腰筋膜相同，相互交叉的胶原纤维来自身体两侧的腹内斜肌和腹外斜肌（图 4）。腹直肌鞘具有双重功能，即同时充当筋膜（使两组斜肌收缩同步）和腱膜（传递力量的扁平肌腱）。

Gray 的解剖教科书参考了 Rizk 的研

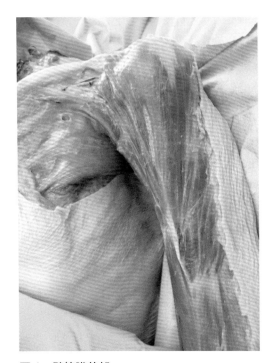

图 1　臂筋膜前部

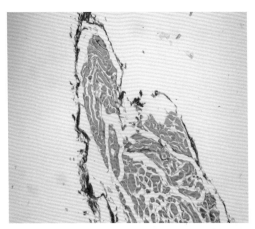

图 2　被肌外膜包绕的肌肉截面，内有肌束膜和肌内膜

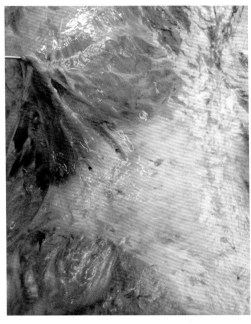

图 3　胸腰筋膜。向外拉开背阔肌筋膜以显示筋膜胶原纤维的牵拉

究，该研究表明腹外斜肌的主要部分包括2层，深层和浅层膜。浅层膜的纤维不止于腹白线，它们穿过中线形成对侧腹壁的一部分，这些纤维中的大部分直接与对侧腹内斜肌肌腱膜的前膜相连。

躯干和颈部的深筋膜（图5）分3层：浅层包裹胸锁乳突肌，斜方肌和背阔肌；中层包裹舌骨上、下肌，肩胛提肌，后上锯肌和后下锯肌；深层包裹椎前肌，椎旁肌和腹直肌。

四肢也有一些浅层和深层的肌肉。疏松结缔组织将这些肌肉分开，使它们彼此间可独立滑动。浅层肌群通常是双关节肌（即作用于两个关节），而深层肌群是单关节肌（即仅作用于一个关节）。

构成本书名称的第二个词是手法。这个词即使是在医学领域也有很多含义（Chaitow L., DeLany A., 2005）。

《不列颠百科全书》（2008）将其定义为：熟练地使用手或其他机械方法进行治疗或工作。

其他医学词典定义了以下几种手法。

- 关节手法或关节被动活动。
- 脊椎手法，与整脊有关。
- 按多种不同方式操作的软组织手法[①]，包括触发点的按压技术、筋膜松解技术和多种筋膜牵伸方法。

所有这些操作都是针对关节、椎体

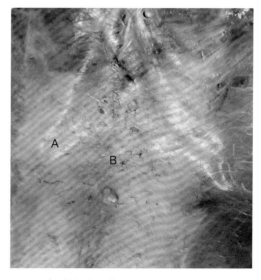

图4　腹壁的腱膜筋膜。A. 腹外斜肌的纤维；B. 腹白线处，右侧的胶原纤维不间断地延伸到左侧

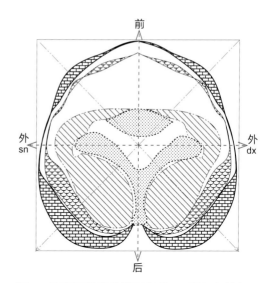

图5　颈部深筋膜的浅层分裂开，以包裹斜方肌和胸锁乳突肌。中层，在前部环绕着舌骨肌，在后部则环绕肩胛提肌。深层，在前部环绕椎前肌，在后部则环绕竖脊肌

---

① 美国整骨医师使用的术语"手法治疗"或"手法"涵盖了多种手法技术，统称为"整骨医学手法治疗（osteopathic manipulative treatments, OMT）"，它们包括：

　　—冲击技术；

　　—关节激活技术；

　　—软组织技术、肌肉能量技术、肌筋膜治疗、逆向松弛术（Teyssandier MJ, 2000）。

和软组织等不同结构的机械动作。本书讲述的手法也是一种机械动作，专门针对筋膜。

腱膜、肌外筋膜及允许滑动的疏松结缔组织都是不同形式的结缔组织。一般来说，这种组织包含不同的纤维，有胶原纤维以及众多的细胞，如脂肪细胞。所有这些都浸没在基质中（图 6）。

疏松结缔组织的胶原纤维和弹性纤维没有特定的方向。肌外筋膜的胶原纤维呈波浪状，而且与相邻的肌纤维方向相同。

腱筋膜中可以有 2 ~ 3 层胶原纤维[①]；每一层中的纤维具有相同的方向，由于不需要适应肌肉长度的变化，它们比肌外筋膜中的纤维的波纹少。

胶原纤维的作用是感知牵拉、限制拉伸，并将张力从身体的一个部位传递到另一个部位。脂肪细胞的功能是促进不同筋膜之间及肌肉之间的滑动。这些纤维和细胞只有在其周围的基质处于可溶状态（溶胶）时才能发挥各自的功能。过度使用、失用、创伤或代谢障碍可以造成基质致密化（凝胶），从而阻碍纤维的滑动并抑制细胞的功能。当这种情况发生时，筋膜不再能够使运动关节肌肉的不同部位同步收缩，导致出现关节内的撞击和软组织的撞击，这些变化将引发患者的疼痛。

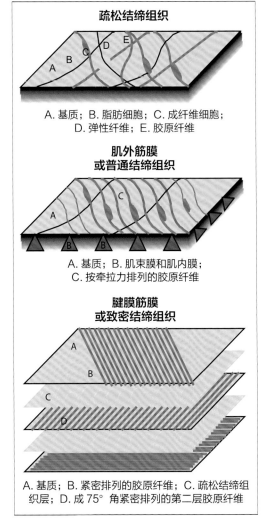

A. 基质；B. 脂肪细胞；C. 成纤维细胞；D. 弹性纤维；E. 胶原纤维

A. 基质；B. 肌束膜和肌内膜；C. 按牵拉力排列的胶原纤维

A. 基质；B. 紧密排列的胶原纤维；C. 疏松结缔组织层；D. 成 75° 角紧密排列的第二层胶原纤维

图 6　疏松、普通和致密结缔组织的结构

例如，任何椎旁肌的不同步活动都可以导致椎体关节面之间的摩擦和撞击，因为这些肌肉都含有 3 个空间平面的纤维：如果脊柱两侧的纤维被激活，则它们是伸肌；如果只有一侧的纤维被激活，则它们是侧屈肌；而如果斜行纤维被激活则它们

① 小腿筋膜的平均厚度为 924 μm，由 3 层平行的纤维组成（平均每层 277.6 μm）。每一层与相邻的层之间由厚度为 43 μm 的疏松结缔组织层分隔开来（Stecco C，2009）。

是外旋肌。每组纤维与筋膜的不同部位相连。在腰筋膜内这些部位的致密化会导致肌纤维间的不协调，引发关节撞击。治疗师运用筋膜手法寻找筋膜内的致密点，这些点通常对压力很敏感，治疗师通过手法操作设法恢复这些点的流动性。手法技术包括摩擦僵硬的部位以在局部产热。基质对温度敏感[1]，因此在被加热后会液化。手法操作的目的是利用摩擦提高局部温度，从而促进基质从凝胶状态转变为溶胶状态。

（宋淳　张海湃　关玲　译）

---

[1] 在筋膜上精确点位的机械应力会升高基质的温度，促进筋膜基质从凝胶状态到溶胶状态的转变（Day JA，2009）。

第一部分

肌筋膜单元

第一章　肌筋膜单元的解剖

一个肌筋膜（myofasical，mf）单元由一组运动单元（motor unit）和筋膜构成。其中，运动单元负责身体某个节段在特定方向上的运动，筋膜则连接这些力和矢量。肌筋膜单元是继运动单元之后，肌肉骨骼系统的又一个结构基础。

肌筋膜单元和运动单元的神经成分将在本书的后面与神经肌筋膜单元（neuro-myofascial unit, nmf）的生理一起讨论。在每个肌筋膜单元的筋膜中都有一个协调中心（centre of coordnation，cc）以同步各动作矢量，以及一个感知中心（centre of perception，cp）以感知关节的动作。

这两个关键点（cc 点和 cp 点）为中枢神经系统（central nervous system, CNS）提供周围的信息：前者与肌梭相互作用，而后者则为各关节感受器提供每个动作的方向信息。

肌筋膜单元的结构

身体各关节的运动都是肌筋膜单元在 6 个单一方向运动的整合。每个肌筋膜单元都在一个精确的空间方向上协调着该节段的运动。例如，膝节段由前向（前）肌筋膜单元控制向前运动，该单元由股四头肌的大部分纤维构成（图 7）。股四头肌的肌外筋膜联合所有运动单元一起推动膝关节向前运动。在膝节段的后部有后向

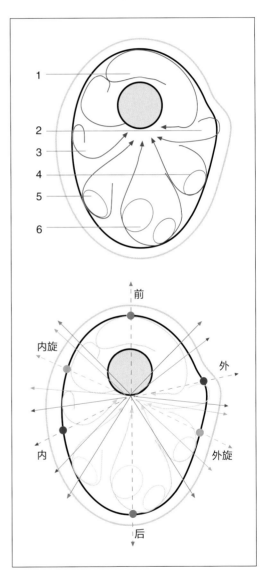

图 7　大腿中段的水平截面。上图展示了筋膜环绕不同肌筋膜单元形成的间隔。下图示意了运动方向的矢量：1. 前向运动肌筋膜单元（前）；2. 外向运动肌筋膜单元（外）；3. 内旋运动肌筋膜单元（内旋）；4. 外旋运动肌筋膜单元（外旋）；5. 内向运动肌筋膜单元（内）；6. 后向运动肌筋膜单元（后）

（后）肌筋膜单元，该单元由连接半腱肌、半膜肌和股二头肌运动单元的筋膜控制。肌外膜与肌内膜、肌束膜和肌间隔相连，是分隔拮抗肌纤维、联合协同肌纤维的结构。

每个肌筋膜单元中都有以下成分。

- 位于筋膜鞘中的能部分自由滑动的单关节和双关节肌肉的纤维。
- 能够将张力通过肌内膜、肌束膜和肌外膜传递到浅表筋膜层的深部肌肉的纤维。
- 与拮抗肌肌筋膜单元的筋膜相连的一些主动肌肌筋膜单元的肌纤维。

现在更详细地解释这些组成部分。

单关节和双关节纤维

如果不考虑筋膜联系而只研究每个肌肉的外观（如肱二头肌有 2 个头，肱三头肌有 3 个头等）就无法理解肌肉的生理。

举例来说，肱二头肌是双关节肌，参与肩、肘关节的屈曲。肱肌是单关节肌，参与肘关节的屈曲（图 8）。

上臂的后部也有类似的结构：肱三头肌长头是双关节的，它参与肩、肘关节的伸展。肱三头肌的外侧头和内侧头是单关节的，它们参与肘关节的伸展。肱三头肌的两个短头嵌入其拮抗肌——肱肌的肌间隔的反面。

如果此类解剖结构只存在于上臂，我们可以假设它是偶然现象。但实际上这种解剖结构却在全身所有 84 个肌筋膜单元

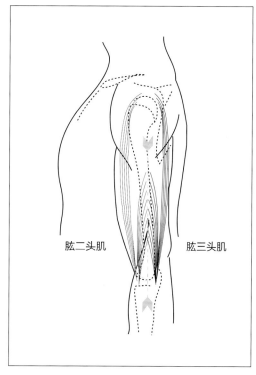

肱二头肌　　　　肱三头肌

图 8　单关节和双关节纤维

中重复出现。由于这些短矢量（单关节纤维）与长矢量（双关节纤维）的存在，身体各部位的运动得到很好的控制。

以移动汽车上拴着的气球为例，可更好地解释这一点。如果只用 1 根线拴住气球，它可能向所有方向移动；如果用 2 根线拴住它，则气球会在 2 个方向上摆动；而如果是用 4 根线，则气球完全不再摆动（图 9）。

在每个肌筋膜单元的两个主要矢量之间还有一些较小的矢量，它们由间隔一定距离的单条肌纤维构成[1]。这些矢量的增加使得肌筋膜单元能够对身体部位进行更

[1]　一个单一的运动神经元支配许多肌纤维，这些纤维遍布整个肌肉。单一肌纤维的位置是由单个运动神经元的长期刺激决定。因此，所有连接到特定运动神经元的肌纤维都会收缩。已经明确的是，运动单元是按照固定的次序募集，此点已在动物与人类的实验中获得证实，并在反射性与自主性收缩中都得到了验证（Kandel E, 1994）。

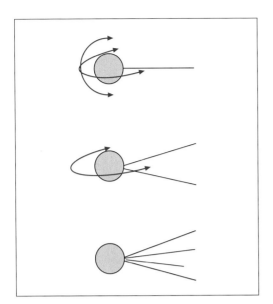

图9　气球上系得绳子越多，其摆动幅度就越小

精细的控制。

重要的是，在各肌外膜之间或肌外膜与其上覆盖的皮肤之间没有任何粘连，因为粘连可能会妨碍不同肌肉的收缩。皮下疏松结缔组织（图10）将深筋膜与皮肤分离，并使肉眼无法看到深筋膜的活动。深筋膜通过自身的胶原纤维网向远心端与近心端两个方向将张力从一个节段传递到下一个节段。

肌内膜、肌束膜和肌外膜

单条肌纤维被包裹在由疏薄的结缔组织组成的肌内膜中，这些肌纤维集结成肌束。这些肌束又被由结缔组织鞘组成的肌束膜包裹着[①]。大多数肌肉由肌束聚集构成，并被一层致密结缔组织——肌外膜

包裹。

每块肌肉内的结缔组织成分都包括胶原纤维和弹性纤维，这种结缔组织作为一个有弹性的骨架或框架，其上附着有肌纤维和肌梭。这种结缔组织或筋膜与肌腱相连，引导和传输肌肉活动时产生的力量。

单一肌纤维的肌内膜与肌外筋膜（或称肌外膜）相连，使得肌梭的收缩从深层传递到浅层。同样地，筋膜的连续性使得筋膜的被动拉伸能够传递到肌梭。

这个拉伸产生的牵引力具有令不同肌肉中的多个单向运动单元活动同步的作用。例如，小腿三头肌由羽状肌形成的腓肠肌和平行纤维形成的比目鱼肌组成（图11）。比目鱼肌参与踝部的后向、内旋和外旋运动[②]。其他肌肉也参与这些动作。例如，在踝外旋动作中，传导这一动作电位的运动神经元所在的运动单元分布于比目鱼肌内侧、胫骨前肌和胫骨后肌。这3个肌肉上的筋膜通过这3个矢量的交汇点（协调中心/cc点）来同步这一活动。

总之，有两种牵引力通过下述方式作用于结缔组织骨架（或称肌外筋膜）上。

- 内部牵拉：当一个人主动伸展手臂时，在动作发生前肌梭首先被激活。当肌梭收缩时，会牵拉其所嵌入的肌内膜和肌束膜。
- 外部牵拉：当一个人被突然推动

---

① 腱膜筋膜是肌肉骨骼系统间结缔组织的一部分。从最深的表面开始，它们沿肌肉群之间的隔膜向下延伸，并将肌群彼此分开，并最终止于包裹单一肌肉的肌束膜上。这个鞘与肌内膜密切相连，肌内膜环绕着单一肌纤维（Chiarugi G, 1975）。随意肌被包裹在一个结缔组织层中，该层组织具有与关节囊外层相同的结构，可以决定肌肉的形状。下面的肌肉在这个主要由胶原纤维构成的结缔组织表面滑动，这层结缔组织被称为肌筋膜或肌外膜（Wirhed R, 1992）。

② 比目鱼肌有启动伸展和外翻的作用，在行走过程中，其动作以内翻结束（Chiarugi G, 1975）。

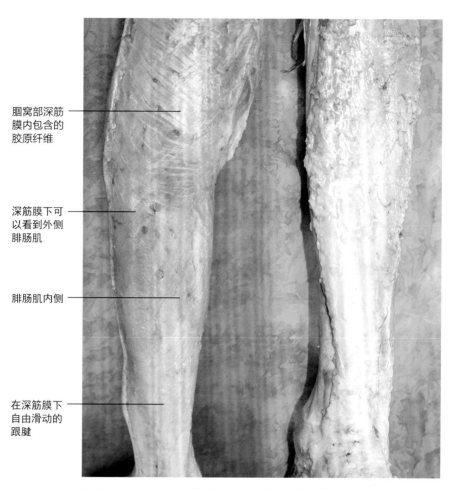

胭窝部深筋膜内包含的胶原纤维

深筋膜下可以看到外侧腓肠肌

腓肠肌内侧

在深筋膜下自由滑动的跟腱

图 10　右侧，部分覆盖着脂肪小叶的下肢浅筋膜。左侧，移除浅筋膜的下肢深筋膜

浅筋膜和通常所说的皮下组织参与体温调节、浅表循环和外部感觉。

从其外表看，深筋膜像一层支持膜，与浅筋膜比较类似，但是螺旋形分布的胶原纤维表明此筋膜具有更为重要的作用

时，肌外膜和附着的肌梭被牵拉，激活牵张反射机制，引发肌肉收缩[1]，从而防止跌倒。

重要的是，这种牵拉不是随意的。实际上，它需要特定的 cc 点来协调。每个 cc 点协调一个身体节段，但是，例如要

防止一个人摔倒，就必须同时激活多个节段。因此，深筋膜如阔筋膜可使近端节段与远端节段的肌肉同步收缩。

深筋膜只有在具备下列条件时才能执行此功能。

• 部分筋膜可以自由地在其下的肌

① 运动单元的收缩不仅由来自锥体系和锥体外系的冲动对运动神经元的刺激引起，还可以由牵张反射机制输出的 γ 脉冲引起（Licht S, 1971）。

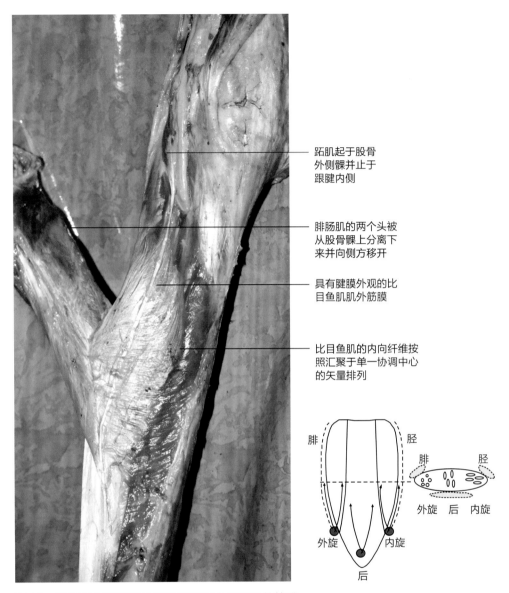

跖肌起于股骨外侧髁并止于跟腱内侧

腓肠肌的两个头被从股骨髁上分离下来并向侧方移开

具有腱膜外观的比目鱼肌肌外筋膜

比目鱼肌的内向纤维按照汇聚于单一协调中心的矢量排列

图11　切除两个腓肠肌后可以看到比目鱼肌的肌外筋膜

左侧的图展示了协调踝部外向旋转（外旋）、内向旋转（内旋）和后向运动（后）的多个矢量中心。外旋的协调中心由比目鱼肌的外侧运动单元和来自腓骨肌群（腓）的多个运动单元组成；内旋的协调中心由比目鱼肌的内侧运动单元，以及来自胫骨前、后肌的多个运动单元（胫）构成；后向协调中心由比目鱼肌的内向运动单元，以及腓肠肌两个头在内的多个运动单元组成。右侧的图显示了具有3组不同运动单元的比目鱼肌横断面

纤维上滑动。

- 部分筋膜固定在骨骼上，这样牵拉就具有特定的方向。
- 筋膜的另一部分附着在骨面上，以

便将一个肌筋膜单元的张力与其拮抗的肌筋膜单元张力分隔开来。

举个例子，我们可以将肌筋膜比作铺在桌子上的桌布，可能会面对以下几种

情况。

- 如果桌布被粘在台面上，拉扯时则不会造成任何褶皱。
- 如果桌布的 4 个角都被固定在桌子上，则褶皱只会出现在拉扯处。
- 如果桌布没有任何一点被固定，则会在肌肉收缩时被完全扯走。

接下来将研究上臂前部的三维正交投影以解释肌筋膜解剖及筋膜的骨附着[①]（图 12）。

在水平面投影上，可见上臂前部筋膜间室内包绕着肱二头肌与肱肌。肱肌部分附着在肌间隔上，而作为双关节肌的肱二头肌则可以在筋膜间室内自由滑动。后部的筋膜腔内有拮抗肌肌筋膜，肱三头肌（灰色部分）也与筋膜具有相同的关系。

在水平面投影中要特别注意将肱二头肌与肱肌分隔开的筋膜薄膜。此薄膜使得浅表的双关节纤维与较深层的单关节纤维可以在不同时段收缩。

在额状面投影看到的最外层是皮下疏松结缔组织，它会妨碍肉眼观察筋膜上的肌肉张力活动。

下一层展示了肱肌在肌间隔上的附着，当肱肌收缩时，张力矢量形成，这种情况在图 12 上由小箭头表示。

筋膜使肌肉同步活动，并保证附着在内、外侧间隔的纤维相互协调。

额状面投影的最中间一层是能在肱二

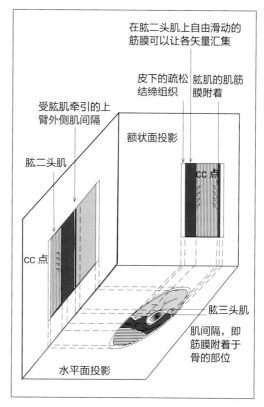

图 12　手臂的正交投影

头肌上自由滑动的筋膜，它使得前面提到的矢量汇聚到协调中心（cc 点）。

在矢状面投影中，突出显示了肱肌在肌间隔的附着，以及肘部屈肌纤维的筋膜矢量形态。在肌间隔的后侧，肱三头肌的内侧头和外侧头在肌间隔上有相同的附着点，只是方向相反。

肌筋膜单元的术语

每一个肌筋膜单元由一个（或数个）肌肉内的多个运动单元、肌肉上覆盖的筋

---

①　臂筋膜的内表面覆盖在其下的肌肉上，并向每块肌肉延伸为很不明显的结缔组织鞘。除了向肌肉延伸以外，筋膜的内表面还产生了两个坚韧的纤维性间隔，被称为内侧和外侧肌间隔，两者都附着于肱骨。通过这种方式，臂筋膜形成的圆柱形腔被分割成了两个腔室（Testut L, 1987）。

膜及这些结构所驱动的相应关节构成。显然这组结构不能简单地以其涉及的肌肉命名，因此采用了一种创新的术语。每个肌筋膜单元的名称由其所完成的动作及其所移动的身体部位的缩写构成。例如，使足部前向运动的肌筋膜单元被缩写为"前－足"，an-pe（pe=pes=foot）。此单元包含执行前向运动动作的肌肉部分、与这些运动单元相关的筋膜部分及参与向前运动的足部关节。在解剖学中，这个动作通常被定义为足背伸；但是在膝部，同样方向的动作被称为伸膝，而在上肢则是屈曲。许多用来定义身体各部位动作的术语被新的术语替代（表1）。

这些新术语与关节运动本身无关，而是与身体节段在3个平面上的运动有关：矢状面、额状面和水平面。表2展示了描述每个身体节段运动方向的缩写。这种术语改变有两个积极的作用。

● 可以直接地理解单向序列之间的连续性。

● 疼痛的部位一旦确定，需要治疗的肌筋膜单元也立刻显现。例如，足前部的疼痛被标记为"足－前"（pe an）。

在矢状面上，身体所有部位的任何向前的移动被称为前向运动（前，an）。身体所有部位的任何向后的移动被称为后向运动（后，re）。在额状面上，向中间方向的移动被称为内向运动（内，me），而向外侧的运动被称为外向运动（外，la）。在水平面上，移向身体前－内方向的运动被称为内向旋转（内旋，ir），而向后－外方向的运动被称为外向旋转（外旋，er）。

每个肌筋膜单元所涉及身体节段/关节的首字母构成了肌筋膜单元名称的剩余部分。选择使用拉丁名词是因为其国际通用性（表3）。

此外，这些术语指的是运动部分（肌筋膜）与关节部分（关节囊）的联合体，而不是被活动的关节或解剖节段。例如，

表1　用于描述动作的新／旧术语

上肢运动	躯干运动	踝关节动作	新术语
屈 伸	屈 伸	背伸 跖屈	前向运动 后向运动
外展 内收	侧屈	外展 内收	外向运动 内向运动
外旋 内旋	旋转	外翻 内翻	外旋运动 内旋运动

表2　空间平面与动作方向

矢状面		额状面		水平面	
前向 后向	前，an 后，re	内侧 外侧	内，me 外，la	内向 外向	内旋，ir 外旋，er

术语"肘部"不仅指肘关节，还包括上臂与前臂所有活动此关节的肌肉。

这种身体节段与运动方向的结合不仅定义了肌筋膜单元的名称，也有助于精确定位疼痛的位置，从而有助于选择与特定功能障碍有关的肌筋膜单元。身体前部（图13）和后部（图14）肌筋膜单元的示意图中有多个圆圈，每个圆圈标出了一个特定的肌筋膜单元，其名称由邻近的首字母表示。

例如，足部（足）的圆圈包括了足部的关节和足部的多个骨，以及内在的肌肉

表3　身体节段的名称

节段/关节	拉丁语	简称
肩胛	Scapula	肩
肱骨	Humerus	肱
肘部	Cubitus	肘
腕部	Carpus	腕
手指	Digiti	指
头部	Caput	头
颈部	Collum	颈
胸部	Thorax	胸
腰部	Lumbi	腰
骨盆	Pelvis	盆
髋部	Coxa	髋
膝部	Genu	膝
踝部	Talus	踝
足部	Pes	足

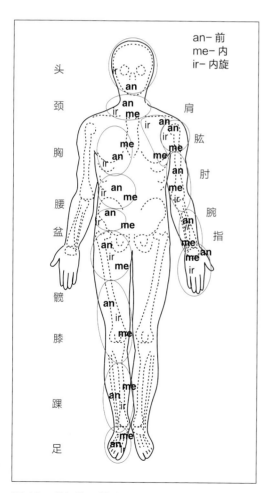

图13　前部的肌筋膜单元

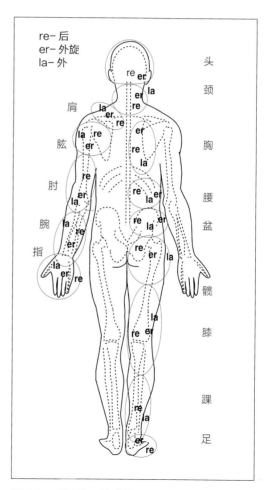

图14　后部的肌筋膜单元

群，这些作为一个功能单元活动而不是各自独立活动。在足部（足）的前向或后向运动中，足跟与足趾之间相互协调。同样的情况也发生在足部的小肌肉上，因为它们不是单独介入而是群体运动。在足的前向或后向运动中，短伸肌群与短屈肌群作为一个功能单元一起发挥作用。

手与足的每一组肌肉及大肌群的每一个运动单元都由一个特定的协调中心（cc 点）调节，该中心确保所有动作协调。在身体前部标记的每个圆圈内都包括了前向（前，an）、内向（内，me）和向内旋转（内旋，ir）运动肌筋膜单元的协调中心。在身体后部标记的每个圆圈内则包括了拮抗肌肌筋膜单元，即后向（后，re）、外向（外，la）及向外旋转（外旋，er）运动肌筋膜单元的协调中心。

环绕跗骨的圆圈标明了该节段（踝，ta），包括踝（胫距）关节、内外踝及将跗骨在 3 个空间平面移动的所有肌肉。活动膝部（膝）的肌筋膜单元从大腿近端 1/3 延伸至小腿近端 1/3，它们包括参与膝关节后向运动的腓肠肌的两个头。髋部（髋，cx）的节段从身体前部的腹股沟韧带延伸到身体后部的骶结节韧带，它包括大腿近端的 1/3。

骨盆节段（盆，pv）在身体前部从脐下延伸至耻骨，在身体后部从髂腰筋膜延伸至尿生殖膈。

腰部节段（腰，lu）从胸廓下口延伸至脐及从第一腰椎延伸至第五腰椎。

胸部（胸，th）包括胸壁和胸椎，但不包括活动肩胛骨和肱骨的肌肉。

颈部（颈，cl=collum）的肌筋膜单元从第七颈椎向上延伸至枕后区，在身体前部延伸至下颌，包括相应的随意肌。

在背部环绕肩胛部（肩，sc）肌筋膜单元的圆圈包括肩胛骨内侧缘及该处的肌肉（斜方肌、肩胛提肌、菱形肌），这些肌肉将肩胛骨向后（后，re）、向上（外，la）移动及向外旋转（外旋，er）；身体前部的圆圈则包括了锁骨和将肩胛带向前（前，an）、向下（内，me）移动及向内旋转（内旋，ir）的肌肉（胸大肌、胸小肌、锁骨下肌）。

肱骨段（肱，hu）包括盂肱关节和附着在肩胛骨、胸壁及上臂近端 1/3 的肌肉，这些肌肉将此节段在 3 个空间平面上移动。

肘部（肘，cu）的圆圈包括大部分肱二头肌（前，an）和肱三头肌（后，re），一部分前臂，以及在前臂外向（外，la）、内向（内，me）活动时固定肘部的肌肉。

腕部节段（腕，ca）包括腕关节和部分作用在此关节的前臂肌肉。

手部的肌筋膜单元包括 5 个掌骨和手指（指，di）的指骨。虽然我们可以自主做手指活动，但在反射动作中手指总是一起运动。后 4 指的内向或内收动作由手掌的骨间肌完成，这些肌肉被掌深筋膜连为一体。同样地，手指的外向或外展动作则由骨间背侧肌完成，这些肌肉由背侧深筋膜联合起来。这两个筋膜各有一个协调中心分别针对两个运动方向。

肌筋膜单元：主动肌和拮抗肌

通过收缩而产生动作的肌肉是主动肌。与主动肌作用相反的肌群被称为拮抗肌。

更准确地说，这种解剖安排存在于肌筋膜单元之间。在任何平面，将身体的某一部分移向特定方向的每个肌筋膜单元都有一个对应的产生拮抗作用的肌筋膜单元，该肌筋膜单元在同一平面将同样的身体部位移向相反方向。

每个肌筋膜单元都只具备收缩能力。因此，拮抗肌肌筋膜单元必须主动干预才能使一个身体部位回到中立位或初始位置。通过对肌筋膜单元的生理学研究，我们将揭示筋膜是如何参与交互抑制的。在这一部分中，我们将从解剖学的角度验证所有主动肌与拮抗肌肌筋膜单元间的筋膜联系。

将帆船的桅杆与大腿的股骨相对比（图15），可以发现以下相似之处。

- 在矢状面，桅杆通过船尾与船首的绳索被保持在垂直位；在同一平面，股骨的垂直位置由股伸肌群（指除股直肌以外的股四头肌其余部分——译者注）与大腿另一侧的腘绳肌维持。
- 在额状面上，桅杆由侧索保持垂直；同样地，股骨由附着在内外侧肌间隔上的肌群保持垂直。

在调节两组相拮抗的肌筋膜单元的纤维时，肌间隔与肌外鞘膜起着直接作用。

事实上，帆船的桅杆只需要保持在一

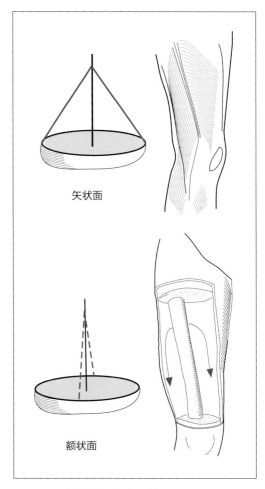

矢状面

额状面

图15 帆船的索具与大腿筋膜

个位置不动，而大腿则需要在不导致人摔倒的情况下移动。

主动肌肌筋膜单元在运动（向前、向后或向侧方）中被激活，而拮抗肌肌筋膜单元则与该身体部位的倾斜角相适应（交互抑制）。

人体很多部位的动作需要在3个空间平面上相互协调。在这一点上，很显然每个肌筋膜都需要双关节纤维（图16）。单关节纤维稳定单一身体节段，同时双关节纤维依据下一节段的动作调整上一节段的位置。

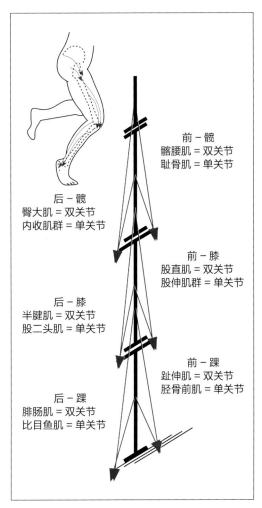

前－髋
髂腰肌＝双关节
耻骨肌＝单关节

后－髋
臀大肌＝双关节
内收肌群＝单关节

前－膝
股直肌＝双关节
股伸肌群＝单关节

后－膝
半腱肌＝双关节
股二头肌＝单关节

前－踝
趾伸肌＝双关节
胫骨前肌＝单关节

后－踝
腓肠肌＝双关节
比目鱼肌＝单关节

图 16　矢状面上，稳定在垂直方向的多个节段叠加

这与经典解剖学研究肌肉的角度不同。例如，设想下肢的骨骼如许多垂直排列的船桅，并由双关节肌肉固定。组成后向－踝段肌筋膜单元的主要肌肉是小腿三头肌，该肌肉有双关节部分（腓肠肌）和单关节部分（比目鱼肌）。当一个人下跪时，腓肠肌将屈膝程度的变化与踝关节角度的变化联系起来。而比目鱼肌仅在后向－踝段肌筋膜单元内活动。在后向－膝段肌筋膜单元内，股二头肌借助其在坐骨结节和腓骨头的附着点同步髋关节与膝关节角度间的变化。股二头肌短头是后向－膝段肌筋膜单元内的特定单关节部分。身体前部的拮抗肌群也参与保持上述下肢节段对齐。股直肌将髋关节的角度变化与膝关节的角度变化相联系，而股内外侧肌是前向－膝段肌筋膜单元的特定单关节纤维。在上肢也存在与此相似的组织结构。这在上臂比前臂更清楚，除非前臂各肌肉的两种部分被特别标出。例如，桡侧腕屈肌被描述为双关节肌肉，因为它从内上髁延伸到第二掌骨。实际上许多作者（Chiarugi、Platzer、Testut）都注意到事实上该肌肉有许多纤维源自前臂纤维间隔，因此这些纤维是单关节的。

这种肌筋膜组成的结构有利于姿势的调整。仅靠中枢神经系统无法协调各节段间发生的所有变量。由于筋膜将不同的关节连成系列，因此筋膜是唯一真正适合这种协调与控制的结构。

（宋淳　张海湃　关玲　译）

第二章　肌筋膜单元的进化

上一章解释了每一个关节如何在 6 个肌筋膜单元的控制下运动，每两个肌筋膜单元控制一个平面上的运动。本章我们将探讨肌肉骨骼系统的这种结构是如何进化的。

在 3 个平面上运动的进化

根据进化理论，额状面是第一个被掌握的运动平面[1]。侧屈是水生环境中最适宜的运动方式。

腔肠动物（珊瑚虫、水母）通过它们肌上皮细胞的收缩在水中移动。全身的内收 / 外展动作有利于它们在移动中过滤水分并获取营养物质。

这些动物的身体各部分都是一样的[2]，其活动没有特定的方向（图 17）。

环节动物的身体有前后部之分，还具有脑神经节，来控制所有相同的体节。虽然环节动物身体的收缩仍然是内收 / 外展，但其运动轨迹由头部决定。

扁形动物[3]与后生动物（节肢动物）

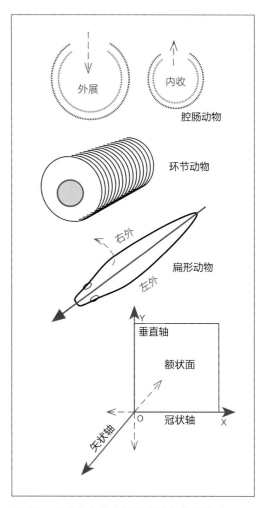

图 17　环节动物和扁形动物沿矢状轴移动

---

[1]　从肌节首先分化出来的自主肌纤维是那些平行于脊索的纤维，因此，当它们收缩时会使同侧屈曲，这种收缩在两侧间交替就会产生波状运动。这也是胚胎出现的第一种运动方式（Chiarugi G, 1975）。

[2]　腔肠动物由两层细胞构成，外层（外胚层）和内层（内胚层）被一层叫作中胶层的胶质分开。腔肠动物有一个神经系统，但没有迹象显示有中枢控制。无论在哪里剖开，腔肠动物的身体各部分保持相同的特征。这种身体结构被称为辐射对称。这类动物在水中呈固定或漂浮的状态（Stefanelli A, 1968）。

[3]　能按特定方向运动的动物展示了身体的双侧对称性，具有从头到尾的单一分隔，有效地将身体分成完全相同的两半。扁形动物（扁虫）的身体有 3 层：外胚层、内胚层和中胚层。肌肉源于中胚层（Stefanelli A, 1968）。

的身体呈两侧对称并有源于中胚层的肌肉组织。这些动物利用其身体对称性，通过左右两侧交替收缩在环境中移动。这种额状面上的左右侧屈使它们沿矢状轴呈前后方向移动。

头索动物和圆口类动物[1]（七鳃鳗）是原始的脊索动物，具有脊索或支撑作用的结缔组织。

虽然它们的主要运动仍然是侧屈，但由于两个新结构的出现，它们的动作更为有力。

- 脊索为肌肉提供了具有一定稳定性的杠杆支点，使其力量得到发展
- 左侧和右侧的两个肌团被纵向间隔分开。

随着此间隔的延伸，背鳍逐渐形成，进一步加强了额状面的稳定性。这个垂直的间隔被拉向左侧还是右侧取决于哪一侧的肌肉组织活跃。

头索动物有两个相互拮抗的侧屈肌筋膜单元。肌间隔充当身体两侧相反力量的中介（图18）。位于肌节之间的筋膜性肌隔[2]是协调单侧肌纤维同步收缩的要素。一侧的所有肌肉作为一个侧屈肌筋膜单元，但是其引发的动作并不精确，因为动作是由单一矢量产生的。

在一些脊椎动物中（软骨鱼类、软骨鲨目），横向间隔的形成将单侧肌团分成两部分，这提高了侧向运动的精度[3]（图19）。图20演示了来自轴上肌和轴下肌的矢量合成如何更好地控制动作。同样的原理也存在于人类身体各肌筋膜单元（单关节纤维和双关节纤维）的力量组合中。

通过进化，身体后向运动的肌群由两组背侧肌群发展而来，而颈和躯干的前向运动肌群则由腹部肌肉组织形成。控制这些矢状面的动作需要筋膜构造的改变：横向间隔分化成两片，一片连接涉及后向运动的轴上肌群，另一片则连接涉及前向运动的轴下肌群。轴上肌群被胸腰筋膜的间室包裹，轴下肌群则被腹筋膜的间室或腹直肌鞘包裹[4]。

关于水平面上运动进化的研究将在有关组合运动的一章中讨论，而在此将研究肌间隔在拮抗管理中的重要性。

在腔肠动物和红海鞘（或红饵）中，基本动作包括了全身所有细胞大规模地单纯收缩，紧接着是完全的放松，这样一来它们的身体可在重力影响下回复到初始位置。由于这一运动策略是缓慢的，进而身

---

① 我们发现在圆口鱼（无颌类）中，不仅有间隔将身体在水平面分出体节，还有背侧矢状中央间隔与腹侧矢状中央间隔汇合在尾部，并将身体分成左右两半。因此，在筋膜性间隔中发育的肌节从腹侧到背侧是连续的。我们发现七鳃鳗有两个半圆形管道（Stefanelli A, 1968）。

② 分节由一系列节段构成——身体每一侧的肌节对应相应数量的椎体。每个肌节内的肌纤维按前后方向走行，只有一些连到骨骼。被称为肌隔的强韧结缔组织薄膜嵌入相邻的肌节之间。大部分肌肉组织附着于这些间隔，在连接到脊柱之前在间隔内部工作。肋骨源于这些间隔，真骨鱼类的肌间骨骼也是如此，间隔提供了额外的支撑（Romer P, 1996）。

③ 在颌口类，水平间隔或额间隔将肌节分为背上段和腹下段。背上段发展为背侧或轴上肌群，腹下段发展为腹侧或轴下肌群。轴上肌群由脊神经背支支配，而轴下肌群则由脊神经腹支支配（Stefanelli A, 1968）。

④ 轴上肌群的功能是伸展或伸直脊柱及向侧方屈曲身体。轴上肌群分为4组：椎间肌、最长肌、棘肌和髂肋肌。轴上肌延伸进入颅骨成为鳃上肌。轴下肌进入下颌成为鳃下肌（Kent GC, 1997）。

鳟鱼的运动系统

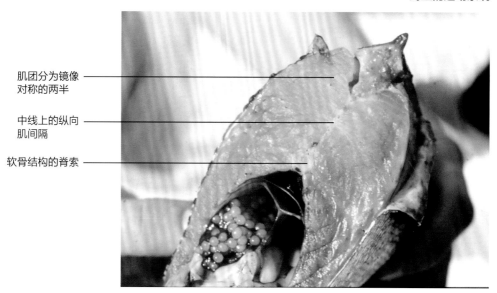

肌团分为镜像对称的两半

中线上的纵向肌间隔

软骨结构的脊索

图 18　鳟鱼的横断面展示了背鳍是纵向间隔的延伸

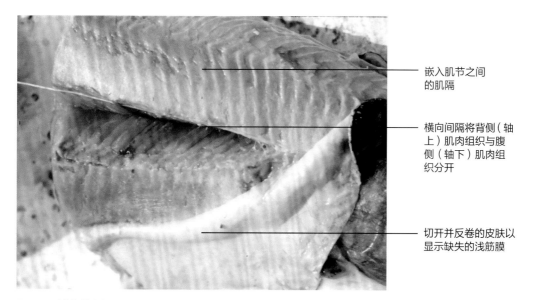

嵌入肌节之间的肌隔

横向间隔将背侧（轴上）肌肉组织与腹侧（轴下）肌肉组织分开

切开并反卷的皮肤以显示缺失的浅筋膜

图 19　鳟鱼的侧面观，展示了肌节和隔膜呈 v 形倾斜的初始排列

体组成了两个相拮抗的肌筋膜单元以加快移动。这种情况下，环节动物完全相同的体节进一步分化成了完美对称的两半，就像之前在头索动物中发现的那样[1]。

鱼类侧向运动的两组肌团由纵向间隔分开，在人类则是进化成腹白线和椎体棘

---

[1]　圆口类和头索动物既有一个矢状结缔组织间隔，又有一层结缔组织的皮肤覆盖。此结缔组织间隔向中间扩张以包覆骨骼轴，脊髓在背侧而主要血管在腹侧。形成于肌节之间的横向结缔组织间隔也附着在此矢状间隔上（Stefanelli A, 1968）。

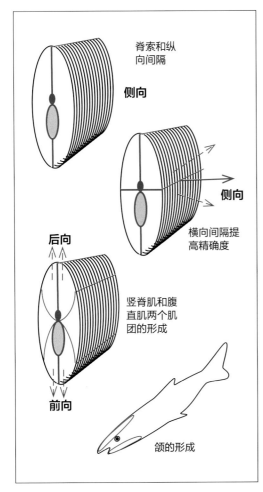

图 20　头索动物的脊索和纵向间隔及软骨鱼的横向间隔

突间的棘上韧带。这些筋膜间隔将身体分成对称的两部分，在侧向运动中起相互拮抗的作用（图 21）。

在两栖动物、爬行动物和哺乳动物的进化过程中，侧屈序列发生了下列变化。

- 随着矢状面动作的增加，侧屈的使用频率逐渐减少。

- 伴随着侧屈肌肉组织主要向后部位移，且伴随进行性退化，最终成为髂肋肌。

在矢状面上，身体前部的肌肉组织通过胸腰筋膜保持与身体后部的肌肉组织的连接，胸腰筋膜与腹斜肌的肌外筋膜相连续。腹斜肌肌外筋膜下一层是腹横筋膜，连接腹直肌与髂腰肌，这两者都源于同一胚层的轴下肌团。在躯干的前向运动（前屈）过程中，髂腰肌与腹直肌协同工作。

节段独立性的进化

圆口类动物（七鳃鳗）没有下颌，整个身体由一系列不间断的相同的体节构成。为了中断这种节段间的协同作用，使各节段能够相互独立，它的身体经历了一个漫长的演变。下颌是第一个独立于身体其他部分运动的节段[①]。下颌的肌肉源于第一鳃弓或咽弓。哺乳动物的咬肌、颞肌和翼状肌即源于软骨鱼类的颌内收肌（表 4）。在哺乳动物中，负责打开下颌的颌间肌转变为二腹肌的前部。

鲨鱼的下颌仅在矢状面上移动并且以折刀的方式闭合。此外，为了捕获食物，鲨鱼需要移动整个身体。为了节约能源并更快地获取食物，若颈部能够单独活动会更有利。因此，颈部是实现独立于身体活动的第二个节段。

颈部椎骨被第二、第三和第四鳃弓的一些肌纤维加强以获得更多相对躯干的

---

① 所有脊椎动物中来自第一鳃弓的肌肉主要是那些活动上颌和下颌的肌肉。颌内收肌是第一咽弓中最强的肌肉。在哺乳动物中，这一肌肉分成了 3 个独立肌肉：咬肌、颞肌和翼状肌（Kent GC，1997）。

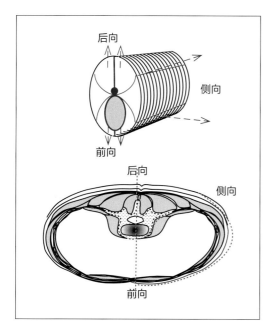

图 21　上图：鱼的躯干剖面。下图：人类躯干的剖面。注意侧屈肌群的区别

表 4　各节段肌肉的形成

鳃弓	软骨鱼	人类
第一	下颌	下颌 咬肌 镫骨和砧骨 三叉神经
第二	下颌附属骨	耳镫骨 面部肌肉 舌骨、扁桃体 面神经
第三	颈括约提肌	咽上部 斜方肌 甲状旁腺和甲状腺 舌咽神经
第四	缩鳃肌	喉 部分甲状腺 胸腺 迷走神经

自由移动[①]。由于颈部不仅在矢状面上运动，还在其他两个平面运动，所以颈部一些肌纤维源自躯干肌肉（颈最长肌来自轴上肌群，颈长肌来自轴下肌群），而另一些则来自第三鳃弓（环甲肌）和第四鳃弓（斜方肌和胸锁乳突肌）。

肩胛带与骨盆带的形成[②]及肢体的发育会与肌筋膜序列的发育一起进行研究。

胸部相对腰部的特定自由活动取决于四肢的存在。这种独立运动中断了轴上肌肉组织的连续性，导致胸、颈、腰最长肌的形成。

从肌隔到肌筋膜单元

各节段的独立意味着肌节和肌隔按照新的力线排列，从而完全放弃了分节。在软骨鱼类，整个肌肉组织参与运动使身体在额状面移动，而对于陆生动物，身体的每一部分都需要各自的肌肉组织将其在 3 个空间平面上移动[③]。这样使得每个节段建立了 6 个由单关节、双关节纤维及肌梭构成的肌筋膜单元。

进化的过程通过以下方式完成。

- 首先，肌节沿张力线延长。

[①]　在低等四足动物中，颈括约肌以颈圈的形式覆盖第二鳃弓的起点，并黏附到颈部的皮肤。在爬行动物和鸟类中，这一被称为颈阔肌的膜向背侧延伸并嵌入颅骨的皮下。在哺乳动物中，颈阔肌延伸到面部并形成面部的表情肌（Kent GC，1997）。

[②]　在鱼类中，鳃弓肌肉与舌骨肌肉是缩窄或扩张咽腔和鳃裂的缩肌（背侧和腹侧）、提肌和内收肌。鳃弓的提肌形成一层肌肉薄层，后来发展为斜方肌和胸锁乳突肌（Kent GC，1997）。

[③]　肌肉系统的进一步发展取决于骨骼不同部分的自主运动，以及构成一个肌团的各种纤维束之间的分隔。因此，肌肉群没有一个单独的起源，而是一个整体分化的最终产物（Chiarugi G，1975）。

- 接着，肌隔或结缔组织间隔伴随着单向肌纤维逐渐形成肌内膜、肌束膜和肌外膜[①]。

通过观察硬骨鱼的这一进化过程[②]，我们发现躯干的侧屈刺激使肌节在头尾方向被拉长。这又导致肌隔筋膜与牵拉方向平行排列，因此肌纤维变长并连接许多节段。其结果是肌隔筋膜不再是分节地与肌纤维串联在一起，而是在肌纤维之间变长，并将自身与肌纤维平行排列（图22）。

深部肌肉如多裂肌和回旋肌，在两个椎体之间保持纤维平行，这有些类似于分节的第一阶段。较表层的肌肉如髂肋肌，腰、胸、颈最长肌，形成不同节段间的连接从而延长到许多体节之上[③]。肋骨源自肌隔，仍然保持了肌隔与分节肌纤维串连在一起的特点。多节段肌纤维中含有与之平行分布的肌梭，这也是它的自身特点。

伴随肌肉组织的变化，神经支配也发生了改变：深部的椎间肌纤维具有很少的肌梭，而长的浅层肌纤维具有许多肌梭[④]。在七鳃鳗中，只有肌节而非肌隔受神经支配，而在哺乳动物中，肌纤维

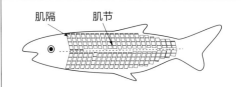

A. 众多的肌隔位于许多肌节之间，构成了姥鲨的躯干

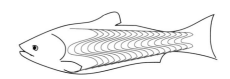

B. 在硬骨鱼类，倾斜的肌节形成两个肌肉层

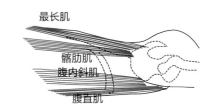

C. 在人类，肌隔成为肌梭附着的肌内膜和肌束膜

图22　从肌隔到纵向的肌肉

与肌梭都受神经支配。

软骨鱼的肌肉中没有肌梭，这是因为每根肌纤维都接受来自其所附着的肌隔筋膜的反馈。随着肌肉变长并逐渐沿纵向延伸时，不同的肌纤维将一部分肌

---

①　肌筋膜，特别是背部的，由肌隔形成。肌隔是一种位于肌节之间的间充质隔膜（Chiarugi G，1975）。

②　在硬骨鱼中，肌节在肌隔的附着面有增加的倾向。这些面呈圆锥形，这样一个肌节的收缩不仅作用于两个相邻的椎体，还会影响到一定距离以外的椎体。肌节的逆向（向后）倾斜产生了躯干肌肉组织的深层部分与浅层部分的差别。这种差别形成了躯干的内斜肌和外斜肌。羊膜动物躯干中的横向间隔在不同节点消失，而肌节融合形成纵向肌肉（Stefanelli A，1968）。

③　大部分肌肉源自单一肌群内多个肌节的融合。这些肌肉被认为是多节段的，而不是单节段的，单节段的肌肉是指来自单一肌节的（Chiarugi G，1975）。

④　比较各部位肌肉之间的肌梭节段分布，发现外侧柱（髂肋肌）较中间柱在所有水平都有更高的肌梭密度。而内侧柱（半棘肌、多裂肌、回旋肌）有最低的肌梭密度（Amonoo-Kuofi A，1982）。

隔筋膜与之相连，因此肌隔筋膜慢慢地与肌梭相连[1]。

肌梭或筋膜是测量肌肉收缩的参数。这点已被证实，在人体中，如面部表情肌这样直接附着在筋膜上的肌肉没有任何肌梭[2]。

肌纤维是一种可收缩的成分，其大小与反馈由软骨鱼类的肌隔和陆生动物的肌梭和筋膜提供。

肌肉内肌梭的位置分布有下列作用。

- 引导单向纤维实现运动姿态。
- 确保在一个平面上移动身体某节段的单向纤维依次收缩。

现在分析第一点，身体的每块肌肉都含有能完成许多动作的肌纤维。例如，椎旁肌可以完成躯干的侧屈、后伸和旋转（图23）。在鱼类中，轴上肌与侧屈肌被一层隔膜分开。

在陆生动物中，前述肌肉联合起来，而隔膜经历了一个内陷的过程形成肌束膜，保持了单向纤维分组。肌束膜延续形成肌外膜和深筋膜[3]。这种连续性意味着单条肌纤维连接到一个结构和一个协调中心，指导它们完成最终的特殊任务。每组单向肌纤维的相应协调中心位于肌外筋膜

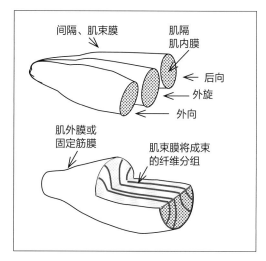

图23　肌内膜、肌束膜和肌外筋膜

上的特定点位。

一个肌筋膜单元中有数百个肌梭，它们可以分布在许多肌肉上。中枢神经系统（CNS）不可能单独同步此活动，这需要一个在外周的矢量中心来协调。

现在分析第二点，关于肌梭与高尔基腱器的张力关系，这导致了单向纤维的依次介入。神经冲动会引发一个"全或无"的肌纤维收缩。例如，鲨鱼以折刀方式开口和闭口而无法将下颌停止在特定的中间角度。只有肌梭的存在和肌纤维的依次激活才会允许动作停留在整个关节活动范围中的任意角度。

---

[1]　肌梭是肌肉的一个特征。在爬行动物中，它们呈螺旋状扩张，在单条肌纤维周围形成一个环。在哺乳动物中，肌梭由包裹在结缔组织鞘内的一小群肌纤维构成。每个纤维被一个螺旋环或花序样的扩展部包围。四肢肌肉中的肌梭比躯干肌肉中的多。它们与本体感受通路相连（Stefanelli A, 1968）。

[2]　解剖学上，由特殊肌肉组织构成的肌梭存在于几乎所有人类肌肉中，而在诸如舌骨下肌和面部表情肌中则不存在（Pirola V, 1996）。

[3]　每块肌肉中都有具备不同功能和神经支配的纤维（快速白纤维、慢速红纤维），因此它们不能同时都参与一个运动姿势。肌内膜使得活动的纤维可以相对不动的纤维滑动，而肌束膜将活动的单向纤维联系起来。每块肌肉中的结缔组织成分都同时具有胶原纤维和弹性纤维，它们就像一个灵活的骨架，肌纤维和纤维束被固定在骨架上。此结缔组织延续到肌腱和肌肉附着点的结缔组织上，其功能是将动作中肌肉的力量以适当方式引导和分布到骨骼上（Wheater P, 1994）。

每个关节可以在各个平面上被移动到不同角度（图 24）。每个肌筋膜单元中的肌纤维在各动作过程中依次被激活，就如

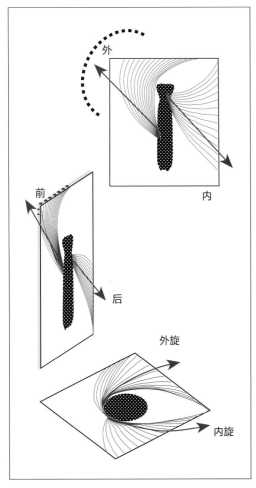

图 24　在每个肌筋膜单元中的纤维被依次激活

同它们是一个系列变阻器。实际上，解剖结果也揭示了每块肌肉的形成是如何与变阻器类似的。胸大肌、背阔肌、臀大肌、三角肌及其他所有肌肉都由一系列的纤维构成[1]，这些纤维依据关节活动范围依次被激活。

对新鲜处死的兔子的背阔肌进行检查[2]，发现了一些独立滑动的肌纤维层。在肌腱水平观察到，纤维依据关节活动的范围在不同时刻被激活。

中枢神经系统向各种纤维发出冲动，但是无法确定[3]何时减少较远端纤维的活动及何时增加较近端纤维的活动，以应对肢体位置的改变。实际上，中枢神经系统无法根据所需要的力的变化来调节各种纤维的活性。只有如筋膜这样对拉伸敏感的弹性结构可以募集或者抑制各种肌梭和相应的肌纤维的收缩。

关于此种调节机制具体是如何运作的，将在下一章中讨论。

（宋淳　张海湃　关玲　译）

---

① 肌肉并不代表一个功能单元，因为单个纤维可以彼此独立地收缩（Chiarugi G, 1975）。

② 为了验证上述结论，我们对 5 只兔子的尸体进行了检测。为了研究不同层次的结缔组织，第一只兔子屠宰后即立即移除了皮肤。要观察筋膜层的滑动和分离，重要的是这些组织仍然温暖（Stecco L, 1997）。

③ 大脑的皮质并不知道其指令实际上会产生什么结果。不幸的是对它而言，其指令是在一定背景（一个条件持续变化的背景）下被执行的，而且执行的最终结果必然会被这些条件修改。但在考虑背景变化的同时，无法修改这些即将传入此背景的指令（Turvey M, 1982）。

第三章　肌筋膜单元的生理

在神经生理学中，动作由大脑控制并通过肌纤维的收缩来完成。决定身体某特定部位动作的脑神经冲动会在外周遇到无数的变量。肌纤维只有在其所处的筋膜环境下才能完成运动。肌筋膜单元同步多个由轴突支配的运动单元的活动。如果筋膜内协调中心的协调性发生变化，则肌纤维的参照系会发生变化并导致动作有所不同。

肌筋膜单元的协调中心和感知中心

数千年的经验已经表明，人体上的一些点在受到刺激时所产生的疼痛会超出其邻近的范围，并且如果得到适当的处理，这些点也可以产生有益的作用。这些点被各种流派或传统医学给予了不同的称谓（如针灸腧穴、触发点、神经淋巴中心等），但它们的位置是一样的。

为什么这些点在所有人身上会有相同的位置呢？这就要了解这些点存在于哪些组织之中，不同的流派或传统将它们归入了不同的组织（肌肉、疏松结缔组织、骨膜、韧带、血管、神经等）。

然而，筋膜是唯一在压力下一致性可以改变的组织。它既柔韧又可塑，手法处理会改变其一致性。这些足以证明把筋膜视为这些点（cc 点、cp 点）所处的解剖位置是合理的，而肌筋膜单元的生理特征也进一步证实了这个假说。

在每一个肌筋膜单元中都有一个协调中心（cc 点）以指引肌肉的力量，和一个感知中心（cp 点）用来感受动作。协调中心位于肌外筋膜，由波状胶原纤维构成。因此在一定的范围内，筋膜可以延长（图 25）。在肌筋膜单元内，张力的协调由筋膜的连续性决定。

实际上，肌内膜、肌束膜及肌外膜的连续性[1]保证了力量从肌肉深层向表层传递。

肌梭对肌内膜施加的所有牵引力会集中到肌外膜（图 26）。在最简单的肌筋膜单元（如后 - 踝，该肌筋膜单元几乎完全由羽状肌[2]——小腿三头肌构成）中，肌筋膜的牵引力会集中在同一肌腱的肌筋膜通路上（图 27）。

然而，即使在更复杂的肌筋膜单元中，如那些由位于多个不同肌肉的运动单

---

[1]　向周围结构传递收缩力需要肌纤维和与这些纤维相关的结缔组织间存在附着（Gray H, 1993）。

[2]　如缝匠肌这样具有平行纤维的肌肉更适合在短距离上转移轻负荷；而羽状肌更适合在短距离上转移重负荷（Kenneth K, 2005）。

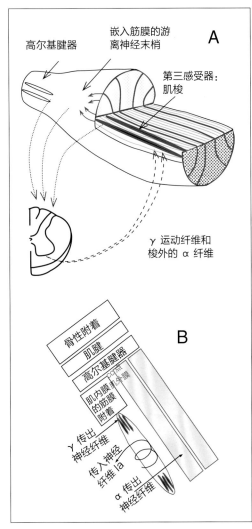

图25　筋膜上肌梭的牵引及cc点的构成。
A.肌肉的断面；B.肌梭、肌内膜、高尔基腱器和肌腱的关系

元构成的肌筋膜单元（如后向－肱骨），这些力必须总是集中在一个统一的点（协

调中心/cc点），该点由筋膜构成，此筋膜连接着这个肌筋膜单元内所涉及的所有肌肉。为此，部分筋膜必须能够自由地在单一肌束上滑动。每个肌筋膜单元的协调中心协调单一动作中各个运动单元的活动。cc点能协调这些肌纤维是由于它能适应这些肌梭产生的牵拉，而不是通过游离神经末梢所传递的传入纤维[1]。

肌梭的生理

肌梭嵌入肌内膜，因此无论何时 γ 脉冲引起的肌梭收缩都会牵拉整个筋膜框架[2]。这种牵拉不是随机的，由于筋膜固有的弹性，这种牵拉会向一个适应该拉伸的特定点或cc点汇聚。肌梭收缩时会变短，中央壁被拉伸，环状螺旋末梢受到刺激[3]。通过 I a 和 II a 纤维，来自环状螺旋末梢的传入神经将冲动传输到脊髓。只有在这些传入信号到达脊髓后，肌肉才通过 α 纤维进入第二收缩阶段。正常情况下，此神经－肌筋膜活动不能被感知，但当此活动不能正常工作时，我们会感受到由此产生的关节痛。如果一个cc点发生致密化，它将无法正确适应肌梭的牵拉，这意味着只有一部分肌梭可以激活 I a 传入纤维，所以并非所有必需的 α 纤维都会被激活。这种情况下，该肌筋膜单元内

---

[1]　肌梭由一束包裹在胶原鞘内的4~10根随意肌纤维构成。γ 运动神经元产生的冲动引起这些纤维收缩，这些纤维嵌入肌内膜和胶原鞘（Mazzocchi G, 1996）。

[2]　γ 回路对于随意肌收缩必不可少，因为它可以保持最佳的肌张力，该张力允许有效的阶段性收缩。已经证实，在每次自主运动之前，自主运动所涉及的随意肌张力会轻微增加（Mazzocchi G, 1996）。

[3]　梭内纤维嵌入包裹肌纤维的结缔组织。当受到 γ 运动神经元的刺激时，它们会变短，并且在肌肉收缩时它们会根据梭外纤维的长度调整自己的长度（Baldissera F, 1996）。

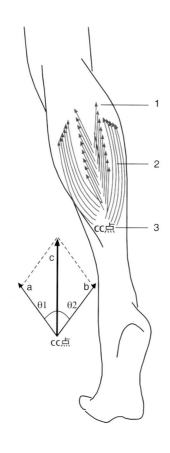

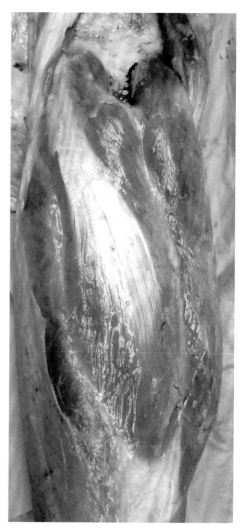

图 26　小腿三头肌的特写，突出肌纤维和肌束膜的排列

肌肉的生理。在示意图中突出显示了小腿三头肌肌纤维和筋膜纤维的排列：1. 腓肠肌两个头的纤维向中央间隔汇聚；2. 涉及小腿三头肌内的踝段后向运动单元分布；3. 上述矢量的汇聚点或踝部后向运动筋膜单元的协调中心。矢量 a 和 b 展示了肌纤维的效应力如何沿肌梭的作用线定向。矢量 c 对应腓肠肌两个头力量的总和或称合力。cc点位于肌梭施加在肌内膜的牵引力的汇聚点，肌梭和肌内膜与肌肉力量有相同的力学排列

只有一部分肌纤维会收缩，导致关节受到被扭曲的牵引力。

肌筋膜单元的感知中心（cp 点）位于关节内[1]。它们与随意肌相邻并与之分

---

[1]　我们想要证明肌群和相关筋膜、神经支配构成了下列神经肌筋膜单元：屈肌、伸肌、内收肌、外展肌、内旋肌和旋外肌。当肌肉进行一个动作时，会拉伸到关节囊（cp 点）和上覆的筋膜，这样机械感受器会被激活。因此，筋膜为动作图像的方向提供反馈（Stecco L, 1989）。

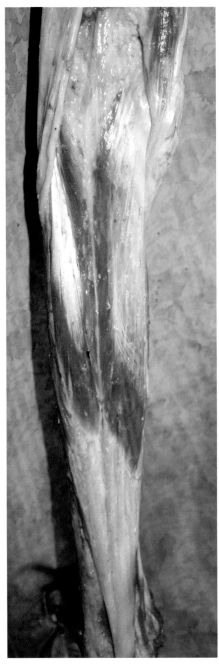

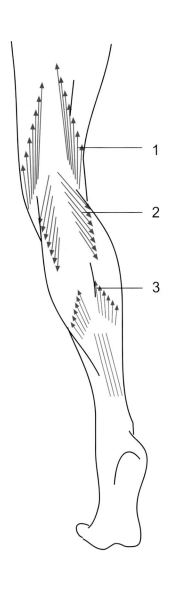

图27 只有原位肌外筋膜的小腿三头肌，注意跟腱是如何存在双间隔的

高尔基腱器的生理。通过观察左侧的解剖图片，可以看到肌腱的通路呈阶梯状。1. 股二头肌止于腓骨，肌腱以不同的扩展部延伸其上；2. 腓肠肌外侧头的近端肌腱由许多肌腱－腱膜纤维的总和构成；3. 此肌群的远端肌腱通路呈 V 形。这种肌腱止点的渐进结构保证了动作过程中肌腱器官在不同时间被激活

享共同的神经支配[①]。感知中心也是关节所有组成部分的传入纤维总和，它们包括肌腱、韧带和关节囊。筋膜联系所有这些软组织成分，并解释这些组织信号的传入，赋予它们方向性的意义。关节置换术所积累的经验表明，负责运动感觉的组织是筋膜而不是关节囊[②]。

筋膜可以准确地刺激游离神经末梢，从而确保预定动作的传入信息精确传回至大脑皮质。没有了这种反馈，动作和神经传入之间会发生混乱。例如，前向－肱骨、肘部和腕部肌筋膜单元位于肌间隔前部，环绕这些上肢屈肌的筋膜间室固定在上髁和茎突上。

得益于这些固定点，沿筋膜序列附着的神经末梢只在屈曲时才被主动拉伸[③]。

嵌入关节囊、韧带和筋膜内的感受器在全身都一样。然而，由于它们位于与特定运动方向相关的特定结构中，因此，它们所传递的传入信息是特定运动方向的信息（如屈曲、外展、伸展等）[④]。离开了筋膜这张图，大脑皮质将始终接收来自这些感受器的同类神经冲动而无法进一步解读。

如果关节周围的软组织（感知中心）没有按照生理力线被拉伸，那么嵌入这些组织内的感受器就会发出疼痛信号，提示功能障碍。所以，任何治疗干预都不应将注意力只集中在疼痛的部位或感知中心，因为它们只是功能障碍的结果。焦点应当放在原因上，更准确地说应当放在致密化的协调中心上，是它们导致了肌纤维的活动不协调。

致密化可以发生在筋膜的许多地方，但只有致密化涉及 cc 点时，肌筋膜单元才会发生不协调的活动。由于 cc 点是筋膜更常产生劳损的部位，因此致密化也最常发生在此处。

神经－肌筋膜单元的生理特征可以用图 28 总结。

最近的研究表明，大脑产生的神经冲动是分配给一个运动方向的肌肉，而不是特定的肌肉。这个神经冲动从脊髓下行，通过 γ 纤维沿着周围神经到达肌肉。γ 回路刺激肌梭的梭内收缩纤维。当这些纤维变短时，它们会牵拉盘绕其上的环状螺旋末端及其嵌入的结缔组织。这些梭内纤维的收缩虽不足以对肌腱施加作用力，但

[①]　静态和动态受体大量存在于韧带和关节囊，它们以这样的方式分布：一个关节囊某部分的感觉神经与支配保护关节囊肌肉的神经起源于同一神经干（Viel E, 1991）。

[②]　考虑到人的关节运动感觉在用假体替换后基本保持完好无损，因此临床经验似乎证明了关节与信号传入的有限相关性。同时，在手部肌肉松弛状态下完成测试时，麻醉局部掌指关节或指间关节的皮肤和关节囊会引起手指位置感减弱（Baldissera F, 1996）。

[③]　每个机械感受器仅在关节活动范围内的某一部分被激活。需要一张包含所有机械感受器的图来确定关节偏移的总角度。大多数感受器仅在韧带处于最大拉伸状态时才会产生反应，也就是在关节活动的两个终末端才被激活（Baldissera F, 1996）。

[④]　脊椎动物的感觉取决于：1）游离的上皮内终端或扩展部；2）结缔组织内的游离终端或扩展部；3）由结缔组织鞘保护的终端。神经并不总能给这些周围感受器分配特定的感觉。因此，类似帕西尼小体这样的压力感受器，依据其分布位置的不同可以充当本体感受器或伤害性感受器（Stefanelli A, 1968）。

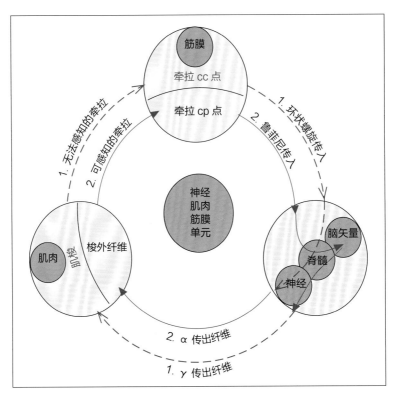

图 28 神经 – 肌筋膜单元的回路

确实会沿结缔组织结构将牵拉传播开来。基于肌肉的结构，此种牵拉的一部分会传向 cc 点，该 cc 点具有弹性并能适应牵拉（图 28 上方的圆圈内显示了神经 – 肌筋膜单元的筋膜部分内的"牵拉 cc 点"）。

cc 点对牵拉的适应允许肌梭变短，这样使得环状螺旋传入神经被激活。这些传入神经通过 Ia 纤维将冲动传至运动神经元池，在这里，次级运动传出冲动通过纤维传至肌肉方向[1]。这种次级传出刺激激活了梭外肌纤维或随意肌纤维。

随意肌纤维的收缩引发关节运动，从而牵拉关节囊和感受器。然后，第二个传入冲动从感知中心离开，到达脊髓并传入大脑，传达预定动作在外周发生的信息。

如果没有这些回路，则动作调节将无法实现，特别是要考虑到在任何给定时刻和任何状态下的所有可能变量。这些反射适应根据张力的调整在肌筋膜单元内完成。

CC 点和牵涉痛

牵涉痛被许多作者[2]描述为一种放射

---

[1]　骨骼肌的感觉纤维通常由分配到肌梭和肌腱组织的粗纤维代表，并延伸到包括传导疼痛及支配结缔组织和肌肉鞘内感觉末梢的细脱髓鞘纤维（Gray H, 1993）。当一块肌肉被施加在肌腱上的外力拉伸时，梭外纤维和单个肌梭都被拉长。因此，肌梭释放的频率与拉长程度成正比（Baldissera F, 1996）。

[2]　每块肌肉都会产生肌筋膜触发点（myofascial trigger points, MTrP）并产生牵涉痛，在一定距离内伴随其他不适症状（Travell J, 1998）。

性疼痛，在身体的某些特定点被按压时出现。在筋膜手法中，这些点被认为是 cc 点。在正常情况下，这些 cc 点不会过度敏感，也不会在受到刺激时产生牵涉痛。当其所处的筋膜发生致密化时，这些点变得对轻微的刺激都很敏感（触觉过敏或触摸痛）[1]。在正常生理状态下，筋膜的弹性允许筋膜适应压迫，而不会使游离神经末梢紧张。通常，游离神经末梢参与深层的体感活动或感知身体在空间内的位置与移动。病理状态下，如出现筋膜致密化时，这些游离神经末梢处于张力状态，这往往会使它们接近疼痛阈值。在这种状态下，即使是最低程度的压迫都足以突破这个阈值，从而引发局部疼痛和牵涉痛。有时 cc 点的致密化会诱发"筋膜张肌"的反射性收缩[2]，这会导致游离神经末梢的持续紧张，从而出现沿整个序列传导的疼痛（如坐骨神经痛）。

反射区域或牵涉痛的定位并不总是明确的。实际上，在主要疼痛区域附近几乎总是存在次级疼痛区域。然而，这种混乱是因为牵涉痛可以在筋膜内的不同方向产生。由致密化的 cc 点引发的疼痛可以涉及下列任何一种情况：所处肌筋膜单元的感知中心；拮抗肌肌筋膜单元的感知中心；通过该特定 cc 点的整条肌筋膜序列

或肌筋膜螺旋。

纵向纤维或螺旋纤维的确定取决于导致致密化的张力性应力的特点。初期这些应力可以被代偿，因此如坐骨神经痛之类的疼痛可以自行缓解。经常发生的是，致密化的 cc 点变成了沉默的点（隐匿触发点），这是因为机体沿肌筋膜序列产生了代偿。当身体不再能够平衡这样的应力时，筋膜的改变就会呈现慢性化的特点，疼痛就会复发（如慢性坐骨神经痛）。

单个或多个 cc 点的致密化与病理状态相关，这些病理状态直至近期仍被认为有不同的起源。之前提到了坐骨神经痛是牵涉痛的一种形式，但纤维肌痛症[3]、筋膜炎、腱鞘炎、肌腱炎、滑囊炎、冻结肩等也应当考虑。这些疾病出现在关节或肌腱，却是源于移动这些结构的肌筋膜单元 cc 点的致密化。

高尔基腱器的生理

所有神经生理学家都认可协调运动的外周系统的存在。在阐述筋膜是如何干预肌筋膜单元内多个运动单元的组织之后，接下来将分析高尔基腱器（golgi tendon drgans, Gto）在外周协调中的作用，包括在肌筋膜单元内、主动肌与拮抗肌肌筋膜单元的协调两个方面的作用。

---

[1] 用来描述这种感觉的痛觉过敏一词常被替换为别的术语——触摸痛，以描述一个柔和的信号转变为疼痛信号。类似的疼痛感觉甚至常在没有刺激时自发产生。对触摸痛的机制所知甚少（Albe-Fessard D, 1997）。

[2] Kellgren 研究了身体的许多主要肌肉，在 1938 年，他指出当把一个肌腹浸入盐水中时，从刺激点到一定距离内每一块肌肉都会产生疼痛（Travell J, 1998）。

[3] 肌筋膜综合征可以表现为不完整的、局部的或初期纤维肌痛症。纤维肌痛症的诊断需要有压痛点存在，即存在肌肉或软组织丰厚部位深处的痛点。压痛点是典型的痛点，与触发点不同，不会诱发牵涉痛，而是只在刺激部位疼痛。目前已经确定了超过 50 个的压痛点。检查这些点最简单的技术是在关节或肌腱附着点进行指压（Todesco S, 1998）。

肌腱与肌纤维之间的连接从来不是线性的，而是渐进的。例如，在小腿三头肌（图27）中，肌腹以 W 形延续到肌腱。在近端，腓肠肌的两个头以渐进的方式嵌入其腱膜，在这些腱膜内可以清楚地看到一系列的胶原纤维按照其下肌肉的力线排列。

根据膝关节活动范围的大小，这些肌腱–腱膜纤维或多或少地被拉伸，因此它们对高尔基腱器的影响随关节活动范围的变化而变化。

要理解高尔基腱器的功能就必须研究它的结构。每个高尔基腱器都由胶原纤维组成，胶原纤维缠绕在神经纤维周围，并与 10~20 条肌纤维串联在一起[1]。此神经纤维的轴突在被胶原纤维挤压时激活。这些胶原纤维与部分轴突排列成螺旋形（图29）。根据肌肉牵引的方向，这些螺旋结构要么按其旋转方向挤压神经，要么向外张开，而后者不会发生神经放电。

每个肌筋膜单元内随关节活动范围而变化的牵引力线，会使特定的运动单元被抑制。主动拉伸肌纤维会压迫轴突，导致抑制产生[2]。

高尔基腱器在两种状况下发挥作用。

- 根据关节活动范围抑制主动肌纤维。

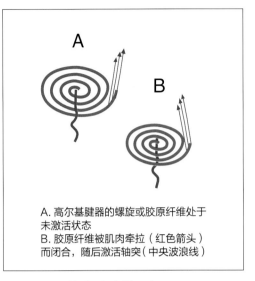

A. 高尔基腱器的螺旋或胶原纤维处于未激活状态
B. 胶原纤维被肌肉牵拉（红色箭头）而闭合，随后激活轴突（中央波浪线）

图29　高尔基腱器机制的示意图

- 抑制拮抗肌的单关节纤维和双关节纤维。

根据关节活动范围而抑制

高尔基腱器根据关节活动范围的大小参与调节主动肌肌筋膜单元的肌纤维收缩。构成一个肌筋膜单元的数百条肌纤维都被其轴突在同一时间激活[3]。但是这种大规模收缩不会允许从一个位置到下一个位置的过程平稳和谐。

举例讲，肘部的屈肌纤维在肘部完全伸直与肘部完全屈曲时的参与作用不会完全一样[4]。伴随着关节角度的变化，构成

---

① 神经纤维在离开髓鞘前呈螺旋状旋转，并在胶原纤维之间以无髓鞘轴突的形式终止（Nitatori T, 1988）。

② 高尔基腱器（Gto）位于肌腱与肌纤维之间的连接处附近。这些感受器由腱性束构成，腱性束源自 10 根或更多的肌纤维，由结缔组织囊包绕，受一个或两个大的有髓鞘神经纤维支配。每个腱性束由一个更精细的纤维网构成。类似鲁菲尼小体，高尔基腱器的神经轴突终端与这些纤维交织成螺旋形。如果肌腱被拉伸，纤维内的空间缩小，继而神经终端受到挤压，这样会从该感受器产生一个冲动（Baldissera F, 1996）。

③ 一个运动单元代表了一组肌纤维，这组肌纤维功能不可分割，并响应"全或无"的规则。据估计，一个运动单元含有 100~200 条肌纤维（Licht S, 1971）。

④ 实际上，肌腱在骨骼有扇形的嵌入。当关节角度变化时，肌腱的末端部分支持肌肉的牵引（Basmajian J, 1984）。

肌筋膜单元的数百条肌纤维的激活也会变化（图30）。以上情况是可以发生的，因为在连接一些肌纤维的高尔基腱器螺旋缠紧的同时，连接另一些肌纤维的高尔基腱器螺旋放松了。这确保了在抑制一些肌纤维的同时，允许同一肌筋膜单元的其他肌纤维收缩。

拮抗肌纤维的抑制

肌梭可以激活 α 纤维，可以通过作为动作中产生的直接神经冲动激活，或者通过被动拉伸激活。例如，当一个人想要屈肘时，大脑会产生一个神经冲动导致前向－肘部肌筋膜单元收缩。肘部的屈曲造成了拮抗肌肌筋膜单元（后向－肘部）的

被动拉伸，因此激活了肱三头肌的肌梭（图31）。

主动肌肌筋膜单元和拮抗肌肌筋膜单元的同步收缩会对动作产生阻碍[①]。反之，为了使动作产生，必须有一部分拮抗肌的纤维收缩以固定关节，同时其余部分必须被抑制。通过高尔基肌腱器官的抑制调节和位于脊髓内的闰绍细胞的抑制回路，肌筋膜单元的激活被减弱。这种抑制不被大脑控制，是由筋膜形成的胶原蛋白骨架与高尔基腱器排列之间的张力相互作用而产生。

这一假说得到了下面观察结果的支持：鲁菲尼小体与高尔基腱器都是由排列

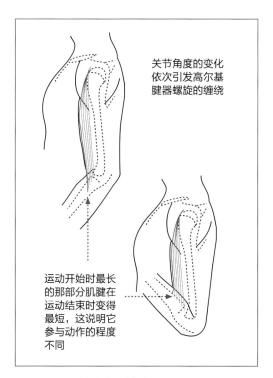

图30 依次拉伸高尔基腱器

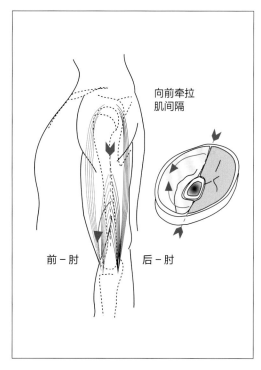

图31 拉伸拮抗肌的高尔基腱器

① 肱二头肌和肱三头肌是拮抗肌，在前臂快速旋转时它们向相反的方向收缩。然而这种相反的收缩不是抑制相互间的运动，而是被用来控制并协调快速或有力的动作（Kenneth V，2005）。

在一个轴突周围的胶原纤维构成。两者之间的区别在于，鲁菲尼小体内的胶原纤维彼此平行，而高尔基腱器内的胶原纤维环绕着轴突呈螺旋形排列。从力学角度看，平行的纤维在被拉伸时总是压迫神经的轴突，而高尔基腱器的螺旋纤维只会在牵引力处于使它们自我缠紧的方向时压迫轴突。

在身体的所有肌筋膜单元中，都有根据此相同结构特征排列的单关节和双关节纤维。后续的章节会重点介绍肌筋膜单元的这个层面。

（宋淳　张海湃　关玲　译）

第四章　上肢的肌筋膜单元

上肢的 5 个主要关节各有 6 个肌筋膜单元，总共 30 个。每个关节在矢状面有两个肌筋膜单元（前向和后向），额状面有两个（内向和外向），以及水平面有两个（内旋和外旋）。所有的肌筋膜单元都有一个协调中心（cc 点）和一个感知中心（cp 点）。

本章将从如下几个方面解释上肢肌筋膜单元：①单关节和双关节纤维；②肌筋膜牵引力的汇聚点，矢量的 cc 点；③在其他方法中使用的与这些 cc 点重叠或相近的点。

肩部是一个复杂的运动系统，主要由两个节段组成：①肩胛骨和锁骨部（肩锁部）；②肱骨部（肱部）。虽然这两个部分经常在一起工作，但它们有独立运动的特定肌肉。需要相当大的力量来完成任务的肌筋膜单元，如前向 – 肘部就配有大块的肌团。类似外向 – 肘部这样具有稳定关节的肌筋膜单元，则主要由筋膜和韧带构成，只有很小比例的肌纤维用于拉紧筋膜。肘部（肘关节）的运动通常只考虑矢状面（前向和后向），内向和外向上的运动主要起维持稳定的作用，并在桡骨头处有旋转成分。

腕部（手腕）的内旋被认为是旋前的组成部分，涉及尺骨、桡骨的远端并由旋前方肌完成。外向 – 腕部的动作类似桡偏，但这是当前臂处于解剖学姿势时，桡侧腕伸肌处于优势发力产生的动作；内向 – 腕部的动作类似尺偏，而这是当前臂处于解剖学姿势时，尺侧腕屈肌优势发力产生的动作。例如，当一个人行走时，前臂处于生理位置，桡偏和尺偏则成为组合运动的一部分，而不是纯粹的单向动作。

手部包括了 5 根掌骨和所有手指的指骨（指）。虽然有 8 块腕骨协同运动，但这些手骨也可以单独工作。

手指的运动独立性是由于长肌肉从前臂肌肉中分离出来，并以特定的肌筋膜序列止于各手指。手指的协调运动由内部小肌肉的筋膜控制。

分析筋膜结构可以理解为何不同手指之间常常发生同步现象。手指的外展由骨间背侧肌完成，这些肌肉由手的背侧深筋膜连接起来。手指的内收由骨间掌侧肌完成，它们都与深层掌筋膜相连。手指抓握是一个组合运动，由前向和内旋运动构成。手指张开是一个由后向和外旋运动构成的组合运动。

协调中心的位置

一种更科学地展现每个肌筋膜单元协调中心位置的方法就是描述各种肌筋膜矢量的形成。为了这样做，有必要描绘出每个肌筋膜单元筋膜的确切锚点，这些锚点顺着浅层和深层肌纤维嵌入肌束膜和肌内膜内（图 32、33）。但是临床经验表明，最好是描述每个肌筋膜单元的解剖参照点，这样有助于治疗师对肌筋膜致密化进行实际检查。

肌筋膜单元感知中心（cp 点）的位

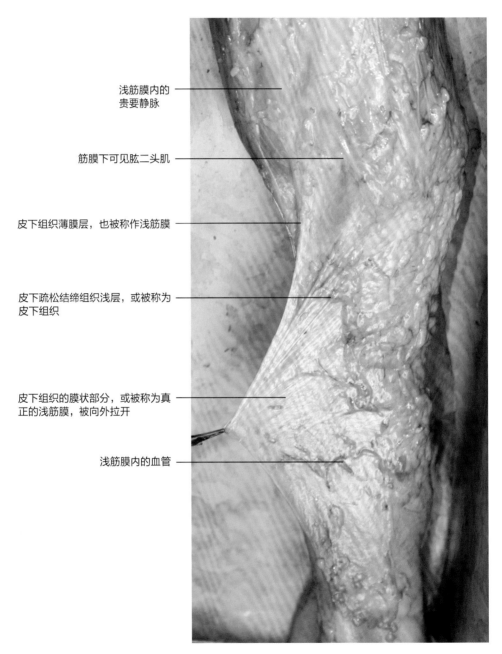

浅筋膜内的贵要静脉

筋膜下可见肱二头肌

皮下组织薄膜层，也被称作浅筋膜

皮下疏松结缔组织浅层，或被称为皮下组织

皮下组织的膜状部分，或被称为真正的浅筋膜，被向外拉开

浅筋膜内的血管

图 32　被镊子拉开的手臂浅筋膜

皮下组织由位于支持带与表层皮肤之间、富含脂肪组织的一个浅表层组成。在这个照片中，此浅表层几乎被完全移除，以凸显皮下真正浅筋膜的膜状部分

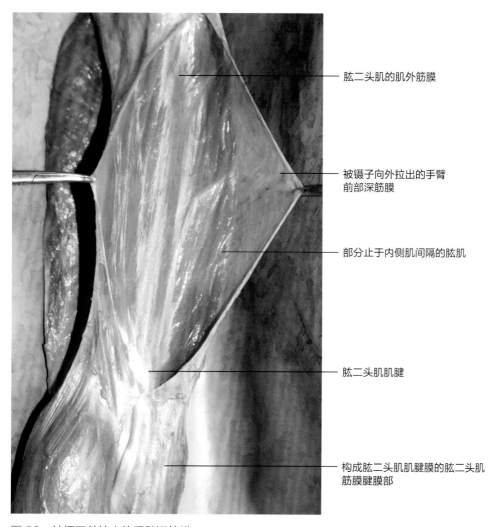

肱二头肌的肌外筋膜

被镊子向外拉出的手臂前部深筋膜

部分止于内侧肌间隔的肱肌

肱二头肌肌腱

构成肱二头肌肌腱膜的肱二头肌筋膜腱膜部

图 33　被切开并拉出的手臂深筋膜

> 深筋膜由致密的纤维结缔组织构成，由于要在一个节段与下一个节段之间传递张力，所以它非常坚固。肌外筋膜由疏松结缔组织构成，由于需要适应肌梭的张力，它更薄（几乎不可见）

置在这里没有被详细描述，因为它很容易根据肌筋膜单元的名称推断出来。例如，前向 – 肱骨（前 – 肱）肌筋膜单元的感知中心位于肩的前部，前向 – 肘部（前 – 肘）肌筋膜单元的感知中心位于肘的前部（注：手臂保持解剖学姿势），以此类推。第七章有 3 个表格（表 7~9）涉及患者提到的全身所有节段中较常见的疼痛

部位。

　　这些部位对应肌筋膜单元的感知中心。一旦人们接受了疼痛是身体发出的提示肌筋膜单元功能障碍的警告信号这一理念，就可以容易追踪到任何关节疼痛所涉及的协调中心。例如，有个患者主诉肘前部疼痛，筋膜治疗师会对前向 – 肘部肌筋膜单元的 cc 点进行治疗。通常 cc 点不会

自发疼痛，这是由于它们位于肌肉内，在运动中伤害性感受器不会被拉伸或刺激到。

协调中心（cc 点）与其他治疗方法中所用点的比较

选择说明 cc 点、针灸穴位[①]及触发点三者之间的相似之处，是为了方便使用这些点治疗的治疗师，也是为了证明这些相同的治疗点自数千年来已经被成功地应用于手法治疗。

后面，随着对融合中心（centres of fusion, cf 点）的研究，我们还将 cc 点与 Cyriax 法和 Mann 法的治疗区域进行比较。有时针灸穴位和触发点与 cc 点完全一致，而有时则不然（表 5），原因有以下几点。

- 针灸穴位具有特定的位置，但是由于损伤或某个姿势不正确，腧穴的位置因人而异[②]。
- 针灸穴位并不总是具有相同的功能，也不总是位于组织中同一个深度[③]：位于肌腹的那些穴位相当于节段性 cc 点，而位于肌腱的那些穴位则相当于 cf 点。
- 节段性 cc 点可位于肌肉的运动点（神经进入肌肉的部位）附近，也可位于神经肌肉接头的终板附

表 5　筋膜手法与其他治疗方法的比较

筋膜手法	其他治疗方法
肌肉骨骼系统	
协调中心	针灸穴位 触发点
肌筋膜序列	针灸经脉 肌肉运动链
融合中心（cf 点）	Cyriax 肌腱和支持带治疗
肌筋膜螺旋	经筋 Myers 肌筋膜链
内脏	
躯干张拉结构	俞募穴 Barral 内脏手法
四肢张量	足底反射 手穴
浅筋膜象限	Dicke 结缔组织按摩 淋巴引流 Jarricot 皮肤疼痛反射等

近。多关节肌肉内的神经肌肉终板可以有很多。

- 有时有必要在进入筋膜层之前先在皮肤层处理 cc 点。深层纤维化过程可以将胶原纤维延伸到皮肤层。
- 与 cf 点相对应的位置被 Cyriax 法用来治疗肌腱和韧带。这些 cf 点通过支持带和高尔基腱器来管理运动。
- 因为骨膜（表层）与筋膜相连续，

[①]　根据针灸师报道的与疼痛相关的针灸穴位，Melzack 等人调查并研究了这些穴位位置与肌筋膜触发点之间的关系。在均差 3 cm 时，他们发现其整体相似度为 71%（Travell J, 1998）。

[②]　用于针刺治疗的穴位是身体中很小的部位，每个都有特定的位置。根据某些研究人员的经验，用于治疗的部位实际上可以很广泛而且位置多变（Mann F, 1995）。

[③]　根据针刺穿透的神经结构类型，Gunn 将针灸穴位分为 4 类。两类是特定的肌肉运动点，另外两类对应高尔基腱器点（Travell J, 1998）。

所以骨膜刺激点[1]有其特有的治疗效果和牵涉痛特征。这些点经常与 cf 点相对应是因为支持带可嵌入骨膜中。

- 当一个肌筋膜单元管理复杂关节（如手指）或多个关节（如胸椎或颈椎等）时，其中的 cc 点常对应两三个针灸穴位。这种情况下，cc 点不再是单一的点而是延展到了一个更广泛的部位。

上肢前向运动肌筋膜单元

前向-肩部（前-肩）肌筋膜单元（an-sc）

肩胛骨的前向运动（将肩胛骨向前向下移动）由单关节肌（胸小肌）和双关节肌（胸大肌）纤维完成。

这些矢量力的 cc 点位于喙突下的胸小肌肌腹（图 34）。

此 cc 点对应针灸的中府穴（LU 1）和胸小肌触发点。

前向-肱骨（前-肱）肌筋膜单元（an-hu）

肱骨的前向运动（将上臂向前移，最大达 90°）由单关节肌（喙肱肌、三角肌）和双关节肌（胸大肌锁骨部、肱二头肌）纤维完成。

这些力的 cc 点位于三角肌与胸大肌之间的凹陷中，肱二头肌短头上。

此 cc 点对应针灸的云门穴（LU 2）

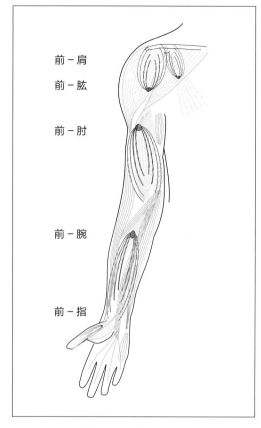

图 34　上肢前向运动肌筋膜单元

或奇穴（EX 91），以及三角肌前部触发点。

前向-肘部（前-肘）肌筋膜单元（an-cu）

肘部的前向运动（屈肘）由单关节肌（肱肌）和双关节肌（肱二头肌）纤维完成。

这些力的 cc 点位于肱二头肌肌腹上方或稍偏外侧。

此 cc 点对应针灸的侠白穴（LU 4，参考法国学者 Souliè de Morant 的针灸图

---

[1]　在针刺骨膜时，针插入的方式与普通针灸相同。区别在于骨膜针刺时要深直至骨膜。笔者曾听说在德国有些医师在做骨膜按摩（Mann F, 1995）。

谱）和肱二头肌的外侧触发点。

前向-腕部（前-腕）肌筋膜单元（an-ca）

腕部的前向运动（将手腕向前向外移动）由单关节肌（拇长屈肌）和双关节肌（桡侧腕屈肌）纤维完成。

这些矢量力的 cc 点在桡侧腕屈肌肌腹的外侧。

此 cc 点对应针灸的孔最穴（LU 6）和桡侧腕屈肌的触发点。

前向-指部（前-指）肌筋膜单元（an-di）

拇指的前向运动（将拇指在矢状面向前移动）由单关节肌（拇短屈肌和拇短展肌）和双关节肌（拇长屈肌）纤维完成。

这些力的 cc 点位于大鱼际隆起的外侧偏近端。

此 cc 点对应针灸的鱼际穴（LU 10）和拇对掌肌及拇短展肌的触发点。拇短展肌将拇指向前移而不是向外侧移。

上肢后向运动肌筋膜单元

后向-肩部（后-肩）肌筋膜单元（re-sc）

肩胛骨的后向运动（肩胛骨在矢状面向后移动）由单关节肌（大、小菱形肌）和双关节肌（斜方肌）纤维完成。

这些力的 cc 点靠近大、小菱形肌肌腹，靠近两块肌肉的分隔处（如果有分界的话）（图 35）。

此 cc 点对应针灸的肩中俞穴（SI 15）及小菱形肌的触发点。

后向-肱骨（后-肱）肌筋膜单元（re-hu）

肱骨的后向运动（上臂在矢状面向后移动）由单关节肌（大圆肌、附着在肩胛冈上的部分三角肌）和双关节肌（背阔肌、肱三头肌长头）纤维完成。

这些力的 cc 点在肩胛冈下方三角肌后侧的纤维上。

此 cc 点对应针灸的臑俞（SI 10）和三角肌后部的触发点。

后向-肘部（后-肘）肌筋膜单元（re-cu）

肘部的后向运动（伸直或伸展肘关节）由单关节肌（肱三头肌的内、外侧头

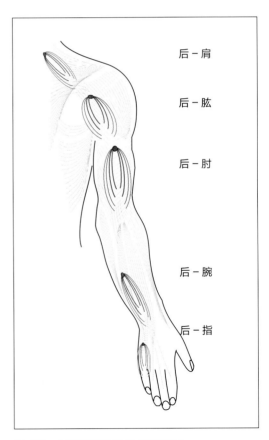

图 35　上肢后向运动肌筋膜单元

及肘肌）和双关节肌（肱三头肌长头）纤维完成。

这些力的 cc 点位于三角肌的附着点、肱三头肌长头和外侧头之间。

此 cc 点对应针灸的消泺穴（TE 12）和肱三头肌的第一触发点。

后向 - 腕部（后 - 腕）肌筋膜单元（re-ca）

腕部的后向运动（腕背伸）由单关节肌（起于尺骨的尺侧腕伸肌纤维）和双关节肌（起于肱骨的尺侧腕伸肌纤维）纤维完成。

这些矢量力的 cc 点在尺侧腕伸肌的肌腹上，在那里，起于尺骨的纤维与起于肱骨的纤维汇合。

此 cc 点对应针灸的支正穴（SI 7）和尺侧腕伸肌的触发点。

后向 - 指部（后 - 指）肌筋膜单元（re-di）

手指的后向运动（伸指的同时尺偏）由单关节肌（小指展肌）和双关节肌（小指伸肌）纤维完成。

这些矢量力的 cc 点在小指展肌上，位于第五掌骨基底，在这里尺侧腕伸肌的腱性扩展部延伸到小鱼际的隆起处。

此 cc 点对应针灸的腕骨穴（SI 4）和小指展肌的触发点。

上肢内向运动肌筋膜单元

内向 - 肩部（内 - 肩）肌筋膜单元（me-sc）

肩胛骨的内向运动（内收肩胛骨）由单关节肌（前锯肌）和双关节肌（背阔肌和胸大肌）纤维完成。

这些矢量力的 cc 点在腋窝纤维腱弓（卵圆孔）的内侧部分（图 36）。

此 cc 点对应针灸的渊腋穴（GB 22）和前锯肌的触发点。

内向 - 肱骨（内 - 肱）肌筋膜单元（me-hu）

肱骨的内向运动（内收上臂）由单关节肌（喙肱肌）和双关节肌（肱二头肌短头和肱三头肌长头）纤维完成。

这些力的 cc 点在腋窝纤维腱弓（卵圆孔）的外侧部分。

此 cc 点对应针灸的极泉穴（HT 1）和喙肱肌的触发点。

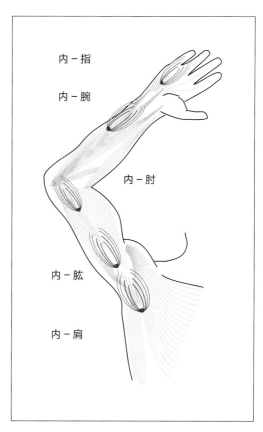

图 36　上肢内向运动肌筋膜单元

内向-肘部（内-肘）肌筋膜单元
（me-cu）

肘部的内向运动（内收过程中稳定肘关节）由单关节肌（连接肱骨和尺骨的尺侧腕屈肌）和双关节肌（连接肱骨和腕骨的尺侧腕屈肌）纤维完成。

这些力的 cc 点在尺侧腕屈肌起点的内侧肌间隔上。

此 cc 点对应针灸的青灵穴（HT 2）。

内向-腕部（内-腕）肌筋膜单元
（me-ca）

腕部的内向运动（解剖学姿势时手的尺偏）由单关节肌（起自尺骨的尺侧腕屈肌）和双关节肌（起自肱骨的尺侧腕屈肌和小指屈肌）纤维引发。

这些力的 cc 点在尺侧腕屈肌上。

此 cc 点对应针灸的灵道穴（HT 4）和尺侧腕屈肌触发点。

内向-指部（内-指）肌筋膜单元
（me-di）

手指的内向运动（向中线并拢手指）由单关节肌（骨间掌侧肌、小指对掌肌）和双关节肌（掌长肌——大、小鱼际的肌肉止于此肌的腱膜上）纤维完成。

这些力的 cc 点在掌短肌和小指屈肌上。

此 cc 点对应针灸的少府穴（HT 8）和骨间掌侧肌触发点。

上肢外向运动肌筋膜单元

外向-肩部（外-肩）肌筋膜单元
（la-sc）

肩胛骨的外向运动（肩胛带上提——

肱骨外展超过 90°）由单关节肌（肩胛舌骨肌下腹）和双关节肌（斜方肌上行纤维和胸锁乳突肌锁骨部）纤维完成。

这些矢量力的 cc 点在后斜角肌上，位于斜方肌与胸锁乳突肌之间（图 37）。

此 cc 点对应针灸的天鼎穴（LI 17）和斜方肌的前触发点。

外向-肱骨（外-肱）肌筋膜单元
（la-hu）

肱骨的外向运动（上臂外展至 90°）由单关节肌（三角肌中部和冈上肌）和双关节肌（肱二头肌长头）纤维完成。

这些矢量力的 cc 点在三角肌上、大

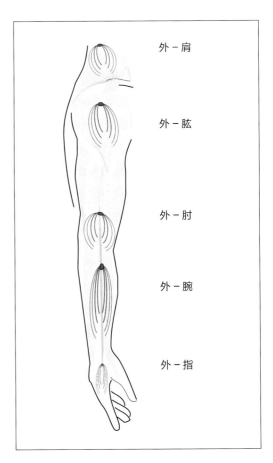

外-肩

外-肱

外-肘

外-腕

外-指

图 37　上肢外向运动肌筋膜单元

结节的前部（冈上肌止点处）。

此 cc 点对应针灸的肩髃穴（LI 15）和三角肌触发点。

外向－肘部（外－肘）肌筋膜单元（la-cu）

肘部的外向运动（外展手臂时固定或稳定肘关节）由单关节肌（肱桡肌）和双关节肌（桡侧腕长伸肌）纤维完成。

这些矢量力的 cc 点在肱桡肌上，于外上髁处。

此 cc 点对应针灸的肘髎穴（LI 12）和肱桡肌触发点。

外向－腕部（外－腕）肌筋膜单元（la-ca）

腕部的外向运动（外展和后伸手腕）由单关节肌（附着于桡骨韧带上的桡侧腕伸肌）和双关节肌（附着于肱骨的两块桡侧腕伸肌）纤维完成。

这些矢量力的 cc 点在两个桡侧腕伸肌肌腹上。

此 cc 点对应针灸的上廉穴（LI 9）和桡侧腕短伸肌的触发点。

外向－指部（外－指）肌筋膜单元（la-di）

手指的外向运动（分开手指）由单关节肌（骨间背侧肌）和双关节肌（拇长展肌）纤维完成。

这些力的 cc 点在第一骨间背侧肌上，就在覆盖拇长展肌肌腱并延伸到其他手指骨间肌的筋膜上。

此 cc 点对应针灸的合谷穴（LI 4）和第一骨间背侧肌的触发点。

上肢内旋运动肌筋膜单元

内旋－肩部（内旋－肩）肌筋膜单元（ir-sc）

肩胛骨的内旋运动（将关节盂的面移向前下方）由单关节肌（锁骨下肌）和双关节肌（胸大肌）纤维完成（图 38）。

这些矢量力的 cc 点在锁骨中段的下方，锁骨下肌肌腹上。

此 cc 点对应针灸的气户穴（ST 13）和锁骨下肌触发点。

内旋－肱骨（内旋－肱）肌筋膜单元（ir-hu）

肱骨的内旋运动（肩部向内旋转）由

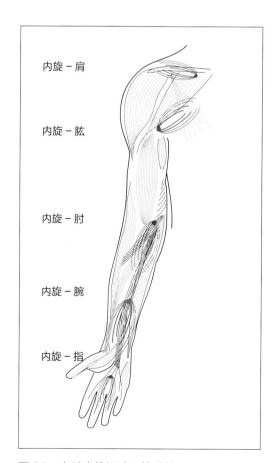

内旋－肩

内旋－肱

内旋－肘

内旋－腕

内旋－指

图 38　上肢内旋运动肌筋膜单元

单关节肌（肩胛下肌）和双关节肌（胸大肌和背阔肌）纤维完成。

这些力的 cc 点在胸大肌肌腱下、喙锁筋膜上。该筋膜延续到肩胛下肌（此肌肉不能通过手法直接触及）。

此 cc 点对应针灸的天泉穴（PC 2）。

内旋 – 肘部（内旋 – 肘）肌筋膜单元（ir-cu）

肘部的内旋运动（桡骨头旋前）由单关节肌（旋前圆肌）和双关节肌（桡侧腕屈肌和掌长肌）纤维完成。

这些力的 cc 点在旋前圆肌上，肘横纹中点的下方。

此 cc 点对应针灸的曲泽穴（PC 3）和旋前圆肌触发点。

内旋 – 腕部（内旋 – 腕）肌筋膜单元（ir-ca）

腕部的内旋运动（下尺桡关节旋前）由单关节肌（旋前方肌）和双关节肌（肱桡肌、桡侧腕屈肌和掌长肌）纤维完成。

这些矢量力的 cc 点在旋前方肌的近端（掌长肌与桡侧腕屈肌肌腱之间）。

此 cc 点对应针灸的郄门穴（PC 4）和旋前方肌触发点。

内旋 – 指部（内旋 – 指）肌筋膜单元（ir-di）

手指的内旋运动（这里考虑的是手指屈曲时涉及内旋，而抓握动作组合则在有关组合运动的章节中分析）由单关节肌（蚓状肌）和双关节肌（指长、短屈肌）纤维完成。

这些矢量力的 cc 点在连接蚓状肌的掌腱膜上。

此 cc 点对应针灸的劳宫穴（PC 8）。

上肢外旋运动肌筋膜单元

外旋 – 肩部（外旋 – 肩）肌筋膜单元（er-sc）

肩胛骨的外旋运动（关节盂抬高及向外旋转）由单关节肌（前锯肌下部）和双关节肌（斜方肌上部）纤维完成。

这些矢量力的 cc 点位于肩胛内角上，在这里前锯肌的筋膜汇入肩胛提肌的筋膜（肩胛提肌涉及外旋 – 颈）和斜方肌上部纤维（图 39）。

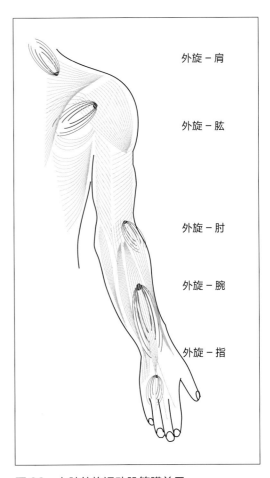

外旋 – 肩

外旋 – 肱

外旋 – 肘

外旋 – 腕

外旋 – 指

图 39　上肢外旋运动肌筋膜单元

此 cc 点对应针灸的天髎穴（TE 15）和肩胛提肌远端触发点。

外旋－肱骨（外旋－肱）肌筋膜单元（er-hu）

肱骨的外旋运动（上臂向外旋转）由单关节肌（小圆肌、冈下肌）和双关节肌（止于肩胛冈的三角肌后部）纤维完成。

这些力的 cc 点在冈下肌和小圆肌的肌腹上。

此 cc 点对应针灸的肩髎穴（TE 14）及三角肌后部或小圆肌的触发点。

外旋－肘部（外旋－肘）肌筋膜单元（er-cu）

肘部的外旋运动（桡骨头水平的旋后动作）由单关节肌（旋后肌）和双关节肌（止于桡骨粗隆的肱二头肌、肱桡肌）纤维完成。

这些力的 cc 点位于来自外侧肌间隔的旋后肌起点上。

此 cc 点对应针灸的天井穴（TE 10）和旋后肌的触发点。

外旋－腕部（外旋－腕）肌筋膜单元（er-ca）

腕部外旋运动（下尺桡关节旋后）由单关节肌（拇短伸肌和拇长展肌，它们与旋前方肌类似，也附着于骨间膜上并在尺桡骨间延伸）和双关节肌（拇长伸肌和指伸肌）纤维完成。

这些力的 cc 点在拇长伸肌和指伸肌上。

此 cc 点对应针灸的三阳络穴（TE 8）和拇长伸肌触发点。

外旋－指部（外旋－指）肌筋膜单元（er-di）

指部（手指）的外旋运动由单关节肌（蚓状肌）和双关节肌（指伸肌）纤维完成。

这些力的 cc 点在骨间背侧肌上。背侧筋膜协调精细的手指动作，同时手腕的筋膜协调手腕与手指的强力动作。

此 cc 点对应针灸的中渚穴（TE 3）。

（宋淳　张海湃　关玲　译）

第五章　躯干的肌筋膜单元

与上肢相比，躯干的运动管理呈现出几个方面的不同（图40、41）。

矢状面

通常，用于描述躯干在3个平面上运动的术语非常让人困惑。例如，"躯干屈曲"用来描述向前弯曲的动作。而这个动作由竖脊肌的离心运动产生，因此它是被颈、胸和腰段的后向运动肌筋膜单元所控制的。要测试前向运动肌肉，或躯干"屈肌"，需要仰卧位并抬起头、胸和腰段。

额状面

同样地，躯干的内向运动并不存在，但沿中线分布的韧带在感知身体的对线时处于活跃状态。在身体两侧的外向运动肌筋膜单元起相互拮抗作用。因此，对于四肢，一个外向运动肌筋膜单元有一个与之拮抗的内向运动肌筋膜单元；而在躯干，则是对侧的外向运动肌筋膜单元将身体的节段重新调整回到中线。

水平面

一个肢体在水平面的运动由单一肌筋膜单元的收缩，通过固定骨的杠杆作用来完成。例如，肱骨的外旋运动是由外旋 - 肱这一个肌筋膜单元完成（图42）。

在躯干，由于旋转动作发生在移动的身体上，因此需要耦合力来完成这类动作。椎骨扮演枢纽的角色，周围有成对的外旋和内旋力作用其上。

通常，在研究躯干动作时，只考虑到将躯干向后旋转的背部肌群，而完全忽视了在对侧躯干的前部同时产生一个共同作用的力。尽管存在这些差异，大脑将躯干与四肢的外旋运动都理解为向外的运动，而内旋运动则被当作向内的运动。

头部（头）的肌筋膜单元（head）

虽然头部（头）被认为是一个节段，但它包含了3个可运动的关节：眼，在骨性眼眶内转动的眼球；颞下颌关节；以及中耳的听小骨。每个部分有其自属的肌肉和肌筋膜单元。

眼是球窝关节（臼杵关节），有6条肌肉将眼球在3个平面上移动。

下颌可以向前、向侧方及环转运动[1]。内旋、前向和外向肌筋膜单元控制这些运动轨迹。

中耳[2]处于两条相互拮抗的肌肉（鼓

---

[1] 当主动张口时，关节下部旋转，而上部向前滑动。这个动作主要由翼外肌控制。在张口的同时，会有侧向活动产生（Platzer W, 1979）。

[2] 耳部听小骨的形成关系到下颌关节的转变：第二咽弓转化为镫骨。在哺乳动物中，从上颌弓分离出来的两个软骨内骨合并入中耳：方骨形成砧骨，麦克尔软骨（又称第一鳃弓软骨）形成锤骨（Stefanelli A, 1968）。

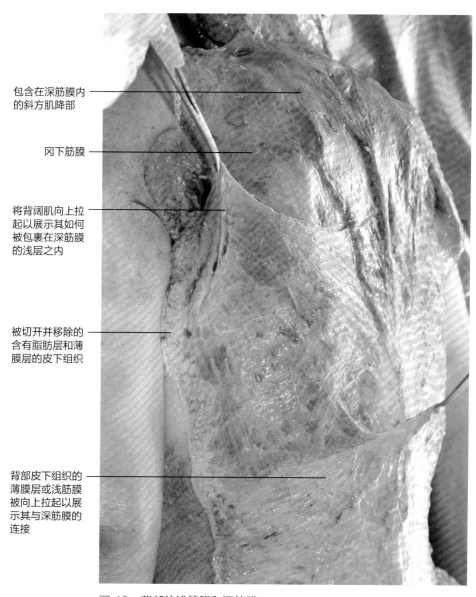

包含在深筋膜内的斜方肌降部

冈下筋膜

将背阔肌向上拉起以展示其如何被包裹在深筋膜的浅层之内

被切开并移除的含有脂肪层和薄膜层的皮下组织

背部皮下组织的薄膜层或浅筋膜被向上拉起以展示其与深筋膜的连接

图 40　背部的浅筋膜和深筋膜

在浅筋膜之下有一层深的支持带皮层，这个支持带将其自身与背阔肌或腹斜肌的深筋膜连接起来

膜张肌和镫骨肌）作用之下。镫骨的肌肉（镫骨肌）可以松弛鼓膜[1]。鼓膜的张力也会因颈部筋膜的牵拉而被调节。

舌也位于头部，但起源于咽下肌肉组织[2]，其协调中心位于颈部。

头部（头）的肌肉组织起源于前 3 个

---

① 锤骨的肌肉由三叉神经的下颌支支配，同时其拮抗肌镫骨肌可以松弛鼓膜并由面神经支配（Testut L, 1987）。

② 横膈的肌肉起自鳃下肌肉组织。因此，伴随着在躯干内肌肉的形成（膈肌），在这个位置有一个尾向迁移，以及一个朝向头部肌肉（舌）的头向迁移（Stefanelli A, 1968）。

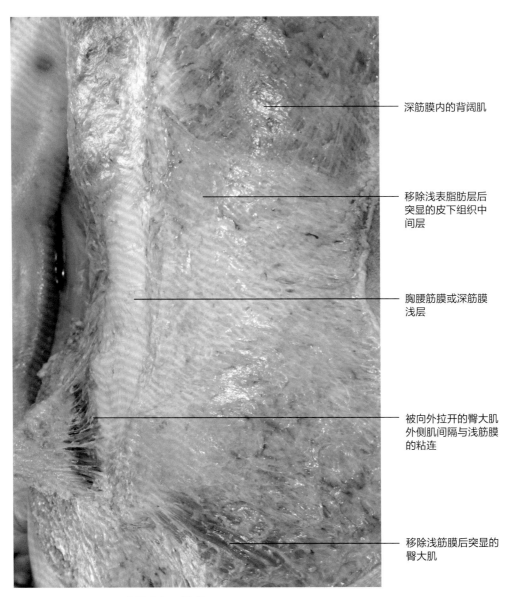

深筋膜内的背阔肌

移除浅表脂肪层后突显的皮下组织中间层

胸腰筋膜或深筋膜浅层

被向外拉开的臀大肌外侧肌间隔与浅筋膜的粘连

移除浅筋膜后突显的臀大肌

图 41　腰和骨盆部的浅筋膜与深筋膜

浅筋膜使得深层的肌肉在收缩时不显现在皮肤上。浅筋膜与支持带皮层一起维持皮肤的位置

咽弓和 3 个头节或耳前体节[①]，这些体节与躯干的体节相延续。肌筋膜序列是这些起源正确的绝对证据。以眼部的上直肌为例，它可以使眼向上凝视，并且总是与竖脊肌同步。眼内筋膜（特农囊 / 眼球筋膜）通过颅顶筋膜的纵行纤维与项筋膜相延续。这些筋膜在纵向被枕肌和额肌拉伸。这些结构构成了后向 – 头部（后 –

[①]　头部的肌肉组织源自咽弓，但也有一部分肌肉组织来自头节或耳前体节（Stefanelli A, 1968）。

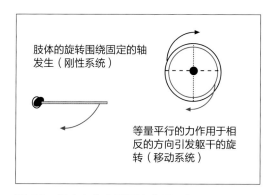

肢体的旋转围绕固定的轴发生（刚性系统）

等量平行的力作用于相反的方向引发躯干的旋转（移动系统）

图42　耦合力在水平面上作用于躯干

头，re-cp）肌筋膜单元，该单元又被分成3个次级肌筋膜单元。每个次级肌筋膜单元特定协调下列肌肉的纤维：后–头1（re-cp 1）针对眼的上直肌；后–头2（re-cp 2）针对额肌；后–头3（re-cp 3）针对枕肌。

后向—头部肌筋膜单元的拮抗部是前向–头部（前–头，an-cp）肌筋膜单元。前–头单元也分成3个次级肌筋膜单元：针对眼的下直肌的前–头1（an-cp 1）；针对颧肌和提口角肌的前–头2（an-cp 2）；针对降口角肌和二腹肌前腹的前–头3（an-cp 3）。这些肌肉互相都有联系[1]，由于它们起自眼眶的下缘[2]，它们将眼眶筋膜和面筋膜拉向与后–头肌筋膜单元相反的方向。这种连续性促进了眼、头、颈3部分动作的协同。这种协同作用建立得如此完好，以至于一个人很难在眼睛上翻的同时低头，反之亦然。

提口角肌的口角部相对其眼眶部向中线运动。事实上，这个口角部[3]是内向–头部（内–头，me-cp）肌筋膜单元的一部分，而眼眶部是前向–头部（前–头，an-cp）肌筋膜单元的一部分。

内–头1（me-cp 1）肌筋膜单元起自睑内侧韧带，外–头1（la-cp 1）肌筋膜单元起自睑外侧韧带。这两个韧带位于眼轮匝肌相对的两端，前者接近泪囊，而后者不是止于外眼角而是延续到颞筋膜[4]，该部位为外–头2（la-cp 2）的cc点所在。外–头3（la-cp 3）的cc点位于咬肌筋膜，该筋膜与颞筋膜相延续（图46）。

躯干前向运动肌筋膜单元

前向–头部（前–头）肌筋膜单元（an-cp）

头部（头）前向运动有3个次级肌筋膜单元（图43）：1=眼的下直肌，其cc点位于眼球与眶下缘中点之间；2=颧肌，其cc点在鼻翼的外侧；3=二腹肌前腹，其cc点在下颌体的下缘上。连接这些的要素是面筋膜，其张力来自颈阔肌。

[1]　三角形肌或降口角肌向上与颧肌融合，向两侧与颈阔肌肌束融合。三角形肌据说接受了一些来自腮腺－咬肌筋膜的肌肉带，它们呈三角形向唇角聚集。通常，三角形肌深部的肌肉带会绕过下颏与来自对侧的肌肉带连在一起（Chiarugi G，1975）。

[2]　颧小肌的眶下部分与提口角肌都起自眶下孔之上的眶下缘，嵌入上唇之下（Chiarugi G，1975）。

[3]　提口角肌的口角部起自上颌骨的额突，靠近睑内侧韧带，垂直向下、向外，部分嵌入鼻孔旁的皮肤，部分嵌入上唇的皮肤（Chiarugi G，1975）。

[4]　眼轮匝肌的一些肌束通过致密结缔组织连接到颞筋膜，因此，它并不止于外眼角（Chiarugi G，1975）。

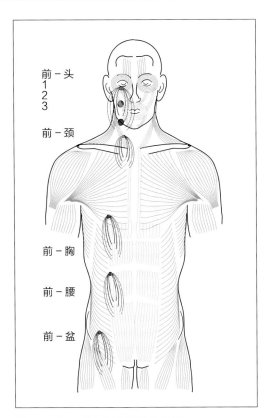

前-头
1
2
3
前-颈

前-胸

前-腰

前-盆

图 43　躯干前向运动肌筋膜单元

这些 cc 点对应针灸穴位的承泣、巨髎和大迎（ST1、3、5），以及颧肌和二腹肌前腹的触发点。

前向-颈部（前-颈）肌筋膜单元（an-cl）

颈部的前向运动（仰卧位将头抬起及颈前伸）由单关节肌（颈长肌）和双关节肌（胸锁乳突肌）纤维完成。

这些矢量力的 cc 点在胸锁乳突肌的前缘、甲状软骨的外侧。

此 cc 点对应针灸的人迎穴（ST 9）和胸锁乳突肌前部触发点。

前向-胸部（前-胸）肌筋膜单元（an-th）

胸部的前向运动（仰卧位将胸部抬起）由单关节肌（胸骨肌）和双关节肌（胸大肌和腹直肌）纤维完成。

这些力的 cc 点位于胸骨外侧的腹直肌鞘与胸大肌交汇部。

此 cc 点对应针灸的不容穴（ST 19）和胸大肌下行纤维的触发点，而不是仅偶尔出现的胸骨肌触发点。

前向-腰部（前-腰）肌筋膜单元（an-lu）

腰部的前向运动（从仰卧位坐起）由单关节肌（腹直肌在两个腱性附着点之间延伸的纤维）和双关节肌（腹斜肌和腹横肌）纤维完成。

这些力的 cc 点在脐外侧的腹直肌上。

此 cc 点对应针灸的天枢穴（ST 25）和腹直肌触发点。

前向-骨盆（前-盆）肌筋膜单元（an-pv）

骨盆的前向运动（仰卧位向前抬起骨盆）由单关节肌（髂腰肌，该肌能在股骨处于自由活动状态即开链运动时将骨盆前旋）和双关节肌（腹直肌）纤维完成。

这些力的 cc 点在髂肌上，这是最有可能触及的点，可以影响到髂腰肌的筋膜。

此 cc 点对应针灸的腹结穴（SP 14）和下象限的腹外斜肌触发点。

躯干后向运动肌筋膜单元

后向-头部（后-头）肌筋膜单元（re-cp）

头部（头）的后向运动由 3 个次级肌

筋膜单元组成（图44）：1= 眼的上直肌，其 cc 点位于眼眉的内侧缘；2= 额肌，其 cc 点在额肌的中心；3= 枕肌，其 cc 点在枕肌与竖脊肌之间的部位。

这 3 个部分由帽状腱膜协调统一，其张力来自之前提到的肌肉。

这些 cc 点对应针灸穴位的攒竹、曲差和玉枕穴（BL 2、4、9），头半棘肌的第三触发点，以及枕肌和额肌的触发点。

后向 - 颈部（后 - 颈）肌筋膜单元（re-cl）

颈部后向运动（将颈向后移动）由单关节肌（颈部的多裂肌）和双关节肌（颈半棘肌、颈最长肌）纤维完成。

这些力的 cc 点在第六颈椎水平的竖脊肌群上。

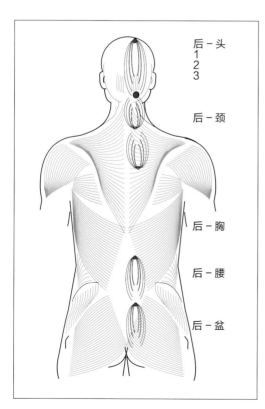

图 44　躯干后向运动肌筋膜单元

此 cc 点对应针灸的天窗穴（SI 16）和多裂肌的第一触发点。

后向 - 胸部（后 - 胸）肌筋膜单元（re-th）

胸部的后向运动（将胸过伸）由单关节肌（胸段的多裂肌）和双关节肌（胸最长肌）纤维完成。

这些矢量力的 cc 点在第四胸椎水平的竖脊肌群上。来自这个 cc 点的牵涉痛和紧张最常表现在第七颈椎水平，如图中所示（图 44）。

此 cc 点对应针灸的厥阴俞穴（BL 14）和竖脊肌触发点。

后向 - 腰部（后 - 腰）肌筋膜单元（re-lu）

腰部的后向运动（直身）由单关节肌（多裂肌）和双关节肌（腰最长肌）纤维完成。

这些矢量力的 cc 点在第一腰椎水平的竖脊肌群上。

此 cc 点对应针灸的三焦俞穴（BL 22）和最长肌、多裂肌的触发点。

后向 - 骨盆（后 - 盆）肌筋膜单元（re-pv）

骨盆的后向运动（过度伸展）由单关节肌（多裂肌）和双关节肌（腰最长肌、腰方肌）纤维完成。

这些矢量力的 cc 点位于腰方肌的髂腰韧带起点处。

此 cc 点对应针灸的关元俞穴（BL 26）和第一骶椎水平的多裂肌触发点。

躯干内向运动肌筋膜单元

内向-头部（内-头）肌筋膜单元（me-cp）

头部的内向运动（将头保持在平面中央上）可以划分为 3 个次级肌筋膜单元：1= 眼的内直肌，其 cc 点在内眼角上；2= 在下颌骨中点的下颌舌骨肌的缝隙，其 cc 点在下颏下面；3= 项韧带枕部附着处，其 cc 点在枕外隆凸下（图 45）。

这些 cc 点对应的针灸穴位为睛明、廉泉和风府穴（BL 1、CV 23 和 GV 16）。

内向-颈部（内-颈）肌筋膜单元（me-cl）

颈部的内向运动（将颈与重力线对齐）在前面由颈白线或颈前筋膜中缝调节。这条线的 cc 点位于胸骨上切迹。

此 cc 点对应针灸的天突穴（CV 22）。

内向-颈部后侧（内-颈 后）肌筋膜单元（me-cl r）

颈部的内向运动在后面由项韧带调节。

这些矢量力的 cc 点在此韧带上，因为该韧带有感知颈部空间位置的作用。

此 cc 点对应针灸的大椎穴（GV 14）。

内向-胸部（内-胸）肌筋膜单元（me-th）

前胸的内向运动是指胸骨筋膜在两团胸大肌之间拉紧。

这些力的 cc 点在胸骨上。

此 cc 点对应针灸的中庭穴（CV 16）。

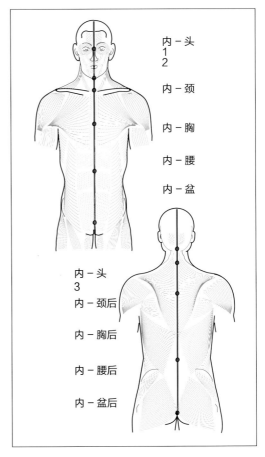

图 45　躯干内向运动肌筋膜单元

内向-胸部后侧（内-胸 后）肌筋膜单元（me-th r）

这些矢量力的 cc 点位于第四胸椎棘上韧带和棘间韧带之上（所有躯干上的内向运动 cc 点都有一个主要点和一些位于近端和远端的次要点）。

此 cc 点对应针灸的身柱穴（GV 12）。

内向-腰部（内-腰）肌筋膜单元（me-lu）

这些力的 cc 点位于剑突和脐之间的腹白线上。

此 cc 点对应针灸的水分穴（CV 9）。

内向 - 腰部后侧（内 - 腰 后）肌筋膜单元（me-lu r）

这些力的 cc 点在腰的棘间韧带上。

此 cc 点对应针灸的命门穴（GV 4）。

内向 - 骨盆（内 - 盆）肌筋膜单元（me-pv）

这些力的 cc 点在拉紧腹白线的锥状肌上。

此 cc 点对应针灸的中极穴（CV 3）。

内向 - 骨盆后侧（内 - 盆 后）肌筋膜单元（me-pv r）

这些力的 cc 点位于骶骨与尾骨之间的耻尾肌筋膜的缝上。

此 cc 点对应针灸的腰俞穴（GV 2）。

躯干外向运动肌筋膜单元

外向 - 头部（外 - 头）肌筋膜单元（la-cp）

头部的外向运动分为 3 个次级肌筋膜单元（图 46）：1= 眼的外直肌，其 cc 点在外眼角上；2= 颞肌，其 cc 点在此肌肉的中心；3= 咬肌，其 cc 点在该肌肉的中心。颞肌和咬肌的筋膜延伸到这两块肌肉上，在闭合下颌的动作中将两块肌肉的作用整合到一起。

这些 cc 点对应针灸穴位的瞳子髎、头维和颊车穴（GB 1、ST 8、ST 6）及颞肌触发点（1、2、3——依据筋膜致密化的位置而区分）和咬肌的触发点。

外向 - 颈部（外 - 颈）肌筋膜单元（la-cl）

颈部的外向运动（颈侧屈）由单关节

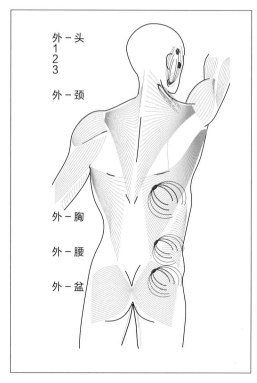

图 46 躯干外向运动肌筋膜单元

肌（中斜角肌）和双关节肌（胸锁乳突肌）纤维完成。

这些矢量力的 cc 点在胸锁乳突肌的外侧，与甲状软骨水平。

此 cc 点对应针灸的扶突穴（LI 18）及胸锁乳突肌胸骨部和锁骨部的触发点。该肌由于参与多个不同动作因而有几个触发点。

外向 - 胸部（外 - 胸）肌筋膜单元（la-th）

胸部的外向运动（侧屈）由单关节肌（棘突间肌、横突间肌和肋间肌）和双关节肌（髂肋肌、斜方肌）纤维完成。

这些力的 cc 点在斜方肌下缘之下的胸髂肋肌上。

此 cc 点对应针灸的膈关穴（BL 46）和胸髂肋肌的触发点。

外向-腰部（外-腰）肌筋膜单元（la-lu）

腰部的外向运动（向一侧侧曲）由单关节肌（腰方肌）和双关节肌（髂肋肌、腹斜肌）纤维完成。

这些力的 cc 点在腰方肌上。

此 cc 点对应针灸的志室穴（BL 52）和腰方肌触发点。

外向-骨盆（外-盆）肌筋膜单元（la-pv）

骨盆的外向运动（在负重时稳定骨盆）由单关节肌（臀中肌）和双关节肌（臀大肌）纤维完成。

这些力的 cc 点在臀大肌的上缘。

此 cc 点对应针灸的秩边穴（BL 54）和臀大肌触发点。

躯干内旋运动肌筋膜单元

内旋-头部（内旋-头）肌筋膜单元（ir-cp）

头部的内旋运动分为 3 个次级肌筋膜单元：1=眼的上斜肌，其 cc 点位于眼眉的外侧端；2=嵌入颞下颌关节盘的翼外肌，其 cc 点位于耳屏和下颌骨头部之间；3=翼内肌，其 cc 点位于耳垂和下颌骨颈之间。后两个次级肌筋膜单元的连接要素是翼肌筋膜（图 47）。

这些 cc 点对应针灸穴位的丝竹空、耳门和听会穴（TE 23、TE 21、GB2），以及翼肌的触发点。

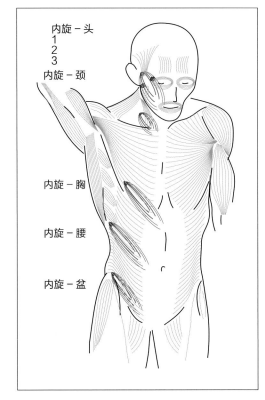

图 47　躯干内旋运动肌筋膜单元

内旋-颈部（内旋-颈）肌筋膜单元（ir-cl）

颈部的内旋动作（将颈从外旋位置转回到中线）由单关节肌（前斜角肌）和双关节肌（胸锁乳突肌）纤维完成。

这些力的 cc 点在胸锁乳突肌两个头之间的前斜角肌上。

此 cc 点对应针灸的气舍穴（ST 11）和上述肌肉的触发点。

内旋-胸部（内旋-胸）肌筋膜单元（ir-th）

胸部的内旋运动（将胸的一侧向前移）由单关节肌（肋间肌）和双关节肌（胸大肌、背阔肌、腹斜肌）纤维完成。

这些力的 cc 点在锁骨中线与第五、第六肋之间的肋间肌上。

此 cc 点对应针灸的期门穴（LR 14）。

内旋 - 腰部（内旋 - 腰）肌筋膜单元（ir-lu）

腰部的内旋运动（将同一侧的肋缘向前移）由单关节肌（止于腹白线的腹横肌）和双关节肌（一侧的腹外斜肌纤维不间断地延续至对侧腹内斜肌）纤维完成。

这些力的 cc 点在第十一肋下。

此 cc 点对应针灸的章门穴（LR 13）和腹外斜肌的外侧触发点。

内旋 - 骨盆（内旋 - 盆）肌筋膜单元（ir-pv）

骨盆的内旋运动（将髂嵴向前移）由单关节肌（臀小肌）和双关节肌（腹斜肌、阔筋膜张肌和缝匠肌）纤维完成。

这些力的 cc 点在臀小肌上，正对髂前上棘的后下方。

此 cc 点对应针灸的五枢穴（GB 27）和臀小肌触发点（该肌在股骨可自由移动，开链运动时能旋转髋关节，而在股骨固定时可内旋骨盆）。

躯干外旋运动肌筋膜单元

外旋 - 头部（外旋 - 头）肌筋膜单元（er-cp）

头部的外旋运动分为 3 个次级肌筋膜单元：1= 眼的下斜肌，其 cc 点在眼眉中央；2= 耳上肌，其 cc 点在耳轮上方；3= 耳后肌，其 cc 点在起自项线与枕骨乳突部分的耳后肌上（图 48）。颞顶筋膜从眼眶延伸到颅顶筋膜和枕部，是这 3 个次级肌筋膜单元的连接要素。

这些 cc 点对应的针灸穴位为阳白、率谷和完骨穴（GB 14、8、12）。

外旋 - 颈部（外旋 - 颈）肌筋膜单元（er-cl）

颈部的外旋运动（向后看）由单关节肌（颈回旋肌）和双关节肌（颈夹肌、肩胛提肌）纤维完成。

这些矢量力的 cc 点在夹肌和回旋肌上，与第二、第三颈椎横突水平。

此 cc 点对应针灸的天牖穴（TE 16）和夹肌的触发点。

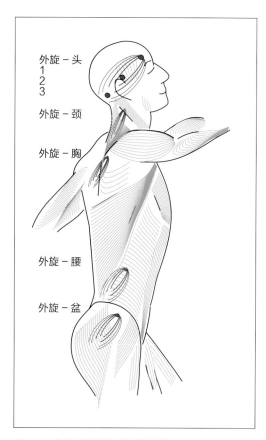

图 48　躯干外旋运动肌筋膜单元

外旋－胸部（外旋－胸）肌筋膜单元（er-th）

胸部的外旋运动（将一侧胸部向后旋转）由单关节肌（上后锯肌）和双关节肌（斜方肌）纤维完成。

这些力的 cc 点在上后锯肌靠近肩胛冈处。

此 cc 点对应针灸的魄户穴（BL 42）和上后锯肌触发点。

外旋－腰部（外旋－腰）肌筋膜单元（er-lu）

腰部的外旋运动（将肋缘向后旋转）由单关节肌（下后锯肌）和双关节肌（背阔肌、腹内斜肌）纤维完成。

这些力的 cc 点在下后锯肌于第十二肋的起点。

此 cc 点对应针灸的京门穴（GB 25）和下后锯肌的触发点。

外旋－骨盆（外旋－盆）肌筋膜单元（er-pv）

骨盆的外旋运动（外旋－盆）由单关节肌（臀中肌）和双关节肌（臀大肌）纤维完成。

这些力的 cc 点在臀中肌上，紧靠髂嵴最高点下方。在这个部位，臀筋膜为许多肌纤维提供附着，并且在它的后面延伸有许多结缔组织层，这些结缔组织层穿过梨状肌与闭孔外肌的肌纤维。

此 cc 点对应针灸的居髎穴（GB 29）和臀中肌触发点。

（宋淳　张海湃　关玲　译）

第六章　下肢的肌筋膜单元

下肢由 4 个节段组成。本章将探讨下肢运动轨迹术语，以及针灸经络线与肌筋膜序列间的不同之处，之后将对单个的肌筋膜单元进行描述。

运动术语的差异

大脑不是根据单一肌肉的动作来解释运动，而是根据在空间平面上发生的移动来解释运动[1]。例如，当一个人行走时，大脑试图将下肢向前移动，由此产生了大腿、膝关节和足的前向运动。在解剖学中，术语"屈曲"是指一个关节的闭合，而伸展意味着一个关节的打开。当将这些术语用于描述"下肢前向运动"时，具体描述词语为屈髋、伸膝和足背伸。然而，这样对相同运动轨迹的节段使用不同的术语并不符合神经肌肉活动。类似这种大脑如何管理动作与我们如何命名下肢动作之间的矛盾，也见于相互拮抗的动作中。在传统术语中，正常步态下髋、膝、跗骨和足的后向运动对应伸髋、屈膝和足跖屈。此外，不同作者对于术语足内翻和足外翻的使用也不尽相同，而在将这些旋转动作与前臂旋前、旋后的旋转动作相比较时会产生混乱。

为了避免这些混淆，本书使用的术语是基于动作的方向并符合神经肌肉的管理机制。下肢肌筋膜的解剖示例见图49、50。

文后纲要表逐节段地总结了下肢所有的 cc 点。

与针灸的差异

在探寻针灸经络的踪迹时，中国人依据的是按压特定精确点位时所引发牵涉痛的分布。牵涉痛可以遵循不同的筋膜分布，最常见的方式是沿着与单向肌筋膜单元平行的筋膜内胶原纤维分布。经过对这些牵涉痛模式下解剖结构的了解，我们对经络做了以下修改。

- 胆经（GB）具有之字形路径，牵涉痛分布在股骨和腓骨的前后两部分之间。而从解剖的观点看，位于这两根长骨前面的穴位在涉及外向运动的肌肉上，而位于后部肌肉上的穴位则涉及膝和踝的外旋运动。

- 在下肢和躯干上，胃经（ST）的一部分对应前向运动的肌筋膜单元，而另一部分对应前-外肌筋膜斜线。脾经与胃经有关联，在躯干

---

[1]　已经证实，对运动皮质的单一点的刺激会产生某种特定组合形式的多个肌肉收缩，而不是单一肌肉的收缩（Light S, 1971）

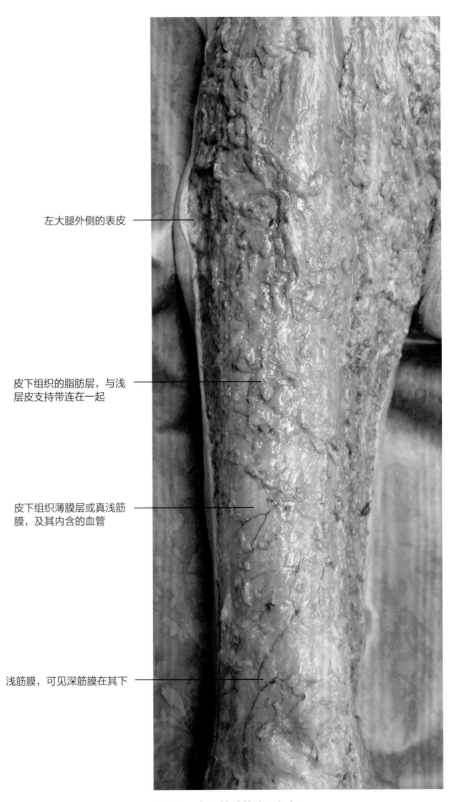

左大腿外侧的表皮

皮下组织的脂肪层，与浅层皮支持带连在一起

皮下组织薄膜层或真浅筋膜，及其内含的血管

浅筋膜，可见深筋膜在其下

图 49　大腿前壁的皮下组织

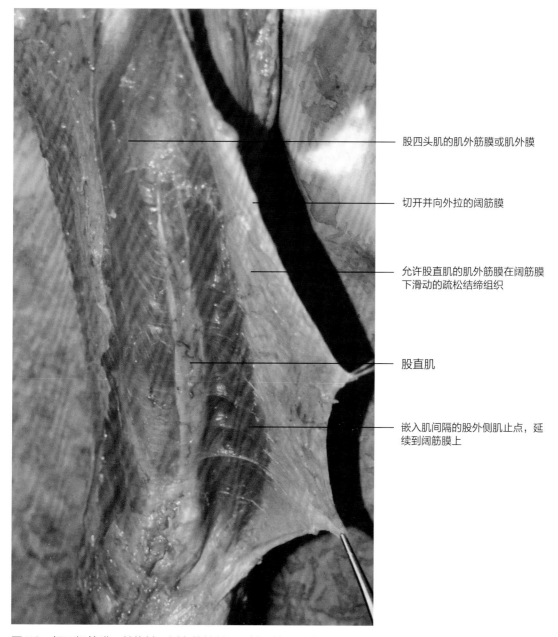

股四头肌的肌外筋膜或肌外膜

切开并向外拉的阔筋膜

允许股直肌的肌外筋膜在阔筋膜下滑动的疏松结缔组织

股直肌

嵌入肌间隔的股外侧肌止点，延续到阔筋膜上

图 50 切开阔筋膜，并将其一侧向外拉以展示其下的股四头肌肌外筋膜

随着关节角度的变化，例如在下山时，股四头肌部分纤维插入肌间隔，这使它们可以被渐进式激活。伴随筋膜牵拉的改变，肌梭和高尔基腱器也逐步参与进来。神经冲动属于"全或无"类型，这就不允许在下山过程中肌纤维随着膝关节角度变化而逐渐绷紧。渐变的力量可以通过调整频率产生，或者换个说法，随着冲动频率的增加，力量可以增加。然而，这需要来自中枢神经系统的直接控制

上，两者的循行一起汇入前－外斜线。

- 肝经与内旋运动有关，并且与胆经的功能（外旋运动）相拮抗。因此，肝经沿躯干的前部与下肢的内侧延伸，并止于足踇展肌上，能将足内旋。

下肢前向运动肌筋膜单元

前向－髋部（前－髋）肌筋膜单元（an-cx）

髋部（髋关节）的前向运动（将大腿向前移）由单关节肌（耻骨肌、长收肌）和双关节肌（髂腰肌、阔筋膜张肌、缝匠肌）纤维完成。

这些矢量力的 cc 点在耻骨肌[1]外侧及髂腰肌上，位于腹股沟韧带下方（图51）。

此 cc 点对应针灸的冲门穴（SP 12）和耻骨肌触发点。

前向－膝部（前－膝）肌筋膜单元（an-ge）

膝部的前向运动（将膝前移）由单关节肌（股内侧肌、股中间肌、股外侧肌）和双关节肌（股直肌）纤维完成。

这些力的 cc 点在股中间肌上，位于大腿中部。

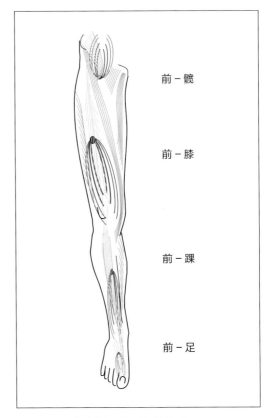

前－髋

前－膝

前－踝

前－足

图51　下肢前向运动肌筋膜单元

此 cc 点对应针灸的伏兔穴（ST 32）和股四头肌触发点[2]。

前向－踝部（前－踝）肌筋膜单元（an-ta）

踝部的前向运动（足背伸）由单关节肌（胫骨前肌[3]）和双关节肌（足踇长伸肌、趾长伸肌）纤维完成。

这些力的 cc 点在小腿中点处的胫骨

---

① 耻骨肌可以表现出许多变异，既可以分为浅层与深层，也可以分为内侧部与外侧部。在后一种情况下，外侧部可以由股神经的分支与副闭孔神经的分支双重支配，而内侧部由闭孔神经支配（Travell J, 1998）。

② 股中间肌含有多个深层触发点，常常难以凭触诊定位。股外侧肌中段的深层触发点常有多个，需要深触诊（Travell J, 1998）。

③ 肢体不负重时，胫骨前肌在胫距关节处屈曲足部，将足向上抬，其力量作用于距骨下的跗骨间关节（Travell J, 1998）

前肌上。

此 cc 点对应针灸的上巨虚穴（ST 37）和胫骨前肌触发点。

前向-足部（前-足）肌筋膜单元（an-pe）

足部的前向运动（将足抬起 / 足大趾向上向前移动）由单关节肌（足瞬短伸肌）和双关节肌（足瞬长伸肌和趾长伸肌）的纤维完成。

这些力的 cc 点在足瞬短伸肌上，位于第一、第二跖骨间。

此 cc 点对应针灸的太冲穴（LR 3）和足瞬短伸肌的触发点。

下肢后向运动肌筋膜单元

后向-髋部（后-髋）肌筋膜单元（re-cx）

髋部的后向运动（将大腿向后移动）由单关节肌（臀大肌的骶结节部）和双关节肌（半腱肌①，起自骶结节韧带部的股二头肌、半膜肌）纤维完成。

这些矢量力的 cc 点在臀大肌嵌入骶结节韧带处（图 52）。

此 cc 点对应针灸的白环俞穴（BL 30）和臀大肌触发点。

后向-膝部（后-膝）肌筋膜单元（re-ge）

膝部的后向运动（将小腿向后移动）由单关节肌（股二头肌短头）和双关节肌

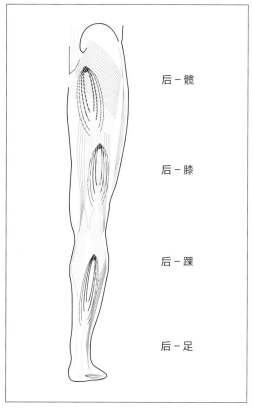

后-髋

后-膝

后-踝

后-足

图 52　下肢后向运动肌筋膜单元

（股二头肌长头、半腱肌、半膜肌和腓肠肌近端部分）纤维完成。

这些力的 cc 点在大腿中点，股二头肌内侧。

此 cc 点对应针灸的股门穴（BL37）和大腿后侧肌肉的触发点②。

后向-踝部（后-踝）肌筋膜单元（re-ta）

踝部的后向运动（踮脚尖）由单关节肌（比目鱼肌）和双关节肌（腓肠肌、趾

---

① 半腱肌与股二头肌长头共同起自坐骨结节的后表面。在大腿的中部，半腱肌肌腹的中央部分被腱性压迹分开（Travell J, 1998）。

② 触发点的检查：通常使用钳形触诊检查大腿后内侧的肌肉，但股二头肌常用平面触诊（Travell J, 1998）。

长屈肌和腓骨肌）纤维完成。

这些力的 cc 点在小腿中点，小腿三头肌上，稍偏向腓骨肌。

此 cc 点对应针灸的飞扬穴（BL 58）和比目鱼肌[①]的触发点 3。

后向－足部（后－足）肌筋膜单元（re-pe）

足部（足）的后向运动（用足的外侧部分蹬地——此筋膜间室与小腿三头肌筋膜间室相连续）由单关节肌（小趾展肌、小趾短屈肌）和双关节肌（起自短屈肌的起点，并止于第五跖骨基底的腓骨短肌）纤维完成。

这些力的 cc 点在小趾短屈肌和小趾展肌上。

此 cc 点对应针灸的京骨穴（BL 64）和小趾展肌触发点。

下肢内向运动肌筋膜单元

内向－髋部（内－髋）肌筋膜单元（me-cx）

髋部的内向运动（大腿内收）由单关节肌（长收肌、短收肌和大收肌）和双关节肌（股薄肌）纤维完成。

这些力的 cc 点位于股薄肌的前缘、近端 1/3 处（图 53）。

此 cc 点对应针灸的足五里穴（LR 10）和内收肌群的触发点[②]。

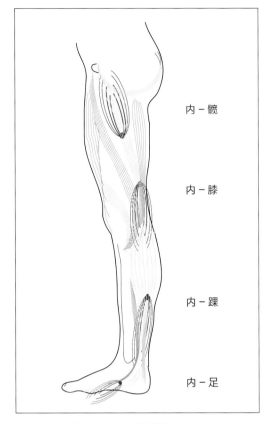

内－髋

内－膝

内－踝

内－足

图 53　下肢内向运动肌筋膜单元

内向－膝部（内－膝）肌筋膜单元（me-ge）

膝部的内向运动（维持膝关节的内侧稳定）由单关节肌（在腱性压迹下的半腱肌远端；此肌肉的肌腱止于胫骨的内侧，稳定膝关节，防止内侧脱位）和双关节肌（股薄肌远端，由来自同一肌肉近端的自身神经肌肉终板独立支配）纤维完成。

---

① 在一名患者身上，比目鱼肌的触发点 3 引起了伴有关节交锁的狭窄处剧烈疼痛。对该点的浸润治疗消除了狭窄处的疼痛和肌肉收缩（Travell J, 1998）。

② 来自大腿长、短收肌肌筋膜触发点的牵涉痛自深部放射至腹股沟处，并向下至膝。股薄肌的触发点会在整个大腿内侧投射为浅表疼痛（Travell J, 1998）。

这些力的 cc 点在股薄肌和缝匠肌远端之间。

此 cc 点对应针灸的箕门穴（SP 11）和缝匠肌与股薄肌的远端触发点。

内向-踝部（内-踝）肌筋膜单元（me-ta）

踝部的内向运动（向内移动踝关节）由单关节肌（胫骨后肌）和双关节肌（小腿三头肌、趾长屈肌）纤维完成。

这些力的 cc 点在小腿三头肌上，比目鱼肌与腓肠肌内侧头汇合处。

此 cc 点对应针灸的筑宾穴（KI 9）和小腿三头肌的内侧触发点。

内向-足部（内-足）肌筋膜单元（me-pe）

足部（足）的内向运动（内收足的同时加深纵向和横向两个足弓）由单关节肌（足底骨间肌、足蹈短屈肌、起自足底长韧带的足蹈收肌斜头）和双关节肌（趾长屈肌、足蹈长屈肌）纤维完成。

这些力的 cc 点在胫骨后肌位于足舟骨的止点上，足蹈短屈肌起于该肌腱。

此 cc 点对应针灸的然谷穴（KI 2）和趾短屈肌与足蹈短屈肌的触发点。

下肢外向运动肌筋膜单元

外向-髋部（外-髋）肌筋膜单元（la-cx）

髋部或胯的外向运动（大腿外展）由单关节肌（臀小肌和臀中肌）和双关节肌

（阔筋膜张肌和臀大肌）的纤维完成。

这些力的 cc 点在阔筋膜张肌上（图 54）。

此 cc 点对应针灸的髀关穴（ST 31）和阔筋膜张肌触发点。

外向-膝部（外-膝）肌筋膜单元（la-ge）

膝部或膝关节的外向运动（防止膝关节的外向脱位）由单关节肌（股二头肌短头）和双关节肌（股二头肌长头和阔筋膜张肌的髂胫束[1]，这些肌肉的肌腱止于腓

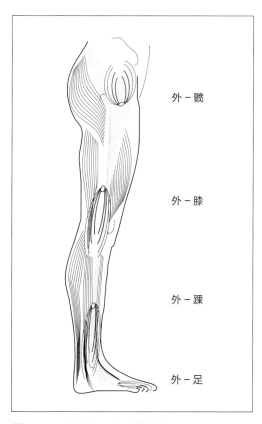

外-髋

外-膝

外-踝

外-足

图 54　下肢外向运动肌筋膜单元

---

[1]　阔筋膜张肌协助臀中肌稳定骨盆，其远端纤维参与稳定膝关节（Travell J, 1998）。

骨和胫骨）纤维完成。

这些力的 cc 点在髂胫束上，靠近股二头肌短头的起点处。

此 cc 点对应针灸的风市穴（GB 31）和股二头肌触发点[1]。

外向 – 踝部（外 – 踝）肌筋膜单元（la-ta）

踝部的外向运动（将踝关节向外移动，最重要的是防止踝关节向内扭伤）由单关节肌（第三腓骨肌）和双关节肌（趾长伸肌）的纤维完成。

这些力的 cc 点在趾长伸肌上，位于第三腓骨肌起点处。

此 cc 点对应针灸的丰隆穴（ST 40）和趾长伸肌触发点[2]。

外向 – 足部（外 – 足）肌筋膜单元（la-pe）

足部或脚的外向运动（脚趾偏离中线向外张开）由单关节肌（骨间背侧肌）和双关节肌（趾长、短伸肌）纤维完成。

这些力的 cc 点在第三、第四骨间背侧肌上。

此 cc 点对应针灸的陷谷穴（ST 43）和骨间背侧肌的触发点。

下肢内旋运动肌筋膜单元

内旋 – 髋部（内旋 – 髋）肌筋膜单元（ir-cx）

髋部的内旋运动（将髋关节向内旋转）由单关节肌（耻骨肌[3]和臀小肌）和双关节肌（阔筋膜张肌和大收肌）的纤维完成。

这些力的 cc 点在股三角的顶点（图 55）。

此 cc 点对应针灸的阴廉穴（LR 11）和耻骨肌的触发点。

内旋 – 膝部（内旋 – 膝）肌筋膜单元（ir-ge）

膝部的内旋运动（将胫骨内髁向内旋转）由单关节肌（腘肌）和双关节肌（半膜肌、缝匠肌、半腱肌、股薄肌）的纤维完成。

这些力的 cc 点在内收肌管膜上，位于该膜延伸至股内侧肌处。

此 cc 点对应针灸的阴包穴（LR 9）和缝匠肌的触发点[4]。

内旋 – 踝部（内旋 – 踝）肌筋膜单元（ir-ta）

踝部的内旋运动（不是踝关节，因为

---

[1] 股二头肌长头通过辅助束起自骶骨、尾骨和骶结节韧带。它可以像半腱肌那样有一个腱性压迹。在大腿的远端，股二头肌长头与短头汇合并通过同一肌腱止于腓骨头和胫骨的外侧，此肌腱分成 3 个部分。在儿童中，大腿后侧肌肉存在肌筋膜触发点，但其疼痛常被诊断为"生长痛"（或忽视）（Travell J, 1998）。

[2] 电刺激趾长伸肌会引发后 4 个足趾的近节趾骨伸展，足外展及足外缘的上抬（外翻）（Travell J, 1998）。

[3] 关于耻骨肌将大腿向内侧还是外侧旋转一直存在着不确定或争议。在被动拉伸耻骨肌时，大腿是外旋还是内旋似乎并不重要（Travell J, 1998）。

[4] 缝匠肌的腱性交叉点不像腹直肌那样，它们没有排成一条线或形成明显的束带。缝匠肌与腹股沟韧带、髂耻线、髌韧带及半腱肌肌腱有额外的连接（Travell J, 1998）。

内外踝需保持水平）由单关节肌（胫骨后肌）和双关节肌（趾长屈肌）的纤维完成（图55）。

这些力的cc点在胫骨后肌上，或更准确地说在该肌所嵌入的深层横筋膜的中部。

此cc点对应针灸的蠡沟穴（LR 5）和足蹑长屈肌的触发点。

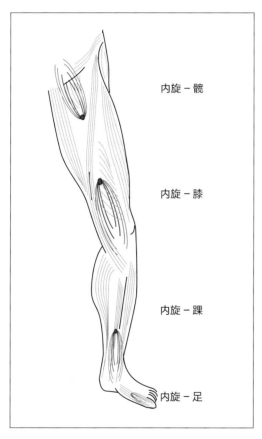

内旋－髋

内旋－膝

内旋－踝

内旋－足

图55　下肢内旋运动肌筋膜单元

内旋－足部（内旋-足）肌筋膜单元（ir-pe）

足部的内旋运动（前足向内或向里倾斜，尤其是足大趾）由单关节肌（足蹑展肌）和双关节肌（足蹑长屈肌）的纤维完成[1]。

这些矢量力的cc点在足蹑展肌的前部。

此cc点对应针灸的太白穴（SP 3）和足蹑展肌触发点。

下肢外旋运动肌筋膜单元

外旋－髋部（外旋-髋）肌筋膜单元（er-cx）

髋部的外旋运动（将髋关节向外旋转）由单关节肌（梨状肌、孖肌、股方肌、闭孔内肌）和双关节肌（臀大肌、缝匠肌、髂腰肌）纤维完成。

这些力的cc点在梨状肌上，位于臀大肌中点处（图56）。

此cc点对应针灸的环跳穴（GB 30）和梨状肌的触发点[2]。

外旋－膝部（外旋-膝）肌筋膜单元（er-ge）

膝部的外旋运动（将膝关节的胫骨外髁向外旋转）由单关节肌（股二头肌短头）和双关节肌（股二头肌长头）纤维完成。

---

[1]　足部不负重时，足蹑长屈肌辅助跖屈和内翻。足蹑展肌在近端附着于跟骨结节、屈肌支持带、足底腱膜和趾短屈肌肌间隔。足蹑展肌的附属组织自浅筋膜延伸到内踝之上的胫后神经，止于足蹑展肌的中部（Travell J, 1998）。

[2]　梨状肌的触发点的牵涉痛可以放射到骶髂部、臀部外侧、髋后部及大腿的近端2/3处。其他5个大腿外旋肌肉的牵涉痛分布与梨状肌完全相同（Travell J, 1998）。

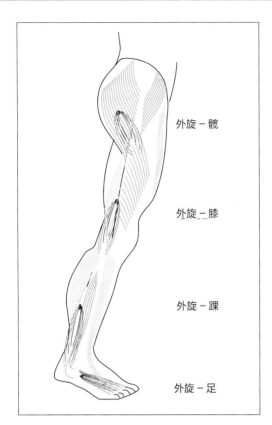

外旋－髋

外旋－膝

外旋－踝

外旋－足

图 56 下肢外旋运动肌筋膜单元

这些力的 cc 点在股二头肌短头位于外侧肌间隔的起点上。

此 cc 点对应针灸的中渎穴（GB 32）

和股二头肌的触发点[1]。

外旋－踝部（外旋－踝）肌筋膜单元（er-ta）

踝部的外旋运动（足在水平面向外移动）由单关节肌（腓骨短肌）和双关节肌（腓骨长肌）纤维完成。

这些力的 cc 点在腓骨长、短肌上，小腿中部。

此 cc 点对应针灸的阳交穴（GB 35）和腓骨长肌触发点[2]。

外旋－足部（外旋－足）肌筋膜单元（er-pe）

足部的外旋运动（将前足向外移动）由单关节肌（趾短伸肌）和双关节肌（腓骨长肌）纤维完成。

这些力的 cc 点在趾短伸肌上，外踝的远端。

此 cc 点对应针灸的丘墟穴（GB 40）和趾短伸肌的触发点[3]。

（宋淳 张海湃 关玲 译）

---

[1] 大腿后侧肌肉综合征相关的纤维化、紧张带应当与触发点的紧张带相区别。因为触发点的紧张带不是由肌肉组织构成，而是结缔组织构成。髋关节弹响最常见的原因是股二头肌肌腱在坐骨结节附着处的错位（Travell J, 1998）。

[2] 腓骨长、短肌构成了小腿外侧间隔，而第三腓骨肌是前侧间隔的一部分。这些肌肉的无力会导致在第二、第三跖骨头下方出现鸡眼（Travell J, 1998）。

[3] 足趾的长、短屈肌和伸肌与蚓状肌、骨间肌协同工作，属于单一功能单元（肌动单元）（Travell J, 1998）。

第七章　肌筋膜单元的手法治疗

在研究了肌筋膜单元的解剖与生理特征之后，接下来我们讨论其功能障碍与相关治疗。筋膜功能障碍的病理表现因人而异，但是病因只有一种，即 cc 点的致密化。致密化导致了筋膜不能被拉长，无法适应来自下层肌纤维的张力。

筋膜功能障碍的原因是独特的（致密化），其治疗也是独特的（手法治疗）。治疗难点在于找到正确的治疗点并施加最适合的力以恢复筋膜的弹性。对患者使用个体评估表非常有帮助，这是因为根据症状可以找出功能障碍的原因，进而找到致密化的点（一个或多个）。根据组织类型及患者的个体状况将筋膜手法按强度、持续时间和深度分级使用，这样的治疗更加高效。

筋膜的柔韧性和延展性

许多研究人员研究过过度使用综合征[1]、重复性应力损伤、软组织或关节外风湿病，但对这些疾病的治疗仍然仅集中在关节上。针对关节内组织的手术往往能取得良好的效果，但一些新近的研究显示，这些手术的效果源于切开了筋膜，而不是类似于移除了一个突出的椎间盘那样简单[2]。在一些医院，单纯切开筋膜的手术对治疗膝关节炎的效果优于关节内的手术。

引起疼痛的根源常是筋膜，而不是如下的其他组织。

- 不是肌肉组织，因为它在过度使用后会增生。
- 不是骨，更不必说软骨，因为它们几乎没有痛觉感受器。
- 不是神经干，因为它仅传送在外周组织中感受到的痛觉传入信号。
- 不是血管组织，因为在多个疼痛部位没有检测到毛细血管的异常[3]。

疼痛的根源可能是筋膜，那是因为筋膜是具有最大神经支配的组织[4]。实际

---

① 过度使用综合征指长期以重复的方式完成动作，出现功能性过度使用，这是美国学者定义为累积性创伤障碍（cumulative trauma disorders, CTD）的病理起源。此术语实质上是指包括神经、肌肉、肌腱、韧带、动脉、静脉、结缔组织及偶尔涉及的骨组织的病理情况（肱骨外上髁炎、腕管综合征、扳机指、狭窄性腱鞘炎等）（Cossu M, 2000）。

② 椎间盘突出似乎与上覆的腰背筋膜缺损有关。身体活动的增加似乎是诱因。20 例椎间盘突出患者中有 19 例经手术切除并修补腰背筋膜缺陷后治疗效果良好（Light HG, 1983）。

③ 撞击综合征患者与对照组相比，三角肌纤维间有更多的结缔组织，而毛细血管没有差异（Kromberg M, 1997）。

④ 来自 Fribourg 大学的两名研究者拍摄了 51 人的小腿筋膜电子显微照片。让他们惊讶的是在肌筋膜的胶原纤维之间存在许多无髓鞘神经纤维和许多感觉神经末梢。使用机械和（或）热刺激成功治疗肌筋膜疼痛综合征的手法治疗师现在有了新的证据来证明其方法是正确的（Staubesand J, 1996）。

上，筋膜具有以下特征。

- 它是一种弹性组织[1]，可以刺激神经感受器。
- 它是一种弹性组织，但具有弹性限度，可以参与运动协调、运动感知并发出体位变化信号[2]。
- 在筋膜中，有些部位神经支配丰富。它们是肌筋膜单元的协调中心[3]和感知中心。

还有，当筋膜受到反复不协调、不适当的刺激时，其基质的一致性会发生改变。

这种变化并不会发生在任何一个筋膜被过度刺激的人身上。例如，不是所有的网球手都会出现肱骨外上髁炎。筋膜仅在多种因素作用下才发生致密化，并继而改变肌腱张力。

过度使用发生在一个人存在下列情况时：代谢紊乱、自主神经系统功能低下、旧有创伤或具有某种易感性也可被称为遗传性因素。

这些因素对每个人的影响程度不同，在一个人身上可能热应力占主导地位；在另一个人身上可能代谢是主要因素；而在其他人身上可能遗传是主要因素[4]（图表1）。患者A过度使用手臂导

致了肱骨外上髁炎，是由于其新陈代谢不足以消除组织应力产生的代谢废物；患者B则是环境因素为其肱骨外上髁炎发病的主要原因；对于患者C，频繁的风湿与之前肘部的骨折才是肱骨外上髁炎的决定因素。

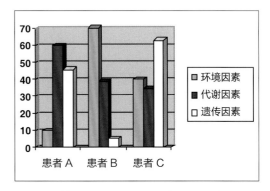

图表1　筋膜致密化发病机制中不同因素的分布情况

筋膜的致密化不是一个普遍现象，它局限于一个受较大肌肉牵拉的明确区域，而这些区域对应每个肌筋膜单元的cc点。一般的触诊方法可参考图57、58。

这些部位的过度应力导致了某种修复反应，进而引起筋膜基质的致密化（表6）。一般来说，休息使组织得以修复，并重组胶原纤维，最终完全康复。如果这个点重复受力，则基质的致密化会持续存

---

[1] 电镜研究表明，连接到小直径传入神经纤维的多种类型的感觉神经末梢都属于游离神经末梢。这些末梢分布在环绕肌肉的结缔组织中（Mense S, 1993）。

[2] 在结缔组织中有各种类型的神经末梢，感受机械力、疼痛刺激和温度变化（Gray H, 1993）。

[3] 另一方面，通过宏观和组织学检查，Heine证明了针灸穴位位于筋膜体的穿孔上。神经血管束穿过这些孔，然后进一步深入（Heine H, 1988）。

[4] 腹股沟疝和横筋膜弱化是一种常见的病理状态，其原因尚不清楚。细胞培养中MMP-2水平的持续变化表明这可能是由一种遗传缺陷，而不是环境因素导致的病理状态（Bellon J, 2001）。

在，引起修复性胶原纤维网络的改变[1]。通常这些纤维不会沿着生理线排列，因为疼痛会迫使强制性避痛体位的出现，从而导致不正常、对线不良的牵引力。

应激或创伤刺激，例如伴有筋膜撕裂的突发扭伤，会导致局部炎症和水肿。该区域增多的成纤维细胞有利于损伤的修复。生理性的活动诱导成纤维细胞产生的胶原纤维按牵拉力线重新排列。最后，损伤部位完全愈合。

不正确的姿势会导致筋膜受到不平衡的拉伸，这会缓慢地引起一些部位纤维化，并导致疼痛。伴随年龄的增长，筋膜会失去弹性。但是如果弹性流失沿身体两侧的平衡线发展，则不会引起失衡。

被机体过度工作产生的代谢产物所浸润的筋膜，会通过如疲劳、痉挛、瘙痒之类的症状传递信号。无论何时，感知到这些信号后，所有的动物都会倾向于休息，或者会用爪去挠这些部位以恢复筋膜基质的流动性。不幸的是，人类被外部过多的因素干扰，因此只有在初期的水肿转变为

酸中毒和致密化，继而产生疼痛后，我们才会注意到筋膜功能障碍。

代谢恢复已经致密化的筋膜基质[2]，这一过程特别缓慢。因此，只有准确的外部干预才能改变结缔组织的一致性。

筋膜具有柔韧性也具有延展性[3]。换句话说，当受到外界刺激时，筋膜的一致性会发生改变。手法治疗可对筋膜产生影响，这是基于筋膜这种组织容易被触及，并具有很强的自我修复和再生能力。

关节疼痛是因 cc 点的变化而产生，而疼痛则引起潜在的节段整体活动障碍。如果是新近的病变，则可能通过关节松动的直接干预得到改善。通过松解关节，疼痛传入减少，肌筋膜单元的过度张力消失。但是，如果慢性的长期的问题导致了 cc 点的致密化，则需要直接对该 cc 点进行手法治疗。

手法治疗时必须有足够的时间作用在致密化的 cc 点上，以通过摩擦产生热量。这种热量能改变基质的一致性，并产生愈合所需的炎性过程。通过这种方

---

[1]　只有在形成了一系列分子内和分子间连接时，胶原纤维才有可能对抗机械应力。胶原合成与沉积的失调会引发肥大性瘢痕、纤维化和脏器功能障碍。在成熟组织中，胶原有一个月左右的缓慢的代谢回转（分解代谢）。胶原蛋白不应被简单地视为一种被动的、惰性包装材料。实际上，这种蛋白与表层细胞融合，并调节形态发生、趋化作用、血小板聚集及细胞内聚（Rubin E, 1993）。

[2]　所有结缔组织都由细胞和细胞外基质两大部分组成。细胞外基质是决定每种结缔组织物理性质的组成部分。筋膜基质具有半流体、凝胶的黏稠度。它含有十种多糖链和纤维连接蛋白，纤维连接蛋白是一种糖蛋白，控制胶原在细胞外基质中的沉积和定向（Wheater P, 1994）。

[3]　结缔组织的弹性回缩力来源于其基质内纤维的排列方式。胶原纤维本身没有弹性，但它们是卷曲的，因相互交织而允许弹性移位和恢复。当这些纤维紧密地纠缠在一起或没有沿运动方向排列时，它们的弹性潜力就被分散了。细胞间基质是一种蛋白质溶液，主要特性之一是它们对温度变化的反应——它们在较高温度下可流动（溶胶），在较低温度下变得黏稠（凝胶）。血液循环通常提供热量和营养，并能消除代谢产物。随着循环的减少，胶体基质从溶胶状态变为凝胶状态，其黏稠度变得更像胶水，将结缔组织纤维困在一个不能动的乱团中。任何时候组织受到了压力，纤维就会增生。由此产生的基质增厚和纤维质量增加，在触诊时表现为不动的、伴疼痛的增厚。这种改变可以通过手法治疗来干预。手法治疗的直接效果是改变了基质的物理性质（Schultz R, 1996）。

式，筋膜治疗师消除了阻碍 cc 点功能的致密化。当筋膜处于张力平衡时，新的胶原纤维才会按正常的力线排列。因此，重要的不是将治疗干预局限于一个点，而是要了解身体是如何代偿不平衡的。

评估表的完成

手法治疗那些导致不平衡的 cc 点是立即实现功能恢复的唯一方法。不要仅

表 6 筋膜应对应激和创伤的生理与病理反应

生理反应	病理反应
过度使用	过度使用
↓	↓
基质致密化	基质致密化
↓	↓
修复	反复发炎
↓	
胶原纤维重组	胶原纤维发育异常
↓	
愈合	胶原纤维增生

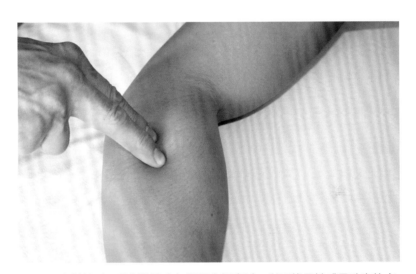

图 57 在触诊时，手指从肌肉与间隔之间穿过，以寻找最敏感最致密的点

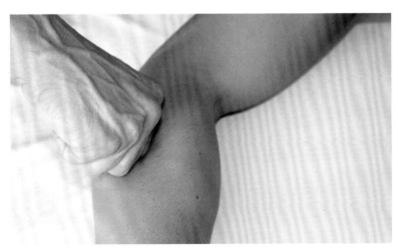

图 58 一旦确定了致密点，用示指的指间关节背侧治疗，这样可以持久施力且不会疲劳

通过触诊来定位这个 cc 点，还可以通过完成一个评估表来定位 cc 点。因为当一处存在炎症时，常常整个肢体的筋膜都会高度敏感。因此，在开始治疗前确定哪个点可能导致功能障碍十分重要。筋膜治疗是痛苦的，不建议采用反复试验的方式去确定治疗点位。在开始触诊验证和动作验证之前，有必要制订一个精确的治疗计划。

准确地完成评估表不仅有助于选择正确的治疗点，而且能够提供每个治疗节段的简明资料。评估表包括患者的个人资料和病史（图 59），其初始症状的简略描述。表中还包含了假设的治疗点，以及动

筋膜手法评估表：
用于肌骨功能障碍的治疗

个人信息

姓名		职业		年龄	
地址		电话			
运动情况		诊断			

数据

	节段	定位	左右	病程	复发	VAS	ROM	疼痛动作
疼痛部位								

假说或治疗计划

涉及哪个 cc 点	是否涉及拮抗的 cc 点	我要达到什么目的

动作验证

额状面	矢状面	水平面

触诊验证

额状面	矢状面	水平面

治疗

日期	治疗的 cc 点	一周后的效果

VAS. 视觉模拟评分法；ROM. 活动范围

图 59　用于肌骨功能障碍治疗的评估表举例

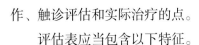

作、触诊评估和实际治疗的点。

评估表应当包含以下特征。

- 可读的：当人们第一眼看到筋膜
  手法评估表时，似乎一些术语缩
  写影响了可读性。然而，一旦掌
  握了相关术语，就会明白缩略语
  是可以理解的。

- 简单的：记录在评估表中的患
  者数据包括疼痛部位（site of the
  pain, SiPa）和疼痛动作（painful
  movement, PaMo）。疼痛动作常常
  不只在一个方向上，因为患者往
  往会展示多个运动姿势或动作组
  合，在这种情况下，最痛苦的动
  作会在动作评估中被识别出来。

- 实用的：疼痛部位和疼痛动作结
  合在一起可以看出哪个肌筋膜单
  元出现了问题。尽管如此，节段
  间的触诊验证比照始终是必要的。

- 可重复的：使用相同的数据时，
  任何筋膜治疗师都应当记录同样
  的疼痛部位和疼痛动作。

- 准确的：记录的数据不是空泛的
  （如关节周围炎），而是要准确地
  勾勒出疼痛的部位（如肱骨的外
  侧部＝肱外 HU la）。如果存在任
  何关节活动范围受限，则应记录
  下当前关节活动范围（如肱骨只能
  外展20°＝肱外 HU la，20°）。

一个可靠的评估表必须准确地报告患
者的情况[①]，而不能根据某个人自己的主
观意念去解释数据。治疗师也应当避免这
样的错误，即试图编制一个针对相似功能
障碍确定治疗点的手册。实践可以提高治
疗师确定治疗计划的能力，但这个治疗计
划要基于个体的情况进行不断修改。

数据

疼痛部位（SiPa）

当提到疼痛时，患者倾向于指出一个
肌筋膜单元的感知中心（cp 点）。以下列
举了一些上肢（表7）、躯干（表8）和
下肢（表9）的常见疼痛部位。第一列是
有症状的节段，第二列是疼痛的部位，第
三列是该疼痛部位的具体细节。

例如，如果一个患者诉说肩部疼痛，
特别是外侧部分，则在评估表上记下"肱
外（HU la）"。如果记录的是"肱内（HU
me）"，则说明患者的疼痛在腋窝。当疼
痛部位是"外侧（外，la）"或"内侧（内，
me）"时，说明问题涉及额状面。动作评
估则可以准确地突显出哪个动作会引起疼
痛，并能证实下文提及的第一个假说。在
躯干，内向运动由前面的韧带（腹白线）
和后中线上的韧带（棘间韧带）控制。如
果疼痛位于前面的中央，则记录（胸内，
TH me）就足够了，而如果疼痛在棘间韧
带或项韧带上，则要加上"后（r）"以指
明疼痛是在后背部（胸内后，TH me r）。

当患者指出其疼痛部位（SiPa）是
在一个关节的特定位置时，筋膜治疗师

---

① 　物理治疗师被要求提供下列证据：a）依据具体数据进行临床检查；b）使用常见的测量方法以便与其他同事或专业人士交流；c）治疗行为是考虑患者整体临床状况的直接结果（Viel, 2001）。

表7　上肢的常见疼痛部位

肩	外 内	斜方肌上缘 肩胛骨下，前锯肌上
	后 前	肩胛骨内侧缘 胸小肌区域
	外旋 内旋	肩胛骨上角 胸锁关节
肱	外 内	三角肌外侧 腋窝
	后 前	盂肱关节后部 盂肱关节前部
	外旋 内旋	肩袖的肌腱上 内旋肌的止点上
肘	外 内	外上髁 内上髁
	后 前	肱三头肌的远端肌腱 肘窝
	外旋 内旋	敏感的尺骨鹰嘴 正中神经鞘
腕	外 内	桡侧腕伸肌肌腱炎 尺侧腕屈肌肌腱炎
	后 前	尺侧腕伸肌肌腱炎 桡侧腕屈肌肌腱炎
	外旋 内旋	指伸肌肌腱炎 指屈肌肌腱炎
指	外 内	骨间背侧肌功能障碍 骨间掌侧肌功能障碍
	后 前	小指活动困难 拇指疼痛
	外旋 内旋	环指活动困难 中指活动困难

表8　躯干的常见疼痛部位

头	外 内	头痛：颞部、下颌部 鼻、口、内眼
	后 前	枕－前额头痛 颞下颌关节
	外旋 内旋	耳周头痛 耳前痛
颈	外 内	单侧颈痛 颈前后痛
	后 前	椎旁肌肉僵硬 颈前双侧和咽喉
	外旋 内旋	同侧斜颈 向对侧旋转的斜颈
胸	外 内	外侧肋间痛 胸骨痛、压迫感
	后 前	背痛 前胸壁僵硬
	外旋 内旋	同侧颈背痛 前部肋间放射痛
腰	外 内	不能向一侧弯曲 脐以上内脏问题
	后 前	直身时腰痛 腹直肌痛
	外旋 内旋	转身时体侧痛 胁下放射痛
盆	外 内	负重时臀部痛 腹股沟劳损、尾骨痛（后）
	后 前	骶髂关节僵硬 髂窝放射痛
	外旋 内旋	大转子周围敏感 腹股沟韧带紧张

应当意识到这个位置只是动作发生的点（cp 点）。

　　致密化协调中心（cc 点）的不协调表现集中于这一点。cc 点自身不产生疼痛，除非在被触及时，因为它是"沉默的点"，处于在运动时不会因挤压或胀大而影响伤害感受器的位置。只有了解肌筋膜单元的结构，治疗师才能从 cp 点追溯到特定肌筋膜单元的 cc 点。

　　在记录了疼痛节段（segment, segm.）和疼痛定位（localisation of the pain, local.）后，有必要指明功能障碍出现在身体的哪一侧（左或右）或是双侧（双）。

　　记录疼痛的病程有助于确定哪一个疼痛是主要的，哪一个是代偿的。下列缩略语可以即时理解病程：日、月、年。例如，如果一个患者患某种疾病达 6 个月，则治疗师记录为"6月"。

表9 下肢的常见疼痛部位

髋	外	阔筋膜张肌痉挛
	内	内收肌群收缩
	后	坐骨结节敏感
	前	髂前上棘处的肌腱炎
	外旋	髋后部疼痛
	内旋	股三角疼痛
膝	外	髂胫束紧张
	内	膝内侧痛
	后	腘窝肿胀
	前	髌韧带
	外旋	股二头肌肌腱炎
	内旋	胫骨内髁下敏感
踝	外	外踝
	内	内踝
	后	跟腱
	前	趾伸肌肌腱炎
	外旋	腓骨肌肌腱通过处
	内旋	屈趾肌肌腱
足	外	骨间背侧肌
	内	跖侧骨间肌
	后	足外侧间隔
	前	足踇短伸肌
	外旋	趾短伸肌
	内旋	足踇展肌

有时疼痛是持续的（"持续"），或间断复发（"复发"）且复发相当规律。例如，当一个患者的关节周围炎在过去6个月里每月加重，则治疗师记录为"6月，复发1×月"。有些时候，头痛可能每天出现一次（1×日）或每周一次（4×月）。

所有的疼痛在24小时内都会有变化。疼痛在夜间（夜）加重意味着代偿性收缩的松弛牵拉到伤害感受器；疼痛在早上（晨）加重意味着该筋膜有一定程度的僵化或无法适应体位的变化；疼痛在下午（晡）加重则是因为过度使用产生的摩擦导致了炎症。

评估表上还要使用VAS（视觉模拟评分法）或VNS（语言分级评分法）记录疼痛的强度。这些评分法用于记录治疗前一周内最严重的疼痛（表10）。

表10 用于疼痛评估的评分法

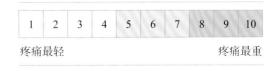

| 1 | 2 | 3 | 4 | 5 | 6 | 7 | 8 | 9 | 10 |

疼痛最轻　　　　　　　　　　　　　　疼痛最重

一旦完成了患者主要症状的记录，任何动作的受限（活动范围——ROM）及与对侧相比的薄弱节段都记录在"ROM"栏下。

如何评估ROM，治疗师可以参考相关教科书。可以用测力计测量力量。这类评估对于科研特别有用。

为了衡量治疗的效果，还可以记录以下几个内容。

- 肿胀关节的测量。
- 用测痛计测量cp点的敏感度。
- 发红、温度及其他与功能障碍有关的参数。

资料可以用缩略语的形式记录（表11）。

表11 记录患者的症状

疼痛部位	肱 外 右 6月 1×月 夜 8

表11的例子描述了一个患者的症状：6个月前右肩外侧开始疼痛，疼痛不持续但是每月复发，特别是在夜间加重，疼痛在急性期的VAS评分达到8级。所有这些表现可以与一周或一个月后的治疗结果相比较。

假说

从表 11 记录的数据可以看出，患者疼痛的部位明显在肩外侧，这可能会让治疗师推测外－肱肌筋膜单元的 cc 点致密化，接下来采取的治疗措施不是在疼痛的关节处或 cp 点，而是在这个 cc 点。然而，在决定是否是单独的肌筋膜单元问题之前，最好也假设拮抗肌肌筋膜单元（内－肱）或协同的外旋肌肌筋膜单元（外旋－肱）也存在不协调。由于后一个肌筋膜单元位于肩的后外侧，与该肌筋膜单元功能障碍相关的症状可能与外向运动肌筋膜单元功能障碍的症状重叠。患者报告的症状常常不是特别客观，因此所有报告的症状都需要验证。例如，患者可能会抱怨肩部外展时疼痛，但真正最痛苦的可能是在做外旋运动时，只是他们会无意识地完全避免这种动作。

为了提出所有可能的假说，必须分析收集的数据。例如，肩痛可以作为设定以下 3 个假说的基础。

- 弥漫的关节痛：可以假设所有移动这个关节的 6 个肌筋膜单元都参与其中。动作评估可以显示哪一个或哪几个特定的肌筋膜单元引发疼痛及疼痛程度。
- 疼痛集中在肱骨外侧并因外展加剧：这可以假设主动肌肌筋膜单元（外－肱）的 cc 点或拮抗肌肌筋膜单元（内－肱）的 cc 点。
- 疼痛集中在肱骨的外侧，且因内收（内－肱）加剧：可以假设是拮抗肌肌筋膜单元的 cc 点参与其

中，而且同样地，需要动作评估来确定这一假设的真实性。

开放的思维有助于提高客观性，并且避免将动作评估仅应用于证明我们的第一个假说。不要忘记，当有炎症时，周围的筋膜通常都是敏感的，例如，在外－肱 cc 点的案例中，如果直接进行触诊评估，这个区域很容易变得过度敏感。在开始治疗前，先触诊不同的点进行综合评估，最终的治疗选择肯定会更加客观。

验证

验证分为两个部分：动作验证和触诊验证。

动作验证可以是以下几种。

- 主动运动：要求患者在 3 个空间平面内移动疼痛的节段并记录任何关节的受限。
- 抗阻运动：对患者的动作施加最大限度的阻力以检查肌力，并在可能的情况下与对侧进行比较。
- 被动运动：在 3 个平面被动移动疼痛的节段，以突出患者用以防止由关节撞击而产生疼痛的代偿动作。

这些验证可以单独执行或同时应用，目的是发现任何异常动作。

用特定的表格（表 12）记录动作验证中出现的信息。这个表格比较了活动节段所涉及的 6 个肌筋膜单元。在产生最大

表 12 动作验证表

额状面	矢状面	水平面
外－肱 ***	后－肱	外旋－肱
内－肱 **	前－肱 **	内旋－肱

疼痛的动作旁标记 3 个星号（***），两个星号则表示中等程度的疼痛，而一个星号则表示最小的疼痛。没有引起任何疼痛的动作则不标星号。

通过对肱骨节段的动作验证，可以看到如下记录：外向运动实际上是最痛的（***），内向抗阻运动也存在疼痛（**）。

即使仅有轻微疼痛，但因存在严重的肌无力致使无法使手臂抬高，则也可使用 3 个星号。从表 12 中还可以看到，在肱骨内向和前向运动中存在轻度疼痛。

下一步是触诊验证（图 57），触诊是在动作验证中所提到的肌筋膜单元 cc 点上进行。

触诊验证可以突显以下变化。

- 疼痛：有时即使是轻触，轻触的那个 cc 点也会很痛，但是仅有这个参数是不够的。因为在发炎节段，疼痛分布可以非常广泛。应当使用触及筋膜所需的最小压力进行触诊，并且从组织浅层到深层依次触诊。

- 致密化：随着实践的逐渐增多和深入，可以很容易地识别 cc 点的位置。当筋膜存在致密化时，可以触诊到一种颗粒状的组织或结节。

- 牵涉痛：牵涉痛通常会从 cc 点延伸到 cp 点，而且它不会马上出现，而是在持续施压一段时间后

才有。在任何情况下，当压迫一个致密化的 cc 点时，患者应当反馈一种针刺感或刀割感，而不仅仅是压迫感。

治疗师的徒手检查结果与患者的自我感觉之间应当存在一定的一致性。

触诊验证使用的表格与动作验证的相似。

有时，最敏感的 cc 点（标记 1~3 个星号）的触诊验证结果与动作验证完全一致。如果触诊验证发现的 cc 点与动作验证所指的肌筋膜单元不一致，那么治疗应针对触诊验证指定的点。

治疗

一旦触诊验证确定了要处理的 cc 点，治疗就可以开始了。面对下列情况时，治疗强度和深度可以有所不同。

- 当存在浆液性肿胀（更常见于近期的创伤和儿童扭伤）时，可以采用静态压迫。

- 当存在肉芽组织和筋膜基质致密化（更常见于慢性疼痛）时，可以采用深层摩擦。

筋膜治疗师面对的大多数患者都有慢性功能障碍，并伴有基质致密化。

在所有这些病例中，治疗过程都应用了深层摩擦的技术。为了节省治疗师的体力，可以用肘和指间关节来施力。将肘或指间关节置于需要治疗的 cc 点上，持续时间与初始疼痛反应减轻所需的时间[1]一

---

① 针灸使用的操作手法能强烈刺激肌肉的感受器，产生一种中医称为"得气"的感觉。这种感觉超越任何常见的疼痛体验，与急性肌筋膜痛相当（针灸手册，1979）。

致。这种过度敏感实际是游离神经末梢处于无法适应任何拉伸的硬化组织内，而被以非生理性的方式拉紧的结果。筋膜手法在筋膜的致密化处制造摩擦。治疗师肘部的皮肤与患者的皮肤粘在一起，这样患者疏松的皮下组织与治疗师肘部一起移动而直接与深筋膜产生摩擦（图58、60）。

在治疗过程中，压力应当保持在使患者能耐受的程度。因此，建议患者与治疗师保持持续的沟通。

治疗中，询问患者以下问题很必要。

- 治疗时的牵涉痛症状是否加剧。
- 施力 cc 点所产生的是针刺样锐痛还是强烈的压迫感。

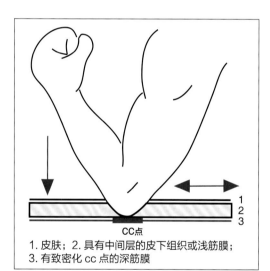

1. 皮肤；2. 具有中间层的皮下组织或浅筋膜；3. 有致密化 cc 点的深筋膜

图 60　筋膜治疗技术

- 患者是否需要短暂的休息（与此同时，筋膜产生更多热量，有利于基质变化）。
- 治疗师能否感受到 cc 点的液化，且这种液化可被突然减轻的疼痛所证实[1]。

在使用这项技术时，要适当利用治疗师的体重而不是肌肉力量。这要求治疗师施加压力的方向要处于正确的位置，开始施加一个轻微的压力，随着与致密化 cc 点的接触逐渐将压力增大。在完全与致密化 cc 点接触的这个阶段无须进一步增加力量，而是要持续地摩擦，直至达到足以改变组织一致性的温度。压力的强度根据身体的部位而变化，例如，治疗腰部 3 个肌筋膜单元 cc 点的压力是 35.8~73.5N[2]。

当温度上升到凝胶-溶胶转换点，筋膜基质改变，会出现局部疼痛（释放了游离神经末梢）和牵涉痛（由于运动协调的改善和关节牵引力的正常化）骤然减轻的现象。几分钟之内致密化就可以改变。近期的研究表明，这大约需要 3 分钟[3]。

有时会选择一个存在疼痛但没有致密化的点进行治疗。这种情况下，组织有弹性且能够适应肘的动作，也就是产生不了使温度上升的摩擦。因此，治疗可能持续

---

[1] cc 点周围的新结构使筋膜更加坚硬。触诊时，这种坚硬物被感受为一种颗粒状组织。手法治疗持续在 cc 点周围的坚硬组织上施加摩擦，产生一种热效应，使致密化发生改变。进而手法治疗产生的疼痛和牵涉痛立即减轻，同时关节的主动和被动活动障碍也会改善。触诊时还会发现组织滑动明显提高（Stecco L, 1990）。

[2] 这个研究展示了在治疗腰痛的 3 个点上产生针痛感所需的压力大小：在后－腰 cc 点产生刺痛感需要 73.5N 的力；在外－腰 cc 点需要 61.9N；在外旋－腰 cc 点上需要 35.8N（Pedrelli A, 2009）。

[3] 同时将牵涉痛水平降低到 50% 需要 3.24 分钟。在患者感到疼痛减轻的同时，治疗师会注意到组织移动性或多或少有显著增加（Borgini E, 2009）。

很长时间，而疼痛也不会减少。

　　确定所选治疗点的有效性的一个方法是基于疼痛的传导，它们或是从 cc 点传向 cp 点，或是沿着有功能障碍的肌筋膜序列分布。牵涉痛不是总有，通常也不会在治疗一开始就立刻出现。

　　图表 2 展示了治疗过程中患者报告的疼痛与所激发的牵涉痛出现时间的关系。黄色部分显示，在治疗的第一分钟患者报告最初的疼痛加重，疼痛持续加重数分钟之久。当手法治疗导致的温度升高达到将基质从凝胶转化为溶胶所需的水平时，疼痛突然消失。紫色部分显示了在治疗开始后不久牵涉痛是如何出现的，并且在局部疼痛减轻后不久，牵涉痛也转弱。

　　治疗期间患者可仰卧、俯卧或坐位。筋膜治疗师将一只手置于底座上，以调整治疗期间需要的重量或压力；另一个肘部位于患者 cc 点上，实施手法直至筋膜的一致性得到改善。治疗师为了避免手部因过度使用造成损伤，最好具备双手交替治疗的能力。

治疗后反应

　　手法治疗完成后，可能出现下列反应。

　　治疗后，患者会立刻感到症状改善和治疗点周围一定程度的局部发热。由于疏松结缔组织的移动，治疗点周围可能会有

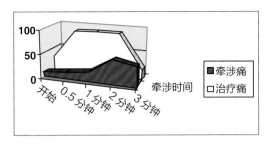

图表 2　手法治疗期间牵涉痛与治疗痛出现时间的对比

小小的凹陷。

　　10 分钟后，患者可能会感到症状加重、局部酸痛加重。这是因为渗出阶段伴有血液的涌入，形成了水肿。筋膜手法破坏了基质的凝聚力，为成纤维细胞生长的新方向铺平了道路。

　　在接下来的数小时内，随着中性粒细胞的到来，炎症期开始了[1]，同时伴随而至的是巨噬细胞，参与清除新形成的坏死物质。成纤维细胞在此变得活跃，产生新的Ⅲ型胶原纤维。

　　3 天后，敏感的个体可能会有暂时的症状加重，在治疗点的位置最终出现一个小血肿。

　　治疗 5 天之后，患者会注意到局部疼痛减轻，其症状改善。

　　在接下来的 20 天内，最初的Ⅲ型胶原纤维缓慢地按张力线的方向排列[2]，随后被更稳定的Ⅰ型胶原纤维代替。

---

① 促进软组织激活是一种深度手法。这些治疗中的微损伤会引起一种微血管反应，导致炎性反应。这一过程通过过度纤维化的重吸收和再生而刺激结缔组织重塑（Stover S, 1998）。

② 纤维的形成方向似乎取决于作用在组织上的张力。

　　成纤维细胞沿着压电电流确定的线运动。

　　应当注意的是，在多数情况下，胶原蛋白按照精确的几何图案排列，有规律地按层次在不同方向上交替（Gray H, 1993）。

图表 3 显示了治疗点的轻度水肿与患者症状之间的关系。在治疗刚结束时，没有水肿且患者感觉好转。10 分钟后，由于产生了炎性反应，症状可能加重。24 小时后炎性反应开始减弱，而筋膜的张力平衡可能在治疗 5 天后才显现。

结果和预后

如果治疗后症状有根本改善，就有可能彻底解决问题，并且无须安排进一步的预约。这种情况下可以在评估表中治疗的 cc 点旁记下 3 个加号（+++）。

如果治疗后症状改善了 50% 以上，那么可以记录两个加号（++）。这种情况下，很可能需要进行二次治疗来解决剩余的症状。

如果治疗后，疼痛和（或）关节受限的改善小于 50%，那么可以记录为一个加号（+），并且需要预约下一次，以通过回顾初始假说更好地确定问题所在。

如果治疗没有带来任何即刻效果，或者一周后患者返回到与之前完全一样的症状，则在所治疗的 cc 点旁记录"无改善"（全称 N. C.），并且需要从头开始重复一遍详细的病史、假说和验证的过程。

如果在第二次治疗后疼痛依然持续，那么明智的办法是建议患者再做进一步检查（考虑如肿瘤、内部问题或其他）。

最初的治疗常常会解决一种疼痛而引发另一种（疼痛）。这是因为身体为了应对不稳定姿势而产生的代偿被消除了，因此失去了不稳定状态下的平衡。这种情况下，因为身体已经展示了所有的代偿状态，这些状态会逐步并积极地得到矫正。

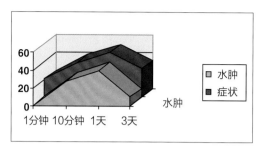

图表 3 治疗后水肿的进展与患者的症状变化相关

建议安排每周两三次的治疗，然后暂停一个月。事实上，胶原纤维需要 20 天来根据新的姿势重新排列，身体也需要时间调整。

临床病例研究

在以下节段性干预的案例研究中，第一个病例演示了如何从疼痛部位或 cp 点追溯至同一肌筋膜单元的 cc 点；第二个病例则显示了能够使同一平面、同一节段运动的主动 / 拮抗肌肌筋膜单元之间是如何代偿的。

病例 1：从一个肌筋膜单元的 cp 点到 cc 点

一位 18 岁的运动员被诊断为右踝扭伤。

提问

1. 哪里痛？

右侧踝关节（踝 右）。

2. 具体是踝关节的哪个部分？

在外侧（外）。

3. 痛了多久了？

到现在一个月了（1 月）。

4. 之前有没有扭伤过踝关节？

没有，这是第一次。

5．这个疼痛会妨碍你做什么吗？

主要是妨碍跑步。

6．在1到10的分级中，跑步引起的疼痛有几级？

7级。

在评估表中记录如下。

疼痛部位	踝外右1月，7

此数据可以引出一个假说，要么是外－踝肌筋膜单元（踝部外侧疼痛），要么是内－踝肌筋膜单元（受限）。

接下来用动作验证和触诊验证来检验此假说。

在动作验证中发现，踝部的内向运动因为外向运动肌筋膜单元的疼痛而明显受限。

验证表格按以下方式完成。

额状面	矢状面	水平面
外－踝 **	后－踝	外旋－踝
内－踝	前－踝	内旋－踝

触诊验证确认了疼痛位于踝部的外侧，属于同一肌筋膜单元 cc 点致密化导致的结果。因此，治疗了外－踝 cc 点，对应于一个月前创伤性扭转所伤及筋膜的点。在该点治疗数分钟后，突然发生了组织松弛。治疗后的动作评估基本上是重复初始的动作评估，确认了恢复了完整的、无痛关节活动范围（外－踝 +++）。

病例 2：从 cp 点到拮抗肌肌筋膜单元的 cc 点

一位 40 岁的家庭主妇被诊断为右侧肱骨外上髁炎。

提问

1．你觉得哪里痛？

右侧肘部（肘右）。

2．在肘部的哪个位置？

外侧（外）。

3．这个疼痛困扰你有多久了？

大约 3 个月了（3 月）。

4．之前肘部痛过吗？

没有，这是第一次。

5．关节活动有受限吗？

我不能完全伸直（后 -10°）。

6．从 1 到 10 级，你如何分级你的肘痛？

8级。

在评估表中记录如下。

疼痛部位	肘外右3月后-10°，8

此数据提示涉及外－肘和后－肘肌筋膜单元的假说。

需要动作验证与触诊验证以检验这些假说。

在动作验证中，外向运动抗阻时有力，且肘关节可以保持其位置，而在内向运动抗阻时，肘关节因其外侧的疼痛而无法保持位置。

表格按以下方式完成。

额状面	矢状面	水平面
外－肘 *	后－肘 *	外旋－肘
内－肘 **	前－肘	内旋－肘

内向运动标示了两个星号，这是因为在这个肌筋膜单元的动作评估中疼痛增加了，而且表现出力量不足。后向运动只用

了一个星号，这是因为仅有轻微的活动受限并没有疼痛或无力。

内－肘与外－肘的对比触诊证实，内侧肌筋膜单元存在致密化。

因此推测，外侧疼痛是主动肌与拮抗肌肌筋膜单元间失衡的结果，这两个肌筋膜单元关系到肘关节在额状面的稳定性。在这个病例中，内－肘肌筋膜单元的不协

调造成了肘外侧游离神经末梢的应力。

针对内－肘的治疗首先引起了肘外侧的牵涉痛，接下来是疼痛的解决并伴随肘关节完全伸展的恢复。在评估表上，此结果标记为内－肘 cc 点旁的 3 个加号（内－肘 +++）。

（宋淳　张海湃　关玲　译）

第二部分

肌筋膜序列

第八章 肌筋膜序列的解剖

肌筋膜序列包括两种不同类型的运动组织架构（motor organisation）。

- 第一类，它将躯干或肢体的多个单向肌筋膜单元统一在一个筋膜间室内。例如，上臂和前臂的前部筋膜间室包括了前－肱、前－肘、前－腕和前－指肌筋膜单元（图61）。
- 第二类，它将在一个空间平面上保持身体对位的序列连接起来。例如，负重外展时，额状面上的所有序列，即上肢外向序列、对侧的躯干外向序列、下肢的外向和内向序列（图62）均会被激活。

筋膜点的致密化可引起代偿反应，而上述两种肌筋膜序列类型就是这些代偿反应向全身播散的路径。

自古以来，肌骨疼痛常被称为风湿病（"风湿"源自希腊语的 *rheuma*，意为流动），因为它似乎能从身体的一处流到另一处。这种"疼痛的流动"并非偶然，因为它是沿着筋膜组织的架构（structural organisation）进行的。

本书的第一部分已经分析了筋膜的两大功能。

- 连接作用，将沿同一方向运动的

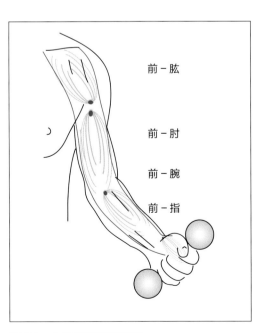

图61 上肢前部筋膜间室

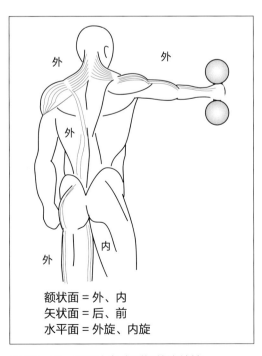

图62 同一平面上各序列间的连续性

身体节段的运动单元连接到一起。

- 隔离作用，将一块肌肉的纤维分隔成双关节肌纤维和单关节肌纤维两部分。

本书的第二部分内容将会分析筋膜的另外两个功能。

- 第一个是将所有肌筋膜单元连接起来，使肢体或躯干在同一个方向上运动[①]。
- 第二个是感知身体在 3 个平面上的运动。

筋膜要实现其感知与协调的作用，就必须保持基本的静息张力。这种静息张力对感知因体位变化而产生的牵拉必不可少，还能使筋膜适应近端和远端肌筋膜单元内的张力。

如果一个 cc 点发生了致密化，就会导致其肌筋膜单元产生失衡现象。这种失衡可能会影响其拮抗肌肌筋膜单元，也可能沿其所在的肌筋膜序列传播，并最终影响在同一平面内参与姿势保持的所有序列。因此，由筋膜上一个致密化的点产生的异常张力不是随意地在身体内传播。它最初沿着相同的序列传播，继而在同一平面的序列间传播。这些代偿表现不仅在单向序列间发展，还常常会改变同一平面中拮抗肌肌筋膜单元的张力。例如，若船的桅杆处于完全平衡状态，则桅杆两侧的绳索具有相同程度的张力，当一侧绳索被打

湿，就会变短，进而将桅杆拉向该侧，这时只有对侧的绳索增加张力才能够防止桅杆离开竖直位置。同样地，在人体内，如果一种体育运动只增强主动肌肌筋膜单元，就会迫使拮抗肌肌筋膜单元被激活的纤维增加，以保持该节段的一致性。

如果人体仅由一个关节构成，则拮抗肌的平衡力足以保证姿势的对位。但是，人体有许多的"桅杆"，一个在另一个之上，并彼此相连。实际上，每个关节都会根据近端和远端节段来调整自身对位。肌筋膜序列将所有肌筋膜单元连接到一起，以保证机体能在一个平面内保持垂直状态。

筋膜致密化导致的代偿沿着这些肌筋膜序列分布，分布情况遵循的是下述两种基本策略。

- 升序或降序代偿。右背痛可以是颈部外向运动 cc 点致密化的结果（降序代偿），也可以是髋部外向运动 cc 点致密化的结果（升序代偿）。
- 同侧或对侧代偿。同侧代偿发生在同一序列（如外–髋、外–腰和外–肱）；肢体的对侧代偿则位于其拮抗序列（如外–踝、内–膝），而躯干对侧的代偿位于身体的对侧。例如，右侧外–腰 cc 点的致密化可以引发左侧外–盆或外–胸的代偿性致密化。这类代偿

---

① 如果将一个肌肉和与之协调工作的其他肌肉分开考虑，将无法理解此肌肉的功能。腱膜和肌鞘将一个独特系统中的所有收缩要素联系了起来。此系统内的单个部分，由神经系统通过反射而具备一定程度的自主控制能力（Benninghoff A, Goerttler G, 1972）。

保持了身体的垂直，但限制了关节的活动范围。因此，患者不一定能感觉到强烈的疼痛，但他们会感到紧张和活动受限。

肌筋膜序列的结构

肢体与躯干的肌筋膜序列有细微差别。

肢体肌筋膜序列的结构

在描述肌筋膜单元时，单关节肌和双关节肌纤维的概念比较重要。单关节肌纤维涉及单一肌筋膜单元的活动，而双关节肌纤维则参与肌筋膜序列的组织架构。例如，在分析下肢后向运动序列的肌筋膜单元时，可以看到，膝部后向运动肌筋膜单元通过腓肠肌和半腱肌间的肌筋膜附着而与后向－髋部、后向－踝部发生联系（图63、64）。肌纤维仅提供由神经冲动刺激产生的收缩力。肌筋膜单元之间的相互作用是由与肌纤维相平行或串联的筋膜元素的牵拉调节的。

局部解剖[①]的分析有助于将动作的生理特征解释得更清晰。

在身体的所有节段中，筋膜都因起源于其下方的肌肉的腱性延展部而拉紧。如前所述，在肘部（图65），肱二头肌肌腱膜向近端牵拉前臂筋膜。而前臂筋膜又被桡侧腕屈肌拉向远端。这种拉伸通常不可见，这是因为皮下疏松结缔组织在深筋膜表面能够自由滑动，而使这种生理拉伸现象不为肉眼所见。在屈肘过程中，肱二头肌利用桡骨的杠杆作用，拉紧前臂筋膜，前臂筋膜又将张力传递到桡侧腕屈肌的筋膜起点上。桡侧腕屈肌的肌梭被这种牵拉激活，进而将肘部前向运动与腕部前向运动的肌筋膜单元同步起来。同样的组织方式也出现在手臂后侧。肱三头肌延伸出的腱性延展部拉紧了前臂筋膜的后部，而尺侧腕伸肌有部分纤维起源于此处[②]。这条单向肌肉链的筋膜鞘形成了一个单独的间隔。在这个筋膜间隔内，一部分筋膜可以自由地在肌纤维上滑动，并沿肢体传递张力，而另一部分筋膜则与肌纤维相连并被其拉紧。归因于这样的肌筋膜连接结构，单向肌筋膜单元可以根据所需的强度同步它们的活动，同时，所有这些生理功能都将在描述每个肌筋膜序列时重点说明。

4个因素决定了构成一个肌筋膜序列的单向肌筋膜单元之间的统一性。

- 双关节肌纤维。例如，参与肱骨和肘部前向运动的肱二头肌长头。
- 进行同一动作的肌纤维所延伸到的筋膜。例如，前臂筋膜间室与腕关节前向运动的肌筋膜单元相连。
- 每个肌筋膜单元的部分肌纤维嵌入其上覆盖的筋膜。例如，肱二头肌通过肱二头肌肌腱膜嵌入前

[①]　前臂的前臂筋膜与其上方的上臂筋膜相连。前臂筋膜由起自肱骨两个上髁和肱二头肌肌腱膜的横向、垂直及斜行纤维构成。前臂筋膜表面与浅筋膜接触，后者能轻易地在其上滑过；前臂筋膜深面覆盖的局部肌肉，这些肌肉发出各种腱性延展部连接到此筋膜上（Testut L, 1987）。

[②]　部分肱三头肌肌腱延伸到前臂筋膜，它几乎可以完全覆盖肘肌（Platzer W, 1979）。尺侧腕伸肌起自肱骨外上髁，肘关节的桡侧副韧带和前臂筋膜覆盖其上（Chiarugi G, 1975）。

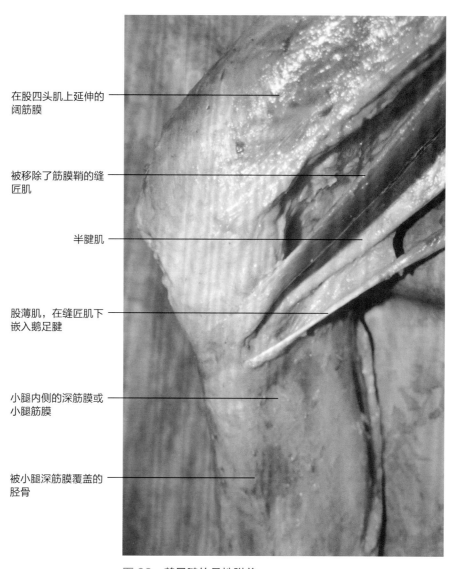

在股四头肌上延伸的
阔筋膜

被移除了筋膜鞘的缝
匠肌

半腱肌

股薄肌，在缝匠肌下
嵌入鹅足腱

小腿内侧的深筋膜或
小腿筋膜

被小腿深筋膜覆盖的
胫骨

图 63　鹅足腱的骨性附着

在这张照片中，半腱肌看起来仅作用在胫骨上。在下面的照片（图 64）中，可以看到半腱肌的一些腱性延伸部到达腓肠肌的内侧。可以假设，在膝关节屈曲过程中，这些肌腱 - 筋膜的附着结构能同步两块肌肉的活动

臂筋膜，而一些尺侧腕屈肌的纤维也起源于这一筋膜。

• 筋膜内胶原纤维按纵向排列。例如，臂筋膜与前臂筋膜的纵向纤维在单向肌筋膜单元之间形成连接。

在我们这个神奇的身体中，所有的肌筋膜序列都遵循上述规则。通过这种方式，我们可以清楚地看到大脑是如何专注于定向运动的，而肢体的其他部分是如何根据外部的需求进行自我组织的。

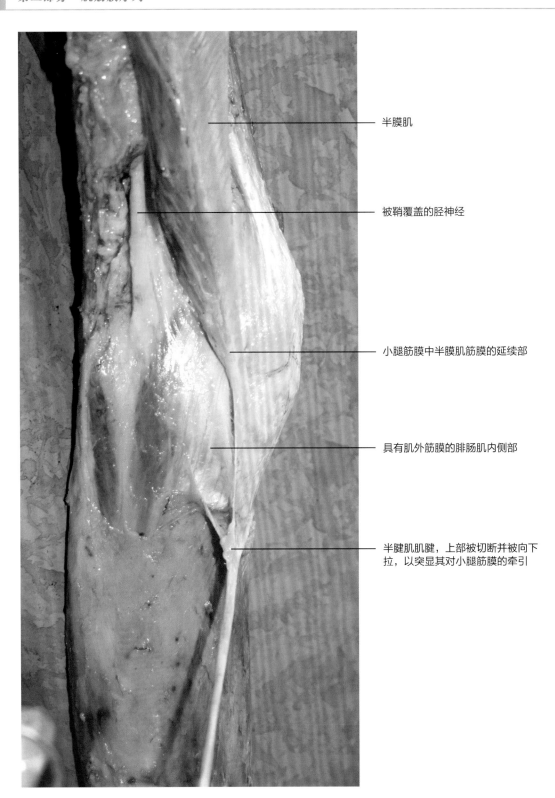

半膜肌

被鞘覆盖的胫神经

小腿筋膜中半膜肌筋膜的延续部

具有肌外筋膜的腓肠肌内侧部

半腱肌肌腱，上部被切断并被向下拉，以突显其对小腿筋膜的牵引

图64　半腱肌的筋膜附着

据 Hill 氏模型[1]的延伸，与肌纤维平行的结缔组织结构由以下结构组成。

- 肌束膜和肌外膜[2]：它们受单向运动单元的牵拉，使这些矢量集中在一个点上，或称肌筋膜单元的 cc 点上。

- 筋膜在单向肌筋膜单元上自由滑动：以便能够感知近端和远端肌筋膜单元（肌筋膜序列）的牵拉。

- 支持带的斜行纤维在筋膜内自由滑动[3]：同步复杂动作中的融合中心（肌筋膜螺旋）。

躯干肌筋膜序列的结构

虽然手臂和腿的后向运动序列是由单一的筋膜间室构成，但躯干的后向运动序列则由含竖脊肌的两个筋膜间室构成。这两条伸肌链位于棘突的两侧，由于胸腰筋膜的存在，它们构成一个肌筋膜序列。胸腰筋膜由身体两侧共有，并固定在椎体的棘突上。因此，两个后 – 腰或后 – 胸 cc 点的致密化并不总是不对称，或更确切地说，它们可以位于左右两侧不同的体节中。

在前向拮抗肌肌筋膜序列（前，an）中发现了相同的肌筋膜组织。在躯干的前向运动过程中，腹直肌的筋膜间室使左右两侧的前向运动序列同步。

躯干的外向运动由位于体后部的外向运动肌筋膜单元完成，并被同侧前 – 外融合中心的协同活动辅助。因此，外向运动序列包括一条包含节段性 cc 点的体后力线，以及一条由前 – 外 – 胸、前 – 外 – 腰和前 – 外 – 盆融合中心组成的体前线。

在水平面的稳定和协调运动也需要两个矢量的作用。这涉及在同一平面上工作但方向相反的两个序列。因此，躯干在水平面上的主动运动是通过同时激活外旋序列与对侧的内旋序列（耦合力）完成的。

尽管躯干序列存在这些明显的差异，但仍然遵守一些规则，例如单关节肌和双关节肌纤维的筋膜附着，自由滑动的筋膜将多个单向肌筋膜单元连接在一起等。

序列与空间平面

每个肌筋膜序列不是孤立的存在，它与在同一空间平面上工作的其他序列共同构成一个功能单位。

因此，肌筋膜序列在空间平面上有以下特征。

- 肢体和躯干的外向与内向序列形成一个功能单位，保持身体各节段在额状面上的竖直。

- 肢体和躯干的后向与前向序列形

---

[1]　从 Hill 氏的力学模型可以看出，当可收缩组织处于非活跃状态时，肌肉的延展性受到平行成分（即包裹肌肉的外部和内部胶原）的阻碍。肌肉的最大延长距离取决于胶原纤维之间的滑动，而且会被并联的这些缺乏延展性的元素所限制（Esnault M, 1988）。

[2]　深筋膜对应每块肌肉的肌外膜，并与同一肌肉的肌束膜和肌内膜相延续。筋膜由不同的层构成，允许相连结构之间相互滑动（Lockart R.D, 1978）。

[3]　肌肉筋膜或深筋膜通常与腱膜难以区分，因为筋膜与腱膜一样，纤维层彼此平行，但在比邻的层次之间（纤维）呈直角排列（Gray H, 1993）。

成一个功能单位，保持身体各节段在矢状面上的竖直。

- 肢体和躯干的外旋与内旋序列形成一个功能单位，保持身体各节段之间在水平面上的协调。

这些功能单位参与正常姿势的管理，并能引导治疗师追踪病理性代偿的途径。

肌筋膜序列与姿势管理

日常活动是由在一个平面上的姿势代偿来调节的。例如，用右手提起一个装满重物的桶，左臂会被迫向外抬高以代偿额状面上产生的不平衡（图66）。如果没有上肢、躯干和下肢外向运动序列之间的连续性，这一类的姿势平衡将是不可能实现的。当整个桶的重量移动时，由于筋膜张力的变化，姿势调节会自动发生。

观察一下矢状面上保持平衡的例子（图66），很明显，腹部体积的增加需要肩后的平衡力来代偿前面的负荷。但是，肥胖者或孕妇的姿势调整并不总导致疼痛，因为整个调整过程是逐渐、匀称地代偿。

筋膜负责在生理范围内维持平衡，或至少在最经济的位置上维持平衡。只有干预因素改变筋膜的这一作用时，疼痛才会发生。例如，若筋膜治疗师总是用同一侧肘部在患者筋膜上进行手法治疗，则治疗师身体只有一侧被加强。这会引起姿势不平衡、胶原纤维错乱并导致疼痛。如果交替使用两个肘部，则肌肉与筋膜纤维会对称地增强，也不会引发疼痛。

肌筋膜序列和空间平面上的代偿

如果筋膜发生致密化，那么所需的姿势调整（如怀孕期间）就无法进行。筋膜无法延长会将异常的张力作用于感受器，从而导致疼痛。身体会采取所有可能的策略来缓解疼痛：有时会限制关节的活动范

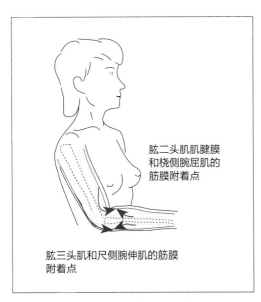

肱二头肌肌腱膜和桡侧腕屈肌的筋膜附着点

肱三头肌和尺侧腕伸肌的筋膜附着点

图65 沿序列分布的肌筋膜附着点

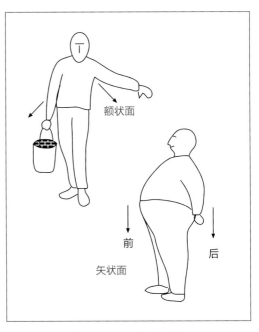

额状面

前 后

矢状面

图66 在一个平面上序列间的代偿

围，但更多的时候会利用单向序列的弹性来代偿筋膜的致密化。这种对张力平衡的特殊代偿释放了游离神经末梢上的应力，从而终止了疼痛。但是，这种代偿并不会解决原发的筋膜致密化，而是会逐渐导致在同一平面上的筋膜序列形成其他的致密化。也就是说，通过代偿，疼痛虽然会得到缓解，但是每个致密化都是一个潜在的失衡因素，一个偶然的动作足以引起急性疼痛的出现。

当筋膜不能代偿长期以来形成的多个致密化时，疼痛就转为慢性且持续下去。儿童的身体代偿致密化会相对容易，因为他们处于发育中的肌骨系统更具有弹性，但如果不及时纠正，致密化会导致将来的畸形。成人致密化的点可以被对侧致密化的点中和，这个点也可以依次被一个近端的致密化点中和。然而，由于如此下去终会危及筋膜保持姿势对位的能力。因此，当筋膜不再能够自我适应时，伤害感受器上的异常张力就会持续下去。到了这个阶段，身体没有其他选择，只能使多个关节开始变形以中和张力。对筋膜实施手法治疗可以防止关节因缓慢适应异常的筋膜张力而发生改变。

有时，多个致密化会交替出现。换句话说，一个肌筋膜单元的收缩可能会暂时缓解另一个肌筋膜单元的过度张力。在这种情况下，患者开始时主诉背痛，接着背痛似乎减轻了，然后发生了颈痛，接着疼痛转移到肩部或下肢，最后又回到了背痛。为了找到最致密化的肌筋膜单元，确定这些代偿肌筋膜单元形成的特定平面很

重要。

在其他时候，肌骨系统的疼痛可能与身体内部问题交替出现。例如，腰痛与胆绞痛交替发生，而疼痛通常会被归咎于胆结石的移动。但胆结石本身并不是病因，真正的病因是内部筋膜僵化，无法适应突然的牵拉。

当胆管筋膜健康而有弹性时，它可以适应大块的胆结石，人体不会有任何疼痛。内部筋膜与外在筋膜的分布特点与连续性导致了内脏牵涉痛的发生。

在研究代偿原因的过程中，常常会发现疼痛存在于两个空间平面（如额状面和水平面）。为了了解清楚代偿的来源，需要确定造成失衡的主要原因。因此，即使外向运动与外旋运动相关，在一个疗程中治疗师也仅处理一个平面上的 cc 点。

如果治疗结果足够有效（如 ++ 或 +++），那么我们就有了治疗的方向。相反，如果一次治疗两个平面，而治疗的结果又不明确，则无法决定在哪一个平面继续治疗。治疗总是以消除影响筋膜活动的致密物质，辅助筋膜恢复协调能力为目的。

止于肢体末端的肌筋膜序列

患者表现出的功能障碍仅局限于一个平面的情况相对罕见。确认患者的手指、足趾或头部是否有任何针刺感和（或）畸形，有助于选择需要治疗的肌筋膜序列。远端感觉异常是因为在一个序列上的一处或多处致密化引发了代偿，而这些代偿终止于序列的末端（手指和足趾），在这些

地方的神经感受器被异常牵拉，因此它们的传入信息被转化为异常感觉。在其他时候，一个序列上的张力被其远端部位的畸形（足蹈外翻、锤状指、扳机指等）所中和。在实践中，序列和手指、足趾之间存在的特定关系并没有下方图中标示的那么明确（图67、68）。例如，上肢的外向运动序列止于示指，但第一骨间肌的筋膜也延续到其他骨间肌上，所以感觉异常有时可以分布到整个手部。

上肢末端

手指有其自身的运动独立性，使手能有效地抓握物体、感知三维结构。因此上肢的每条肌筋膜序列都止于一个特定的手指（图67）。

- 前向运动序列止于拇指。
- 外向运动序列止于示指。
- 内旋运动序列止于中指。
- 外旋运动序列止于环指。

- 内向和后向运动序列止于小指。

罗马数字可以用来标明哪个手指存在障碍（Ⅰ＝拇指、Ⅱ＝示指等）。可以使用阿拉伯数字来明确任何特定手指上所涉及的关节（1＝远端指间关节、2＝近端指间关节、3＝掌指关节；在拇指和足蹈趾，3是指腕掌关节和跗跖关节）。

下肢末端

足趾有点像天线，可以感知其下的地面，并使其上的序列做出相应的调整（图68）。由于足部位置的改变可以牵拉和激活不同的肌筋膜序列，因此，许多翻正反射（righting reflexes）是由相反的肌筋膜序列张力管理的。

- 前向和内旋序列止于足蹈趾。
- 外向和内向序列止于中间3趾。
- 后向和外旋序列止于小趾。

足趾的运动管理与手指不同：蹈趾有一些独立性，中间3趾是同步的，而小

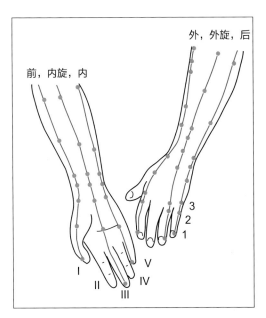

图67 肌筋膜序列在手部的汇合

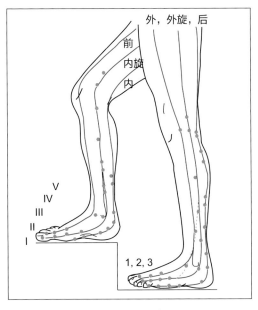

图68 下肢序列在足部的汇合

趾则又有不同的运动管理方式。

头部（头）末端

肢体的序列与躯干的序列相连续，它们止于头部（图69）。由于头部有感受方向的器官（眼和耳石器官），故所有序列都与这些结构有关。

由头部筋膜发出的病理性征象通常表示为一个特殊的平面，而不是序列。举个例子，如果患者抱怨在后向运动中有头晕或耳鸣的症状，那么假设一个矢状面上的肌筋膜单元存在致密化就是符合逻辑的。而如果头晕在侧卧时加重，则表明致密化涉及额状面。其他患者可能会抱怨转头时（如倒车时）头晕，这提示可能是水平面的问题。

颞下颌关节的功能障碍具有较少的指征。如果疼痛主要在下颌闭合时加重，那么这可能涉及外向运动的序列，这个序列在颞肌和咬肌各有一个次级肌筋膜单元。

眼外肌群的活动是同步的而非独立的。例如，内直肌和上、下直肌的联合收缩可以实现内向运动，而侧向运动则由两个斜肌共同实现。眼球筋膜或 Tenon's 囊协同管理这些协调运动。

来自躯干肌筋膜序列的张力汇聚在眼球筋膜上，详细如下。

- 后向运动的张力汇聚于上部。
- 前向运动的张力汇聚于下部。

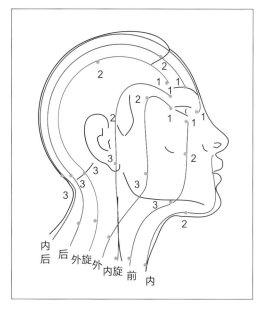

图69　序列在头部的汇合

- 外向运动的张力汇聚于外侧（外眼角）。
- 内向运动的张力汇聚于内侧。
- 外旋运动张力汇聚在眉区。
- 内旋运动张力汇聚在眉端。

单一内源性眼肌的功能障碍不能提供特定序列的指征。相反，头部和眼睛的运动之间缺乏同步却更具有指导意义。例如，当患者主诉向上看的时候有单眼或双眼的疼痛，则提示是后向运动序列问题。如果侧视时双眼不能聚焦，则提示是外向运动序列的问题。

（宋淳　关玲　译）

第九章　肌筋膜序列的进化

中枢神经系统（CNS）具有多种功能，诸如牵涉痛、协调作用、空间感受及异化作用等，在肌筋膜序列中有着重要的解剖学意义。为了展示这些意义，需要分析下列进化层面。

- 深层肌肉组织的进化。首先，躯干的筋膜序列与肢体的筋膜序列相连续。这种连续性是特异性的，而不是无差别的。更确切地说，躯干的后向运动序列（轴上肌）与相应的肢体序列（伸肌群）相连，同样地，躯干的前向运动序列（轴下肌）与肢体的前向运动序列（屈肌群）相连，如此类推。
- 浅层肌肉组织的进化。在许多复杂运动行为中，肢体的动作由相互交换的信息引导。例如，在正常步态周期中，一侧上肢与对侧下肢同时向前。这个外周运动协调的解剖基础是由大块、浅表肌肉构成的肌筋膜连接。
- 我们对自己身体及自身活动的三维感知是肌筋膜序列进化的直接结果。伴随着生物体渐进地掌握

新的动作平面，逐步形成了这些序列：

- 水中环境→侧向运动 = 额状面；
- 陆生环境→后向运动 = 矢状面；
- 复杂运动或姿势→旋转运动 = 水平面。

深层肌肉的进化

在进化过程中，大自然采取了所有可能的手段以产生更快、更节能的运动。其中一个策略是通过产生躯干两侧的扁平突起（鳍）以加强鱼类的侧屈，从而有效地增加鱼类在水中的推进力（图70）。鱼鳍涉及额状面的动作，因此它们起源于躯干的侧屈肌群[1]。兔子躯干背筋膜的解剖情况见图71、72，较鱼类复杂很多。

不过，人类胚胎也有类似鱼鳍的肢体成长过程。在胚胎发育至第四周将结束时，肢芽从身体两侧的嵴上生出。该嵴是通过胚体壁的侧中胚层板增殖形成的，与轴下体节的中胚层相同。每个体节由一个生骨节、一个生皮节和一个生肌节组成。

这些体节将其部分细胞与胚体壁的

---

[1]　在胚胎发育至第四周将结束时，肢体产生了小的赘生物——肢芽，来自沿躯干两侧延伸的细小外侧嵴。这个嵴与鳍褶重合（Gray H, 1993）。

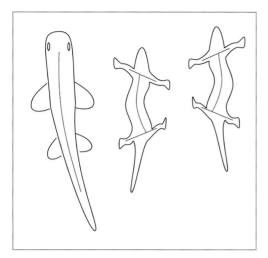

图 70　与蝾螈的肢体类似，鲨鱼的鳍使躯干能够侧屈

间充质及神经嵴混合在一起[1]。其结果就是，成长中的肢芽来源混合，由一个在外的外胚层和在内的间充质构成。

鱼类身体两侧伸出成对的鳍，鳍的基底部有后续发育：形成用于升降运动的肌肉芽[2]。这些肌肉相当于人类的深部肌层：胸小肌，该肌将肩胛骨的前向运动序列与位于躯干的轴下前向运动序列相连接；菱形肌，该肌将肩胛骨的后向运动序列与位于躯干的轴上后向运动序列相连接（图 73）。

在人类，骨盆的活动度不如肩胛骨，因此，肩胛带与骨盆带的肌肉结构并不完全一致。臀大肌通过其深部的单关节纤维与轴上肌群相连。在后向运动中，它作用于股骨，并与躯干后向运动序列相连。臀大肌的浅层纤维是双关节纤维，它们与身体另一侧的背阔肌肌腱膜相连。躯干浅层肌群与肢体深筋膜相连，这些深筋膜包裹四肢的单关节与双关节肌。

对序列间连续性的描述会阐明每个肢体肌筋膜单元是如何接入躯干的同名肌筋膜单元的。这种特征不仅存在于深部肌层，也存在于浅层肌肉的单向纤维之间。

浅层肌肉的进化

两栖动物肢体的活动与躯干同步，就像鱼类的鳍一样，肢体加强了侧向运动的力度。两栖动物的肢体与躯干在同一平面上，与地面水平[3]。肢体与躯干外侧的轴上和轴下肌肉组织有肌筋膜连接。这种连接允许肢体通过躯干的运动来调节动作。但是，这种肢体动作仍然消耗大量能量，因为它需要同时进行躯干运动。

独立的肢体摆动动作大约是在肢体进化到躯干下方才发生的，正如在高级四足动物中发现的那样。这意味着肢体的摆动不再需要躯干的屈曲。因此，由于肢体不再能够利用躯干作为它的参照，继而进化出了其他的滑车以协调它们的相互运动。没有这些滑车，肢体就不能同步运动，它

[1]　胚体层的间充质有附近神经嵴的参与，并与周围的生皮节、生肌节及生骨节混合（Gray H, 1993）。

[2]　伸鳍肌（升肌）来源于背部芽基，屈鳍肌（降肌）来源于腹部芽基。衍生的肌肉组织与肢体带（骨盆、胸）及覆盖鳍基底部的筋膜建立了联系。胸鳍与肩胛盂窝形成关节，盆鳍与髂骨外侧形成关节。髂骨从背侧加入强大的骶椎横突：两栖动物只有一个骶椎，爬行动物有两个，而哺乳动物有多个。肢体肌肉组织似乎源自躯干的体节肌肉组织和生肌节，因此是躯体系统的一部分。（源自肢体的）外在肌和内在肌的区分是不正确的（Romer P, 1996）。

[3]　原始陆地四足动物的肢体包含 3 个节段，近端节段（茎状骨赘）从身体侧方突出并由一个骨性元素构成，即肱骨或股骨，它们最初几乎是在水平面上向前或后移动。脊柱的左右侧屈使其能够迈步（Romer P, 1996）。

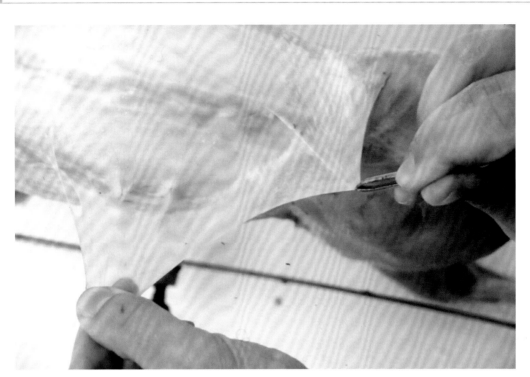

图 71　兔子背部的浅筋膜。兔子的浅筋膜由中间层单独构成，这是因为动物的皮毛代替了人类脂肪组织的体温调节功能

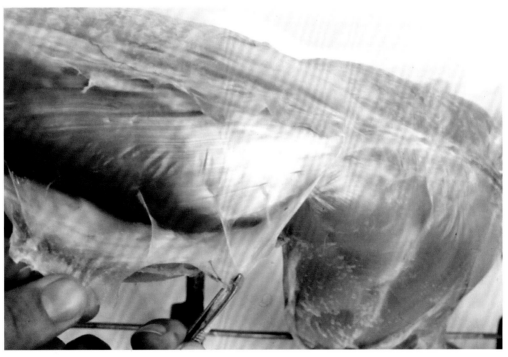

图 72　将兔子躯干的大肌肉（背阔肌及其筋膜）切断并向一旁拉开后，可以看到后向序列（竖脊肌）的肌外筋膜

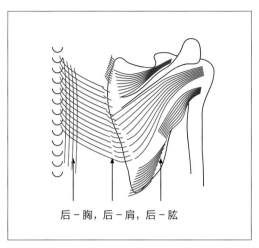

图73　菱形肌将躯干的后向运动序列与上肢后向运动序列相连

们会像异步工作的桨。

　　一个肢体的筋膜必须与另一个肢体的筋膜相连。这一进化结果经历了不同的阶段[①]，现在我们对其进行研究。在有尾目（两栖动物）中，斜方肌和背阔肌的筋膜位于竖脊肌序列的外侧，因而与蝾螈相似。由于有尾目两个肢体的筋膜在此阶段仍然分开，肢体的移动与躯干同步。而在楔齿蜥（爬行类）中，两个前肢同步运动。在这种情况下，两个斜方肌的筋膜横穿竖脊肌链并于冈下韧带水平处汇合。在其他四足动物中，如兔子（图71、72），为了同步两个后肢的活动，一侧臀大肌的筋膜也与对侧臀大肌的筋膜相连续。在所有通过两条后腿的同步动作向前移动的动物（如兔子、袋鼠等）中，这种类型的肌

筋膜组织形式占优势。动作是相同的，不同的速度是通过以更高的频率重复相同的动作来完成的。

　　即使是人类，两个斜方肌、胸大肌和臀大肌的筋膜也是汇合在一起的（图74）。这种连续性使身体两侧的活动同步。

　　伴随着肢体逐渐替代了躯干的"火车头"作用，轴向肌群进行性萎缩，同时肢体的肌肉块增加。

　　为了获得更快的速度，肢体必须在躯干下方平行于躯干运动。为了将躯干抬离地面，之前提及的解剖学关系中的多种修

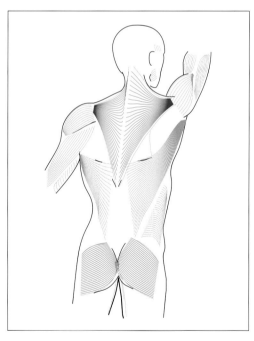

图74　两个斜方肌、臀大肌的联合促进了所属两侧肢体间的协同效应

[①]　外在的四肢肌肉起自轴向骨架或躯干的结缔组织筋膜。背阔肌是背部最常见的外在肌。在有尾目中，背阔肌是精巧的三角形肌肉，起于肩部覆盖轴上肌节的浅筋膜；在爬行类中，它更厚实，背向嵌入连接椎体神经棘的强健筋膜，进一步，它向后延伸它的轴向原点（Kent C, 1997）。

正[1]变得必要。肢体的旋转及前肢与对侧后肢间的同步运动是这种修正的两个实例。后一种连接是由背阔肌[2]从上肢向下肢的尾端移动引起的（图75）。在长颈鹿身上，这样的后移产生了踱步步态（即同一侧的两条腿同时向前移）。这作为一种变化也存在于其他动物中。

以马匹为例，利用这种步态，它们可以小跑或驰骋。从一种运动策略到另一种运动策略的转变并不是马匹有意识的选择，这是由于肢体间进行性的距离增加，导致筋膜结构内的张力变化，从而产生适当的运动模式。

在肌筋膜螺旋的章节中（第三部分），我们将重点强调背阔肌的一些纤维是如何从身体的一侧到另一侧的。这种联系支撑了对称步态中肢体间的同步（即左右肢体的成对交替），在实现步态稳定性更高的同时减少了躯干介入的程度。

空间感觉的进化

外周感受器的进化清楚地展示了大脑如何依赖筋膜以产生空间与时间的概念。

为了能够在整体上组织动作，大脑需要接收外周正在发生什么的持续反馈。有关某身体节段在某时间点的确切位置的信息被传送到中枢神经系统。筋膜，特别是

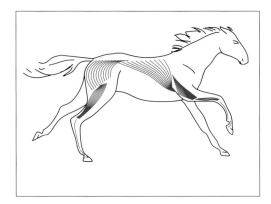

图75 向后移动的背阔肌将上肢与下肢的序列相连接

其中的方向性序列，在外周可以作为一种测量装置。这是因为它们具有预设的长度和一定的弹性，也意味着它们适合对神经感受器施加牵拉。

当鲁菲尼小体、帕奇尼小体和高尔基腱器被牵拉，它们总是向中枢神经系统传递同样的脉冲，而与它们嵌入身体的何处无关。只有肌筋膜序列可以提供这些感受器的位置图，使这些脉冲具有方向性意义。

接下来讨论在整个进化进程中肌筋膜序列的生理发展过程。

鱼类仅通过侧屈方式移动，因此它们的运动系统由两个侧向运动序列构成，一个在身体左侧，另一个在右侧。关于这个动作的反馈通过侧线系统传递（图76）。这种结构由一系列感觉器官（神经丘）组成，彼此间通过吻合支相连[3]。因为鱼类

---

① 在高级四足动物中，茎状骨赘按照将自身与躯体平行的方式旋转，从而使步态与四肢的摆动相平行，避免躯干弯曲。前部的茎状骨赘转向尾侧，而后部的向前转。这样，肘运动的方向就与膝相反（Stefanelli A, 1968）。

② 与其他肌肉（如大圆肌、三角肌和冈上肌）一起，背阔肌成为附着于肱骨上端的一组肌肉之一。此外，为了提高其功能潜力，之前提及的成肌细胞团中更浅表的部分向躯干方向迁移，沿背阔肌的走行到达骨盆（Chairugi G, 1975）。

③ 神经丘由一组上皮感受器（机械感受器）构成。侧线的管道系统和头部管道系统是鱼类神经丘复合体中最弥散的系统。由于延伸和发育，管道系统依次减少。在鲨鱼体内，管道在头和躯干的皮肤中。无尾目的蝌蚪通常在变态过程中失去侧线系统（Kent CG, 1997）。

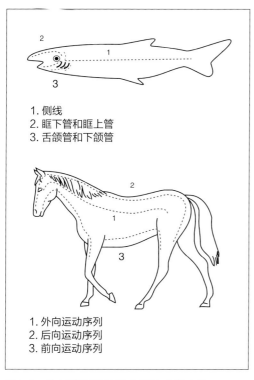

1. 侧线
2. 眶下管和眶上管
3. 舌颌管和下颌管

1. 外向运动序列
2. 后向运动序列
3. 前向运动序列

图 76　从侧线到肌筋膜序列的感觉功能

的筋膜与皮肤粘在一起，这些感受器是植于皮内的。随着原始鱼类（圆口鱼）的进化，逐渐形成的下颌骨标志着有颌类（有下颌的脊椎动物）的出现，在头部侧线分成 3 个不同的神经丘线：眶上、眶下和下颌神经丘。侧线分化与新节段形成的事实表明，这些感受器不仅与体外感觉相关，更重要的是还与运动觉感知相连。

随着两栖类和爬行类的躯干出现前向和后向运动肌筋膜序列，也形成了一条背线感受器和一条腹线感受器。

进化到此时，神经丘的排列不再位于皮肤而是逐渐潜入下面的筋膜中。事实上，皮肤不能像连接特定肌肉链的筋膜序列那样精确地感知不同程度的牵拉。如此一来，皮肤专门负责感受体外感觉，而筋膜由于皮下结缔组织的介入而从皮肤中独立出来，变得专注于感受本体感觉。

关于肌筋膜序列，在不同种属之间可以找到一定的共性。观察鳄鱼的脚、鸟的翅膀或哺乳动物的肢体，可以发现后向运动序列止于第五指或小指，前向运动序列延伸到拇指，外向运动序列总是从外侧通过，而内向运动序列则从内侧通过。在人类的躯干，可以观察到外向运动序列仍在两侧，后向运动序列在背侧，而前向运动序列在腹侧。因此，每个序列在 3 个空间平面中各占据一个特定的位置。

序列的产生与耳内的 3 个半规管[1]的产生同时进行。这些管路伴随身体新序列的发育逐渐成熟，并最终占据不同的空间平面。

6 个躯干序列中的每一个都连接到一个特定的眼肌。从眼眶窝延伸到动眼肌[2]鞘上的筋膜确保了这种连接。

因此，伴随着半规管（负责协调平衡），每个眼肌都与躯干的肌筋膜序列有直接连接。

由于肢体的进化，躯干的功能转为维

---

① 圆口鱼仅发育了一个半规管，而七鳃鳗有两个，从软骨鲨开始的脊椎动物具有 3 个半规管，并按照 3 个空间平面排列：一个前半规管（垂直）、一个后半规管（与前一个成直角）和一个水平半规管（Stefanelli A, 1968）。

② 每一块眼肌或球外肌都有一层鞘，鞘层起自眼眶窝的底部，在向前延伸的同时逐渐增厚直到与该肌肉自身的前部肌腱粘在一起。直肌的鞘彼此相延续，形成的肌筋膜圆锥将眼眶脂肪体分成中心部分和外周部分。这个鞘向眶底发出一部分延伸，被称为翼状韧带，可以观察到眶底与鞘彼此相连（Fumagalli Z, 1974）。

持自身的垂直。作为联合动作与运动感知的结构，所有肢体肌筋膜序列与躯干的序列相交。

颈部的张力反射（tonic reflexes）常被认为是维持平衡的一个关键元素，这个功能不是颈部节段独有，而是属于全身。颈部是唯一一处所有肌筋膜序列①汇聚的地方（图 77）。

婴儿空间感觉的进化与协调性的发育同步。

- 在出生后第一个月内，婴儿仅活动他们的头部；他们开始用嘴探索周围的事物，并主要通过反射活动抓取物件。逐渐地，每个身体节段开始接受自主控制。
- 在接下来的几个月内，他们开始坐、爬、行走并转体 180°；开始协调身体的节段以开展全身活动。

心理运动过程的成熟也从部分节段进入全身节段。

- 通过使用口和双手，婴儿可以确定单一物件的形状并开始了解其质地与尺寸。
- 在身体实现某种特定控制之后，空间和时间的概念变得具有意义。而向前 – 向后、之前 – 之后及左 – 右的概念也完成整合。

这个学习过程也涉及筋膜的结构。通

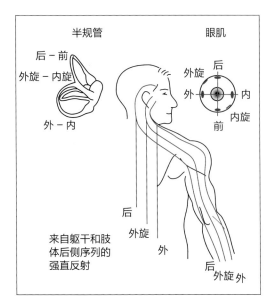

图 77 半规管、眼和强直反射或序列之间的同步

过比较动作与预先存在的内在模式，本体感觉得以产生。婴儿必须通过肌筋膜序列来整合并积累经验。肌筋膜序列有助于空间感的成熟，因为它们使得对身体侧偏和方向的感知（如前面 / 后面）成为可能。

感知记忆只有在发育成熟并整合了所有空间方向后，才能认知几何形状。

另外，如驾车、跳跃和演奏乐器这些程序性记忆的解剖学基础，可能与筋膜内胶原纤维强化出的螺旋结构相关。运动姿态变得轻松和自如是由筋膜记忆而非大脑记忆达成的。

（宋淳 关玲 译）

---

① 在去大脑狗和猫的迷路被破坏后，可以观察到下列情况：头的旋转引起同侧肢体（下颌侧）的伸展和对侧肢体的屈曲；头的侧倾产生下颌侧肢体的伸展和对侧肢体的屈曲；仰卧位下，头的伸展产生上肢的伸展和下肢的放松（Chusid JG，1993）。

第十章 肌筋膜序列的生理

本章将讨论肌筋膜序列生理的基本原理，并将重点介绍如下内容。

- 每个肌筋膜序列都由肌纤维提供张力，因此能够感受到任何由动作产生的牵拉。
- 每个肌筋膜序列都位于身体的某一个特定部位，与某个特定动作方向有关。
- 每个肌筋膜序列都保证着身体在某个特定空间平面的姿势稳定。
- 每个肌筋膜序列虽然不能消除筋膜的致密化，但是可以通过改变身体的姿势来代偿出现的致密化。

肌筋膜序列的张拉

肌筋膜序列就像一面镜子向大脑反馈着外周的运动方向。因为筋膜联合了众多移动单一身体节段的肌筋膜单元，因此离开筋膜，大脑将不可能执行动作控制[1]。

只有筋膜具备基础张力时，嵌入众多肌筋膜序列的神经感受器才可能被激活。为了提供这种基础张力，许多肌肉向其上覆的筋膜延伸出张力纤维。

在解剖学文献中，这些"嵌入"常被提及，但很少被重视。下面的信息对进一步深入研究这些"嵌入"很有帮助。

- 在每个肌筋膜单元中都有肌纤维嵌入其上覆的筋膜。
- 筋膜有弹性，因此这些肌筋膜嵌入不会增加肌肉力量。
- 因为自然界中没有什么行为或动作是随意发生的，因此身体上相似的力学消耗必然有原因。
- 这种筋膜上的肌肉嵌入按照将筋膜在 3 个空间方向上牵拉的方式分布。

因此，肌筋膜序列是一种被用来牵拉的解剖结构。

所有的肌肉和关节感受器都对牵拉敏感（表 13）。这些感受器位于关节周围的软组织（韧带、关节囊）和肌肉周围的软组织（肌内膜、肌外膜和腱外膜）内，它们都是筋膜的扩展部分。筋膜按序列分布，每个序列的结构都是为了感知在一个特定方向上发生的动作。

为了传导方向性传入信号，每个感受器集群（colony）都必须与一个肌筋膜序列相连。如前所述，筋膜的基础张力对这些感受器的激活至关重要。筋膜的基础张力到目前为止都被认为是由肌张力引起的。

每个肌筋膜单元通过向其上覆的筋膜中嵌入一些肌纤维来达到获得肌张力的目

① 单节段或单关节动作协调全身、双关节和多关节运动的程度，还有待探究（Mesure S, 1996）。

表 13　筋膜中的动觉感受器

肌肉感受器	敏感源
肌梭	牵拉
高尔基腱器	延长
高尔基腱器	拉紧
高尔基腱器	张力
关节感受器	敏感源
高尔基腱器	基础拉伸
高尔基腱器	最大拉伸
帕奇尼小体	动作开始 / 结束
游离神经末梢	机械刺激

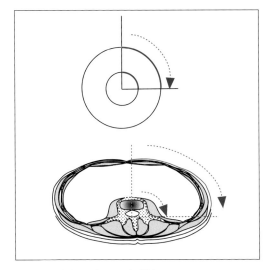

图 78　半径越大，周长越长

的。这些嵌入有以下两个主要功能。

- 保持筋膜的最小张力以感受任何力量变化。
- 将序列中单一肌筋膜单元的活动与其他肌筋膜单元同步。这种同步通过牵拉肌梭引发。

以下两个原因决定筋膜可以更有效地对动觉感受器施加张力。

- 筋膜是弹性结构，适合对这些感受器施加拉力。
- 筋膜的位置与关节有一定距离，因此对最微小的动作也相对更敏感。

实际上，根据同心圆原理，两个圆的周长与半径的长度成正比。如果角度不变，半径增加，则周长变长。因此，椎体水平的微小活动，在传递到外周筋膜时变成了明显增大的牵拉（图 78）。

筋膜感受器能够比椎体感受器更清楚地感受动作。当转动头或躯干时，人们是在皮肤上而不是椎体上感觉到动作 / 牵拉。同样的原理可以用于分析肌筋膜序列的病理状态。例如，当坐骨神经痛患者向前弯曲躯干，并感觉到沿腿向下的疼痛时，可以理解为躯干弯曲是对外周筋膜伤害性感受器[1]的一种牵拉，而不是对深部坐骨神经本身的牵拉。

这种筋膜的外周排列使人能够更准确地感知和更有效地组织运动。

筋膜构成了伴随单向肌筋膜单元的间隔。只有当支点与作用力间的距离增加时，这些筋膜间隔才能更有效地工作并更少耗能（图 79）。

例如，由腹直肌引发的腰部前向运动（前）比髂腰肌引发的前向运动需要的能量更少。前者相对后者有更长的力臂，后者更接近支点（这里指椎体）。

---

[1]　我们比较了 159 例具有腰椎间盘手术指征的患者。他们被分为两组：一组纤维环完整，另一组纤维环破裂。纤维环完整的患者更常遭受疼痛（Basmajian JV, 1997）。

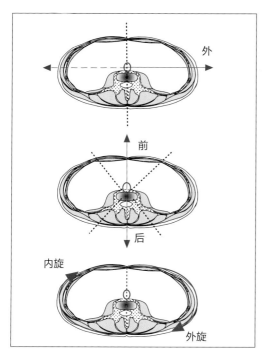

图 79 重心和方向性力矩

如果主动肌和拮抗肌的力矩完全相等，则实质上不需要任何肌肉活动来维持直立体位。

当所有作用在 3 个平面上的力，在一个点或重心上相互抵消时，能量消耗就会更少。内向运动序列在躯干前面沿腹白线延伸，在后面沿棘上韧带延伸。身体 3 个平面的重心位于这两个结构连线的中点。

- 左右两侧外向运动（额状面）的两个力矩在这个点抵消。
- 前向运动（前）和后向运动（后）的力矩在这个点抵消。
- 旋转过程中，重心保持静止是因为外旋运动（外旋）和内旋运动

（内旋）的矢量合力为零[①]。

菱形肌和背阔肌之间的筋膜延续情况可见图 80 的展示和分析。

肌筋膜间隔与动作方向

第八章讨论了肢体肌筋膜序列与躯干肌筋膜序列结构的差异。现在将讨论每个筋膜间室的结构如何集中于单向肌肉的牵拉，形成地形图，为感觉传入提供方向意义。

躯干的筋膜间隔

环绕两个竖脊肌肌肉链的筋膜在直立动作（后）中受到牵拉（图 81）。筋膜为统一感知动作提供支撑，而每个椎体感受器则提供多个传入信息。伸肌的肌纤维向竖脊肌的两个筋膜间隔传递张力，而这两个筋膜间隔又将这些信息转化为一个特定的运动方向（图 82）。

当提起一个重物时，竖脊肌的筋膜间隔将后 – 颈、后 – 胸和后 – 腰肌筋膜单元同步。

这些肌筋膜单元可以单独运动，如只活动颈，或只活动腰。但是，人体不可能单独活动一个腰椎或一个颈椎关节。因此，7 个颈椎在一起组成了一个肌筋膜单元，胸部和腰部与之类似。外向运动（外）由髂肋肌、腰方肌和腹斜肌完成，此时，身体被拉紧的一侧的外部筋膜感知到了这个动作。外旋运动（外旋）表现为一侧后 – 外筋膜向后的牵拉，而内旋运动

[①] 为了使在旋转过程中作用于人体上的两种力的合力为零，必须保持重心静止。力相对于轴的力矩是力的强度与其作用线之间距离的乘积。力矩的大小随着作用线与给定点间距离的增加而增加（Cromer AH, 1980）。

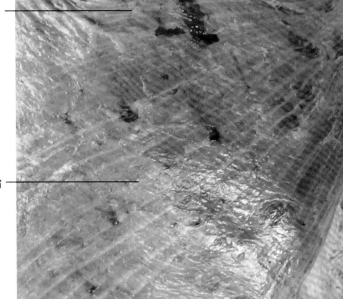

菱形肌的肌束延伸到
连接该肌与背阔肌的
腱膜筋膜上

背阔肌的肌束嵌入其
上的筋膜

背阔肌的肌外筋膜，
筋膜下可见该肌肉

允许背阔肌连续收缩
的肌束膜间隔

图 80　菱形肌和背阔肌之间的筋膜延续

　　Chiarugi 指出，菱形肌下部的一些肌束可以延续到背阔肌。在解剖切割中，曾见到这些肌束位于腱膜内，该腱膜是菱形肌和背阔肌肌外筋膜的延续。这种胶原结构在所有肌肉解剖中都有发现，它可能影响外周运动的同步

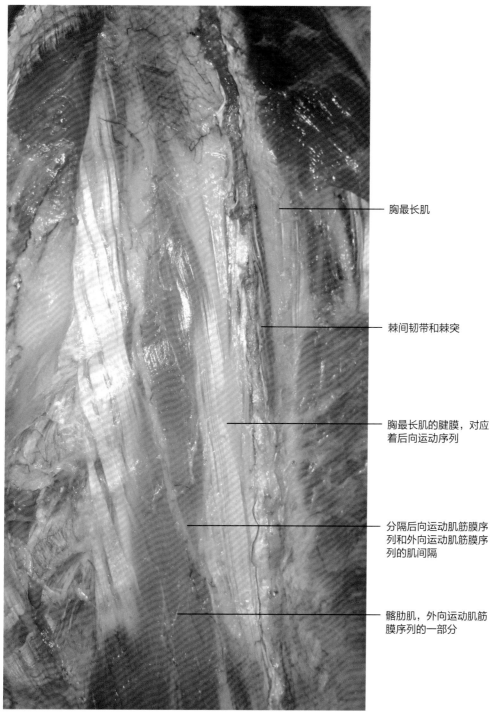

胸最长肌

棘间韧带和棘突

胸最长肌的腱膜，对应着后向运动序列

分隔后向运动肌筋膜序列和外向运动肌筋膜序列的肌间隔

髂肋肌，外向运动肌筋膜序列的一部分

图 81 竖脊肌包含于两个肌筋膜序列中：后向运动和外向运动

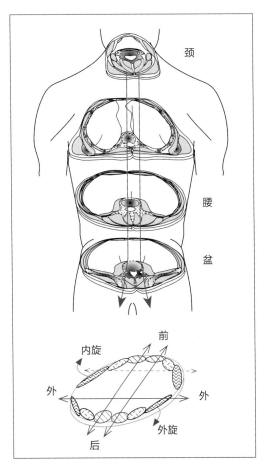

颈

腰

盆

内旋

前

外

外

外旋

后

图 82　躯干的断面和序列

的感觉更像是向前的牵拉。

上肢的筋膜间隔

在三维空间中感知上肢的位置及位置的变化取决于下列筋膜序列的基础张力：前 / 后（矢状面）、内旋 / 外旋（水平面）和外 / 内（额状面）。在图 83 中，红色表示环绕上肢多个节段外向运动（外）肌筋膜单元的间隔或序列。近期的研究[1]表

明，手动刺激此肌筋膜序列的远端肌肉会引发同一肌动力链的近端肌肉出现某种活动。作者用张拉整体结构的基本原理解释这个现象。然而这要求一个筋膜元素中增加的张力被同一结构中其他部分内的反向张力平衡。此研究中出现的活动扩散并非偶然，它可准确地沿着外向运动序列传播。

肢体最常见的运动是前 / 后向（屈 / 伸）运动，因此前向运动和后向运动的筋膜间隔更发达。这些间隔看上去在肘部和膝部中断了，但纵向的肌内膜胶原纤维实际跨越了这两个关节，保持着连续性。表现出的中断只是为了保证前向 – 肘部肌筋膜单元独立于前向 – 腕部，以及前向 – 膝部独立于前向 – 踝部。

水平面上完成的动作不会发生在实际的筋膜间隔内。这些序列利用肌纤维从倾斜的角度附着于筋膜间隔上。向后是外旋的特征，而向前属于内旋。

下肢的筋膜间隔

在躯干与肢体的3个图中（图82 ~ 84），不同节段的断面用来显示肌肉的间隔。这些图的下部是我们总结的肌肉间隔。圆圈突显了这些肌筋膜序列作用于筋膜的方式，筋膜环绕着这些节段。当活动时，前向序列牵拉整个前部筋膜，后向序列牵拉后部筋膜，以此类推。红色箭头显示这些牵拉引起的精确运动轨迹，在运动时，这些轨迹信号被传入大脑。

---

① 为了记录按摩肱桡肌时三角肌中部的活动，以及按摩腓骨肌时阔筋膜张肌的活动，作者使用了肌电图 / 肌磁图混合探针，以在三角肌中部和阔筋膜张肌内探测肌电图和肌磁图信号。按摩时，只有阔筋膜张肌内的肌电图振幅增加，而肌磁图振幅在两块肌肉中都有明显增加。这种反应可能是因为按摩拉伸了腱膜和肌间隔（Kassolik K, 2009）。

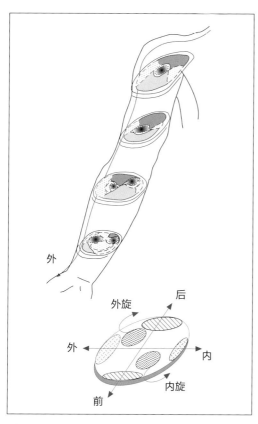

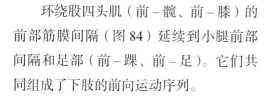

图 83　上肢的断面和序列

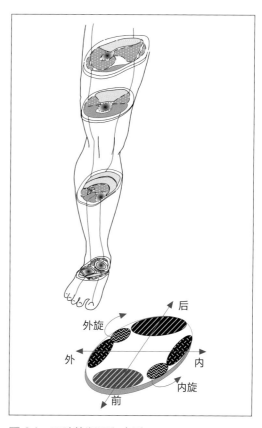

图 84　下肢的断面和序列

　　环绕股四头肌（前－髋、前－膝）的前部筋膜间隔（图 84）延续到小腿前部间隔和足部（前－踝、前－足）。它们共同组成了下肢的前向运动序列。

　　环绕腘绳肌（后－髋、后－膝）的后部筋膜间隔延续到腘窝再与小腿后部间隔及足部相连。这些单向肌筋膜单元及其筋膜间隔在一起构成了下肢的后向运动序列。

　　臀中肌的筋膜延续至髋部外旋肌群（外旋－髋）上，然后沿股二头肌短头（外

旋－膝）向下行。股二头肌肌腱延伸至腓骨肌（外旋－踝和外旋－足）的筋膜鞘上。

肌筋膜序列与姿势

　　在自主运动过程中，有两个运动程序产生作用：一个启动特定的动作，而另一个引发姿势反应[1]。

　　躯体存在两种本体感觉：静态本体感觉和动态本体感觉，这种运动双传出由相应的感觉双传入完成。

　　筋膜的组织与这些双神经通路也存在

---

[1]　在身体的定向阶段，前运动皮层控制近端和轴向肌肉，释放出第二个刺激，引发肢体的定向运动。在自主运动过程中，有两个运动程序产生作用：一个启动特定的动作，而另一个引发姿势反应（Kandel ER, 1994）。

一定的相似性。

- 肌筋膜序列的纵行纤维涉及姿势管理。
- 螺旋形内部筋膜纤维管理着运动或复杂运动行为。

接下来的部分会探讨姿势的管理[1]。

当一个人站立不动时，筋膜的张力掌管着一个平面上多序列的介入。正常情况下，直立的体位不需要有意识的姿势控制。Basmajian 已经证明了对于直立体位，韧带和筋膜的支撑作用有多么重要，而肌肉却很少被用到[2]。肌筋膜序列的张力直接取决于一个特定平面内产生的动作。在直立体位，围绕垂直的重力线或铅垂线的正常振动落在大约 2 cm 的范围内。在这些小的振动中，任何矢状面上发生的动作都独立于额状面上的运动[3]。

外向与内向肌筋膜单元的生理结构如何允许肌筋膜单元被额状面上的动作激活？可以总结原因如下（图 85）。

- 在足部，跖侧（内）和背侧（外）骨间肌根据侧向倾斜程度扩宽或缩窄站立的基座。
- 在踝关节，距骨内旋（内）或外旋（外），具体是哪种取决于侧向失衡时有哪些小腿肌肉受到了牵拉。
- 尽管膝关节在额状面上没有活动，但它有大量的韧带－筋膜防

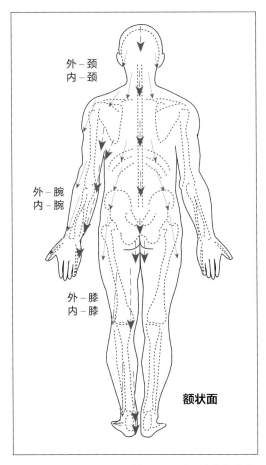

图 85　由外向和内向肌筋膜单元引导的姿势稳定

止膝关节过度向外或向内移动。

- 单腿站立时，大腿内外侧的肌纤维稳定对侧骨盆。
- 在躯干，下肢外向肌筋膜序列在躯干的两侧延续，而内向肌筋膜序列仅限于后侧的棘上韧带和腹部的白线。

这样，通过其基础张力，筋膜协助身

---

[1]　姿势是指身体和四肢相互的综合位置及它们在空间中的方位。姿势调整通过两种机制实现：预期或预览机制（前馈）和补偿机制（反馈）（Kandel ER, 1994）。

[2]　许多肌肉生理学家同意肌电图显示的正常人类横纹肌在休息时完全放松这一结论（Basmajian JV, 1993）。

[3]　通过使用稳定仪，Kapteyn 指出发生在矢状面上的摇摆独立于发生在额状面上的摇摆。理论上，站立姿势的精细控制不会使用来自半规管的信息。（Gagey PM, 1995）。

体保持在直立位。

如果身体倾斜、摆动幅度增加到超出站立的基础范围时，筋膜张力将刺激肌筋膜单元的肌梭，引起适当的肌肉收缩[①]。当超过重心的振动足以引起复杂的运动反应时，无论是螺旋状排列的肌筋膜单元还是系统运动反应都将会被激活。

总之，可以将筋膜比喻为乐队的指挥，指导着单个肌筋膜单元的多个运动单元、一个肌筋膜序列的多个肌筋膜单元及一个平面的多个肌筋膜序列。自主活动介入并改变了筋膜的基础张力分布。在动物中，进化过程为每个物种发展了一个特定的筋膜框架。例如，牛的项韧带足够强壮以支撑其头部，而不需要持续的肌肉张力。无论它何时去吃草，最小的能量消耗就足以克服项韧带的弹性以将嘴移近地面。

在人类，这一进化过程导致了直立体位的出现。

下面的例子演示了前向和后向肌筋膜序列的肌筋膜单元如何控制矢状面的对位（图86）。

- 足部感受地面的不平，并与其筋膜/韧带复合体一起管理身体各节段的对位。
- 距骨的圆弧外形使得其上的身体节段在前后方向上保持平衡。

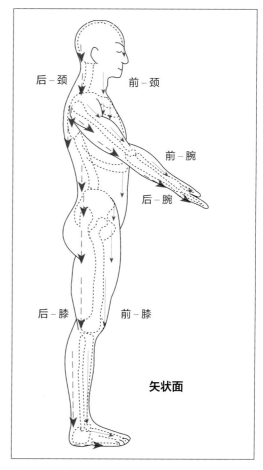

后-颈　前-颈

前-腕

后-腕

后-膝　前-膝

矢状面

图86　由前向和后向肌筋膜单元引导的姿势稳定

- 比目鱼肌和胫骨前肌如同矢状面上的两条绷绳，将胫骨稳定于足上方。
- 腘绳肌与股四头肌也扮演绷绳的角色，调节着膝关节与骨盆的关系。
- 后-膝肌筋膜单元向近端延续至躯干的后向运动肌筋膜单元[②]，

[①]　精细动作的控制方式不同于粗放动作。Mathews 和 Stein 对此进行了证实，在一次重要的肌肉拉伸中，在 1 mm 的拉伸过程中，肌梭的响应围绕每秒 3~10 点的频率波动（Gagey PM, 1995）。

[②]　理解姿势控制需要引入反射机制的概念，反射机制涉及 3 种感觉器官的协调活动：视觉、前庭和本体感觉。当视觉和本体感觉功能正常时，前庭系统仅在保持平衡中起很小的作用。前庭系统的主要作用是发出头部相对于身体和周围环境的加速度信号（Bernier JN, 1998）。

前－膝肌筋膜单元延续到躯干的前向运动肌筋膜单元。

直立体位的保持主要受矢状面与额状面的肌筋膜单元控制。但是，实现这两个平面上的动作同时还需要水平面肌筋膜单元的介入（图87）。

- 足部和（或）距骨在水平面上的僵硬会导致它们上面各节段的姿势摆幅的减少。
- 在下行方向，头部和颈部的关节限制可以减少它们下面各节段在某个或所有3个平面上的活动。
- 前庭受到干扰时需要其下节段的稳定，以中和相互冲突的传入信息，从而防止突发眩晕。
- 咀嚼障碍，如颞下颌关节弹响、咬合畸形、磨牙症及耳周疼痛，可以认为是一种姿势性张力的不对称。
- 可以引起姿势重建的行为或动作，如某种典型的吞咽模式、由于工作体位导致的斜颈及一些眼睛的问题。

肌筋膜序列与姿势代偿

虽然骨架支撑着人体，但它不具备保持身体对位的元素。只有筋膜才能发挥这种作用，这是因为筋膜联系着肌骨系统的所有组成部分。结缔组织－筋膜框架可以适应因动作引起的姿势变化，又保证每个节段能够回复到其平常的生理位置。

如果筋膜的基础张力因致密化的形成而改变，那么神经感受器就会对这种异常牵拉做出反应，并针对潜在的危险发出疼

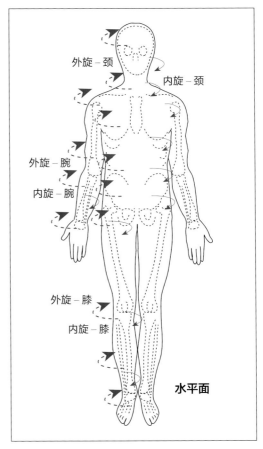

图87　由内旋和外旋肌筋膜单元引导的姿势稳定

痛信号，身体再通过姿势代偿来中和这种疼痛信号。

沿着肌筋膜序列发生的代偿总要保持最佳的筋膜基础张力，这一点非常重要。这样，嵌入筋膜内的感受器就能感知到任何偏离休息位置的微小动作，从而身体的对位可以保持在一个完整状态。

任何一个肌筋膜单元张力的改变都会引起同一肌筋膜序列上的另外一个肌筋膜单元的反向张力改变，这就是筋膜保持基础张力的方式。例如，如果髋部外向肌筋膜单元（外－髋＝阔筋膜张肌）的张力

增加，则会引发同一序列的远端肌筋膜单元（外－踝）的反向张力。这种补偿性张力调整（图88）常会引起大腿的急性疼痛，因为该筋膜节段内的游离神经末梢受到了过度的异常牵拉。随着时间的推移，身体会发展出对侧代偿以重新建立一个无痛平衡。

对侧代偿是指位于肢体另一侧的一个或多个肌筋膜单元的收缩。这类代偿性的张力可以是对称的，但引发代偿的肌筋膜单元通常位于近端或远端节段。

回到前面的例子，身体试图以反向张力对抗髋部和踝部外向运动肌筋膜单元的痉挛，这种反向张力可能是在膝部内向运动肌筋膜单元（内－膝），也可能是在对侧腰部外向运动肌筋膜单元（外－腰）出现。

总之，致密化的代偿存在于对称的拮抗肌的肌筋膜单元中，或沿同侧序列分布，或在对侧序列中。所有这些都是为了维持筋膜的张力平衡，使其能感知发生在3个平面上的动作。

姿势代偿可以中和先天畸形或后天失调，筋膜手法对后一种有效。

筋膜手法治疗时，在检查患者姿势时需考虑下列问题。

- 各种代偿发生在哪个平面？
- 导致这些代偿的最初创伤可能是什么？
- 是升序代偿还是降序代偿？
- 是否有隐藏的代偿策略（沉默的cc点）？

现在讨论3个平面中升序病理性代偿

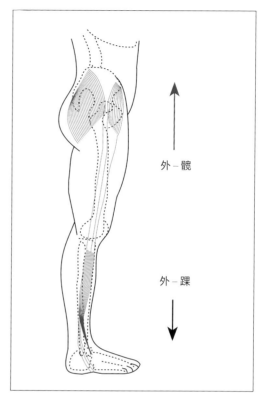

图88 外向肌筋膜序列过度紧张引发的大腿痛

的过程。

在额状面上，低足弓（平足）常常会引发膝部向内倾斜或膝外翻。由于阔筋膜张肌的限制，随之发生髋外展（额状面）并伴随髂嵴的下降。这种骨盆水平的变化最初导致脊柱向同侧倾斜并适时地产生对侧代偿。根据这些代偿发生的水平，可继发肩内收（低肩）或肩外展（高肩）。这里可能存在不同的组合（例如，右髋抬高伴随右肩下降或上升等）。颈部被固定在中间位置以保证双眼尽可能接近水平面。这种肌肉代偿性痉挛以异常方式拉紧头部筋膜，导致肌筋膜紧张性头痛。

在矢状面上，趾伸肌群一条肌腱的受限（如锤状趾）可以引发小腿三头肌的收缩。

这种存在于远端主动肌肌筋膜单元与近端拮抗肌肌筋膜单元之间的代偿可以沿筋膜序列传播，最远达到头部。在主动肌与拮抗肌的肌筋膜单元之间的交替传播可以保持一定程度的平衡，但会失去整个下肢的弹性并可能削弱其减震功能。

筋膜致密化常会使上述不稳定的平衡持续发展，甚至长达数年保持无症状的状态，直至一个干扰因素或事件破坏了这个平衡策略。当一个表面无害的代偿引起明显姿势偏差时，就有必要使用筋膜手法。例如，当小腿三头肌受限引起了踝关节跖屈角度增加，而出现膝关节过伸的代偿时，就有必要采取治疗手段。膝关节过伸（膝反屈）会引起大腿和骨盆的前向运动，其结果是髂腰肌短缩，过度的腰椎前凸由此出现，导致背部后凸，最后为了中和其他的弯曲，颈椎形成了过度的前凸。

在其他时候，有可能发现变平的腰曲及继发的背曲变平和颈椎前凸减小。

只有对每个个案进行准确的检查，治疗师才能确认矢状面上出现代偿的所有致密化的肌筋膜单元。通常僵化仅发生在某个肌筋膜单元的一部分。事实上，躯干前向和后向运动的每个肌筋膜单元于身体左侧和（或）右侧同时发挥作用。有可能发现前向运动肌筋膜单元的左侧部分高张而被后向运动的右侧部分代偿。

在水平面上，失调可以从单侧的足跗外翻开始（图89）（显然这种变化可以

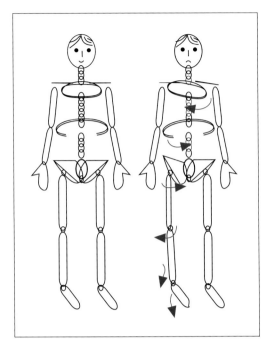

图89　对位和不对位的姿势

是双侧的，但为了简化分析只考虑一侧肢体）。前足的内旋运动（内旋－足）（足跗外翻）可以由腓骨肌收缩引发的距骨外旋（距骨外翻）所代偿。膝和髋的内旋会使同侧骨盆前移。躯干的代偿发生在对侧，并引起对侧肩胛骨的向前旋转（内旋－肩）。这导致了骨盆与肩带在相反方向上的旋转增加。在颈部和腰部，内旋与外旋的耦合力变得高度紧张，试图代偿各种不平衡并将重心恢复到其中立位上。

如果这一切都是慢性的，那么通常会感觉到一种身体的不对位，但如果是急性的，那么躯干肌肉就会出现一种全身性的避痛收缩。

（宋淳　关玲　译）

第十一章 上肢的肌筋膜序列

理解肌筋膜序列的最好方式是将肌肉及其筋膜放在一起来研究，而不是从其起止点的视角研究。

以三角肌上的筋膜（图90、91）为例，我们会发现三角肌筋膜通过许多间隔与三角肌的肌纤维连接在一起[1]。根据肌肉收缩的部位不同，被拉紧的间隔及上覆的筋膜都会有所不同。

三角肌肌腱纵向牵拉外侧肌间隔。肱桡肌（图92）和桡侧腕伸肌嵌入这个间隔上。这些肌筋膜上的嵌入构成了外向运动序列。

肱骨（外旋 – 肱）、肘部和腕部的外旋肌纤维横向牵拉外侧肌间隔。这些在后外方向上的力构成了外旋运动序列。

最后，筋膜螺旋的拉力作用于更表浅的筋膜纤维。三角肌的前部纤维将肱骨向前和外（前 – 外 – 肱）移动，并牵拉上臂后部的筋膜。三角肌的后部纤维将肱骨向后和内（后 – 内 – 肱）移动，并牵拉上臂前部的筋膜。

这种解释肌肉及其筋膜连接的特殊方法有很多临床应用。例如，如果患者报怨沿手臂外侧缘分布的疼痛，那么在考虑可

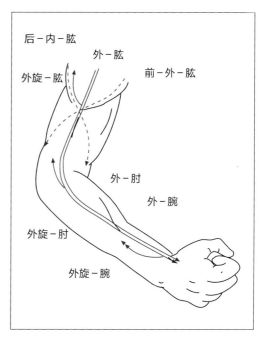

图 90　上肢外向运动序列的拮抗力和纵向牵引力集中于三角肌肌腱

能神经压迫之前，对外向肌筋膜序列的分析常会发现此序列的某个肌筋膜单元有一个致密化的 cc 点。

肌筋膜的手法治疗还可以作为一种潜在的止痛方式，可以很好地避免其他检查。换句话说，如果治疗后患者不再感觉到手臂外侧疼痛，则可以推断问题涉及筋膜。而如果疼痛仍在，则可以考虑其他的检查。

---

[1]　三角肌前、后束的肌纤维直接汇合在肌腱上，而中束肌纤维则呈羽状：腱性肌间隔从肩峰向下延伸，与3个从三角肌粗隆的向上腱性肌间隔交叉。这些肌间隔由短肌纤维相互延续以确保它们的牵拉能力。三角肌肌腱发出筋膜延续为上臂筋膜（Gray H, 1993）。

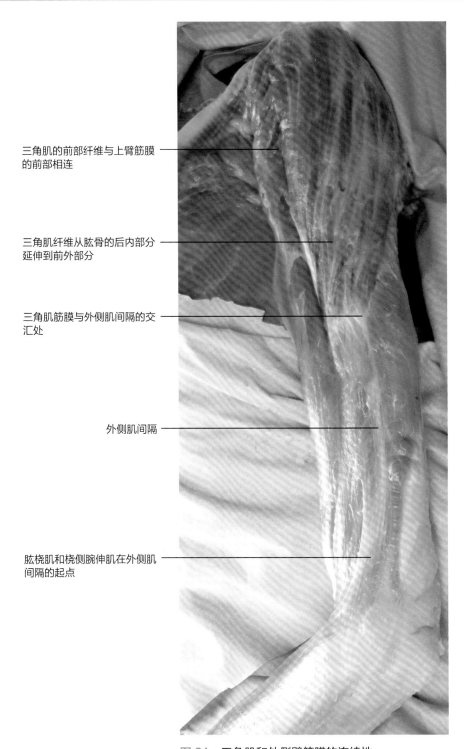

三角肌的前部纤维与上臂筋膜
的前部相连

三角肌纤维从肱骨的后内部分
延伸到前外部分

三角肌筋膜与外侧肌间隔的交
汇处

外侧肌间隔

肱桡肌和桡侧腕伸肌在外侧肌
间隔的起点

图 91　三角肌和外侧臂筋膜的连续性

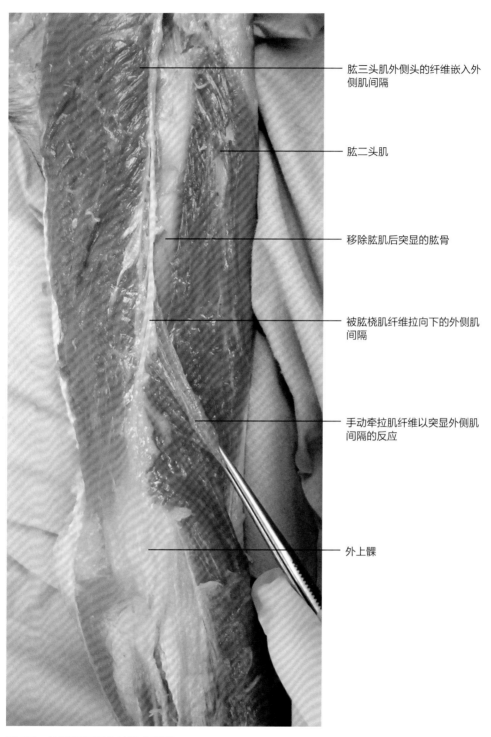

肱三头肌外侧头的纤维嵌入外侧肌间隔

肱二头肌

移除肱肌后突显的肱骨

被肱桡肌纤维拉向下的外侧肌间隔

手动牵拉肌纤维以突显外侧肌间隔的反应

外上髁

图 92 外侧肌间隔上的肌肉附着

本章将重点强调上肢各肌筋膜序列中双关节肌肉的筋膜附着。这些附着点使得作用于同一方向的肌筋膜单元的活动同步。

上肢前向运动序列

拇指的前向运动由拇长、短屈肌，拇对掌肌及拇短展肌引发（图 93）。这些肌肉的许多纤维都起自腕横韧带[①]和屈肌支持带，这二者加强了前臂筋膜的前部。因而拇指任何部位增加用力都会加大对前臂筋膜的牵拉。桡侧腕屈肌（前－腕）的部分纤维起自前臂筋膜的近端，而肱二头肌的部分纤维通过肱二头肌肌腱膜[②]嵌入前臂筋膜。肱二头肌肌腱膜的被动牵拉会激活肘前的肌筋膜单元的肌梭。肱肌起自肌间隔，因此前－肘肌筋膜单元的收缩会向远端牵拉上臂筋膜的前部。三角肌和胸大肌的肌纤维嵌入上臂筋膜[③]。

胸大肌锁骨部的筋膜与颈筋膜相延续，颈筋膜环绕胸锁乳突肌的锁骨部[④]。胸大肌和胸锁乳突肌可通过筋膜或颈阔肌相互延续，这种延续性连接了肩、颈和面部。

这样，上肢的前向运动序列与颈部前向运动（前－颈）序列相互连接起来[⑤]。

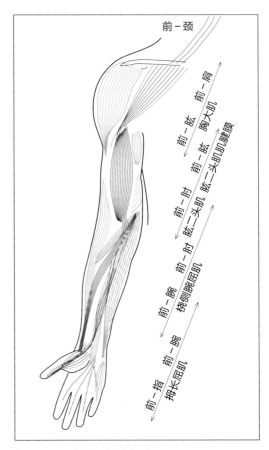

图 93　上肢前向运动序列

当手臂处于自由悬吊状态（开链）时，胸大肌和三角肌利用其锁骨部分的纤维参与肱骨的前向运动（前－肱）。当手臂固定（闭链）时，它们参与肩部的前向运动（前－肩）。

---

① 腕横韧带在勾勒出腕弓轮廓的骨性突起之间被拉紧。大、小鱼际的部分肌肉起自其前表面。在近端，腕横韧带延续到掌腱膜上，后者与前臂筋膜相连（Baldoni CG, 1993）。

② 桡侧腕屈肌起自内上髁的前表面和前臂筋膜。肱二头肌延伸出一个大的腱膜束名为肱二头肌肌腱膜，这个腱膜连接到前臂筋膜上（Chiarugi G, 1975）。

③ 上臂筋膜像弹力袜一样包裹着整个上臂。靠近肌腹的纤维主要是环形纤维，而在通往肘和肩部的地方主要是强力的纵行纤维。这些在近端形成的纵行纤维是由强大的胸大肌腱性附着的牵引而形成的（Lang J, 1991）。

④ 浅表的颈筋膜附着在锁骨前缘的下方。颈阔肌与浅表颈筋膜的外表面相融合（Chiarugi G, 1975）。

⑤ 本研究证实在筋膜上存在特异性的腱性扩张部。这些扩张部表现出固定的模式：起于屈肌并嵌入其上覆的筋膜（Stecco A, 2009）。

上肢后向运动序列

小指展肌（后－指）将小指向尺侧移动而离开其他4指（图94）。由于示指展肌的部分纤维直接起于筋膜[1]，因此在小指展肌收缩的过程中筋膜被向远端拉紧。在所有脊椎动物中，后向运动序列总是位于上肢的尺侧。

指部后向运动（后－指）肌筋膜单元的收缩通过筋膜内的纵行纤维[2]扩散到前臂筋膜。这些纵行纤维有传输带的作用，能将手指与手腕的伸展（后－腕）同步。前臂筋膜的后部是尺侧腕伸肌一些纤维的起点，肱三头肌[3]发出的腱性扩展部也到达此处，并因此可以将前臂筋膜向近端拉紧（后－肘）。

所以，前臂筋膜可向近端传递尺侧腕伸肌的张力，也将肱三头肌的张力传向远端。这意味着如果一个动作源自手部，则这个动作会募集近端的肌筋膜单元。如果力量来自肩部，则肌梭的激活及因此导致的肌筋膜单元的激活会传向远端。

在头侧，上臂筋膜被三角肌后部牵拉，三角肌后部与大圆肌和冈下肌共同参与肱骨后向运动（后－肱）。

三角肌不仅通过众多与其相间的间

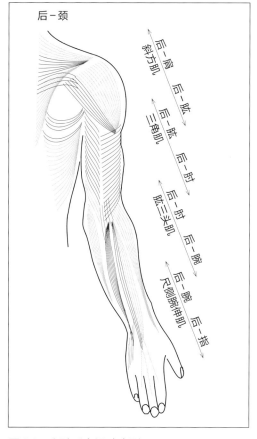

图94　上肢后向运动序列

后－颈

后－肩　斜方肌

后－肱　三角肌

后－肱　后－肘

后－肘　肱三头肌

后－腕

后－腕　后－指

尺侧腕伸肌

隔拉紧筋膜，它还发出一些肌纤维到冈下筋膜[4]。

斜方肌和菱形肌引发肩胛骨的后向运动（后－肩）。这两块肌肉都连接竖脊肌的筋膜，并因此也连接到颈部和胸部的后向运动序列。

---

[1]　小指展肌起于屈肌支持带、豌豆骨、豌豆骨钩骨间韧带，止于第五指的尺侧缘，并部分延伸到小指伸肌的腱膜（Platzer W, 1979）。

[2]　掌侧腕韧带由斜行和纵行纤维构成，这些纤维与大、小鱼际的近端腱性附着点相连。包绕筋膜的深层纤维呈横向分布，是唯一止于前臂骨骼的纤维（Lang J, 1991）。

[3]　尺侧腕伸肌起于肱骨内上髁、前臂筋膜（覆盖于尺侧腕伸肌上方），以及将之与肘肌分离的肌间隔（Chiarugi G, 1975）。肱三头肌肌腱的一部分延伸至前臂筋膜，并几乎完全覆盖了肘肌（Platzer W, 1979）。前臂筋膜的前部被肱二头肌肌腱膜加强，后部被肱三头肌肌腱膜加强（Fumagalli Z, 1974）。

[4]　位于肩胛骨浅层的肌肉被其自身的腱膜包裹，像斜方肌后部和三角肌的肩胛部一样，它们都延伸到覆盖冈下肌的腱膜中（Lang J, 1991）。

上肢内向运动序列

小指对掌肌（内－指）和小指短屈肌起自腕横韧带的下部及屈肌支持带（图95）。这些肌肉与骨间掌侧肌一起完成手指内收的运动。手指内收是手握紧的组成部分，在内收过程中这些肌肉牵拉前臂筋膜[1]和尺侧腕屈肌鞘。尺侧腕屈肌止于钩骨，有两个明显的起点：一个是尺骨头，专职腕部的内向（内收）运动（内－腕）；另一个是肱骨头，协助肘关节尺侧副韧带维持肘部在额状面的稳定（内－肘）。尺侧腕屈肌的一些纤维属于腕部内向运动（内－腕）肌筋膜单元的一部分，止于前臂筋膜的内侧。尺侧腕屈肌的另一些肌纤维属于肘部内向运动（内－肘）肌筋膜单元的一部分，止于上臂筋膜和内侧肌间隔[2]。尺侧腕屈肌的收缩会向远端牵拉上臂内侧肌间隔。近端的反向张力由喙肱肌产生，喙肱肌也起于内侧肌间隔[3]。内侧肌间隔融入腋筋膜。上肢的两个主要内收肌，胸大肌和背阔肌（内－肱）在腋筋膜延伸出腱性扩展部[4]。

背阔肌与躯干的筋膜在棘上韧带处相互连接，这里正是躯干内向运动（内－胸

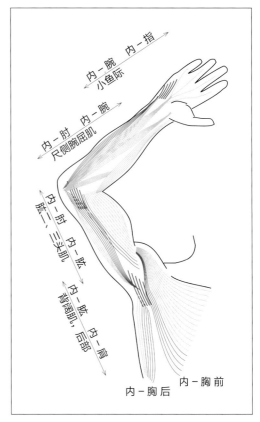

图 95　上肢内向运动序列

后）的后参照点。在胸部，胸大肌筋膜与胸骨筋膜融合，这是躯干内向运动（内－胸）的前参照点。

覆盖喙肱肌的筋膜向近端延伸到上臂的纤维弓，而上臂纤维弓与腋弓及前锯肌筋膜（内－肩）相连。

---

[1] 掌深筋膜又称骨间前筋膜，延伸到骨间空隙的前部（Testut L, 1987）。

[2] 尺侧腕屈肌的肱骨头起于内上髁、筋膜和纤维间隔。其尺骨头起于鹰嘴的内侧缘，并通过与前臂筋膜融合的腱膜起于尺骨的上 2/3（Chiarugi G, 1975）。

[3] 喙肱肌与肱二头肌短头都起于喙突。喙肱肌止于肱骨干的中部，它的附属部分可以嵌入内上髁或内侧肌间隔（Gray H, 1993）。

[4] 内侧肌间隔向近端延伸到喙肱肌的止点，并达到背阔肌的腱性附着点，在此处被背阔肌的肌腱加固（Lang J, 1991）。胸大肌延伸出一个腱性扩展部连接到肩关节囊，另一个腱性扩展部覆盖结节间沟，第三个腱性扩展部则延伸至上臂筋膜（Gray H, 1993）。

上肢外向运动序列

手指的外向运动（外－指）由骨间背侧肌控制（图96）。第一骨间肌位于第一、第二掌骨之间，这个空隙处的筋膜延伸到其他骨间肌上[1]。

手部有6个筋膜：大鱼际或拇指屈肌的筋膜（前－指）；小鱼际或小指展肌的筋膜（后－指）；掌侧深筋膜或骨间掌侧肌的筋膜（内－指）；背侧深筋膜或骨间背侧肌的筋膜（外－指）；掌侧浅筋膜或掌长肌腱筋膜（内旋－指）；以及背侧浅筋膜或伸肌腱筋膜（外旋－指）。

第一骨间背侧肌的部分纤维起自桡侧腕长、短伸肌的肌腱[2]。因此骨间肌的收缩会向近端扩散，可通过直接牵拉肌腱，或牵拉筋膜和腱鞘的方式来实现。

桡侧腕长伸肌（外－腕）有少量纤维起自外侧肌间隔，而桡侧腕短伸肌则有一些纤维起自前臂筋膜[3]。当桡侧腕长、短伸肌收缩时会向远端方向牵拉外侧肌间隔（外－肘）。

部分三角肌纤维附着于外侧肌间隔的近端[4]，它们会向头侧方向拉紧该肌间隔。在某些情况下，三角肌纤维沿手臂向下与肱桡肌纤维混合。但这些肌纤维并不

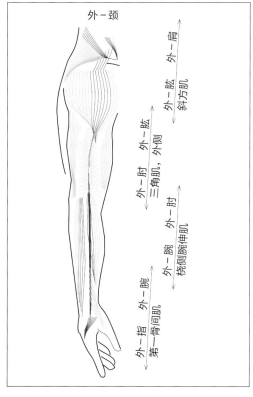

图96 上臂外向运动序列

是恒定不变的，可能是因为肘部的外向运动更多是起固定作用，以保持肘部稳定，而不是大范围的活动。

三角肌收缩时不仅牵拉外侧肌间隔，还会牵拉冈上肌筋膜[5]及斜方肌筋膜。冈上肌筋膜和斜方肌筋膜是三角肌筋膜的延续。

斜方肌参与肩胛骨的外向运动（外－

---

[1] 背侧深筋膜也被称为骨间背筋膜，在骨间空隙中延伸。拇指和示指的外侧掌间隔伸出一个筋膜延展部连接到第三掌骨。拇收肌起自第三掌骨的前缘（Testut L, 1987）。

[2] 有时，第二骨间背侧肌有一个头起自示指；第一骨间背侧肌也接受一个来自桡侧腕伸肌的额外肌束，类似地，第二骨间背侧肌也有一个来自桡侧腕短伸肌的肌束加入（Chiarugi G, 1975）。

[3] 桡侧腕长伸肌起自肱骨外侧缘及外侧肌间隔。桡侧腕短伸肌起自肱骨外上髁和前臂筋膜（Chiarugi G, 1975）。

[4] 上臂外侧肌间隔延伸到三角肌粗隆，并与三角肌纤维混合（Lang J, 1991）。

[5] 三角肌中部是羽状肌，4个腱性肌间隔自肩峰向下延伸，与3个自三角肌粗隆向上延伸的腱性肌间隔相互交叉（Gray H, 1993）。

肩），并与胸锁乳突肌一起参与颈部外向运动（外 – 颈）。

上肢内旋运动序列

手指的内旋运动（内旋 – 指）是握拳这一手部动作组合的一个组分（图97），由指浅、深屈肌完成。蚓状肌起自指深屈肌肌腱，当其收缩时会将筋膜向远端方向拉紧。掌长肌在手抓握时将掌筋膜[1]向近端方向拉紧。指深屈肌[2]起自骨间膜。该膜将手的抓握与内旋运动同步。事实上，旋前方肌（内旋 – 腕）与指深屈肌起自同一骨间膜。手腕在内旋运动中与肘同步，但手腕与肘各自有其自己的肌筋膜单元并通过自属的肌肉控制：内旋 – 腕是旋前方肌控制，内旋 – 肘是旋前圆肌控制。由前臂深层筋膜和骨间膜提供这两组力之间的筋膜联系。旋前圆肌和指屈肌群共同起源于内上髁和内侧肌间隔[3]。

在肘部内旋运动（内旋 – 肘）中，内侧肌间隔在远端被旋前圆肌拉紧。这种拉力在近端被附着到同一间隔上的肱骨内旋肌群的部分纤维（内旋 – 肱）所抵消[4]。最重要的是，肱骨的内旋由肩胛下肌和胸大肌完成的，两者的肱骨附着点都与内侧

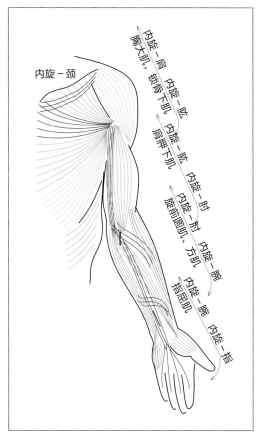

内旋 – 颈
内旋 – 肩 胸大肌，锁骨下肌
内旋 – 肱 肩胛下肌
内旋 – 肘
内旋 – 肘 旋前圆肌、方肌
内旋 – 腕
内旋 – 腕 指屈肌
内旋 – 指

图97 上肢内旋运动序列

肌间隔排成一列。

锁喙腋窝筋膜（clavicoracoaxillary fascia）止于锁骨下肌，也汇聚于内侧肌间隔。这种筋膜连续性最终使上肢内旋运动肌筋膜序列完整，将序列止于肩胛骨（内旋 – 肩）。

---

[1] 掌腱膜或掌筋膜有两种纤维：纵向和横向。纵向纤维是掌长肌腱的延伸，它们结合成4个带状结构，位于相应屈肌腱的前部（Testut L，1987）。

[2] 指深屈肌也起于与尺侧腕伸、屈肌共有的腱膜，它还起自骨间膜的前表面（Gray H，1993）。

[3] 旋前圆肌起自内上髁和上臂内侧肌间隔。掌长肌起自内上髁（通过与其他肌肉共用一条肌腱）、前臂筋膜及将它与邻近肌肉分隔的纤维间隔。指深屈肌起自尺骨、前臂筋膜和骨间膜，旋前方肌附着在前臂的骨和骨间膜上（Chiarugi G，1975）。

[4] 肩胛下肌的一些纤维起自肩胛下筋膜的深面。该肌的远端肌腱延伸至肱二头肌沟（Chiarugi G，1975）。锁胸筋膜是位于胸大肌后的一个强有力薄膜。它包绕锁骨下肌和胸小肌，然后与腋筋膜相连，并在外侧连接肱二头肌短头的筋膜（Gray H，1993）。

上肢外旋运动序列

手指的外旋运动（外旋–指）是张手动作的一部分（图 98）。指伸肌肌腱通过其腱性延展部成为手部背侧筋膜的张肌[1]。

拇指的伸展由拇长伸肌和拇长展肌完成，两者还参与手腕的外旋运动（外旋–腕）。拇长伸肌和拇长展肌起自旋后肌附着点下方的骨间膜[2]。有人可能会有疑惑"这些肌肉为什么起自骨间膜？"，相比骨骼，骨间膜无法提供稳定的杠杆支点。这些肌肉附着显然向远端方向拉紧了骨间膜，因此能将其动作与旋后肌的活动（外旋–肘）同步，后者在收缩时会向近端方向牵拉骨间膜。指伸肌的浅表部分、拇长伸肌的深部和旋后肌[3]都向它们共同起源的外上髁和外侧肌间隔处汇合。该外侧肌间隔在前臂外旋（旋后）时向远端被拉紧，三角肌的后部纤维[4]与肩袖的深层纤维一起将该肌间隔固定在近端。外侧肌间隔在受到纵向牵引时感受并协调外展运动。同一肌间隔在受到后向、横向的牵拉时，感受并协调外旋运动。肱骨的外旋由冈下肌、小圆肌和附着在肩胛冈的三角肌纤维完成。这些肌肉的筋膜汇聚于冈上肌筋膜。肩胛提肌将此筋膜向近端牵拉，该

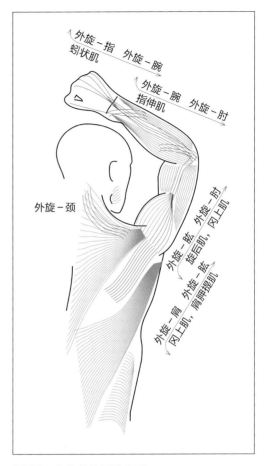

图 98　上肢外旋运动序列

肌与斜方肌一起，当颈部固定时可以完成肩胛骨的外旋运动（外旋–肩）；当肩胛骨作为杠杆的固定端时，可完成颈部的外旋运动（外旋–颈）。

（宋淳　关玲　译）

---

① 手背的浅筋膜在侧面与大、小鱼际相连，而在远端它融入伸肌腱的扩展部（Testut L, 1987）。

② 拇长展肌起自尺骨、桡骨和骨间膜的后表面，在旋后肌起点的下方（Chiarugi G, 1975）。

③ 旋后肌起自外上髁、肘关节副韧带、上尺桡关节的环状韧带及覆盖该肌肉的腱膜。它的一些部分有特殊命名：环状韧带的外侧和内侧张肌（Gray H, 1993）。

④ 三角肌远端的肌腱向前臂筋膜发出扩展部，并向下延伸至外上髁。冈上肌起自冈上窝及其上覆的筋膜，它可嵌入肱骨大结节最高点并强化关节囊（Gray H, 1993）。

第十二章　躯干的肌筋膜序列

躯干由胸部、腰部和骨盆构成。为了遵从肌肉链或肌筋膜序列的连续性，在筋膜手法中，躯干的定义范围也包含颈部和头部。躯干的肌筋膜序列与上肢和下肢的同向肌筋膜序列相连。

例如，当仅用单手提起物体时，上肢前向运动序列被激活。物体越重，其他序列的涉入就越多。

在投标枪时（图 99），所有的前向运动肌筋膜单元都会被募集。在准备阶段，躯干、上肢和下肢的前向运动序列都处于积累张力的状态。它们共同形成了一个弯曲的弓形，被最大限度地拉紧并准备在一次投掷中释放全部积蓄的能量。当运动员专注于投掷时，筋膜将单独的肌筋膜单元和肌筋膜连接组织起来整体反应，这可以通过训练而强化[1]。筋膜序列的这种运动记忆涉及所有 3 个平面。这种记忆主要是在进化过程中形成的，不断重复的动作强化了这种记忆。伴随 3 个前向运动序列的筋膜是最终的动作执行者（伺服器，servomotor），它通过牵拉肌梭而同步所有同向肌筋膜单元[2]。标枪投掷主要发生

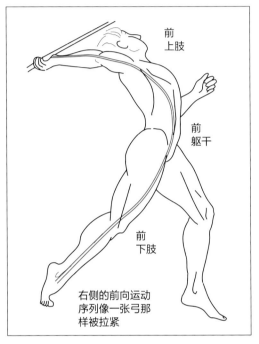

前上肢

前躯干

前下肢

右侧的前向运动序列像一张弓那样被拉紧

图 99　投掷标枪的动作是所有前向运动序列总和的结果

在矢状面，因此由作用在这个平面的序列参与其中。

对跳高（图 100）来说，在动作的某个阶段，在上肢和下肢同方向的侧向运动序列的辅助下，躯干获得侧向弯曲的最大推力。身体的一侧收缩，而对侧所有的肌筋膜运动单元都伸展。像这样，通过有力

---

[1]　运动行为的中枢管理表现为肌肉的张力，而每个单一的肌肉张力只有在全身、动态的背景下才能被理解。肌肉张力可以是动作轨迹的始发力（Grimaldi L，1984）。

[2]　自生回路（Autogenic circuits）实际上是局部反馈回路，其功能是调节由各种肌肉感受器监测的机械变量。这些变量包括由肌梭评估的肌肉长度，以及由高尔基腱器评估的肌肉力量。伺服器（servomotor）涉及所有运动行为（Houk JC，1981）。

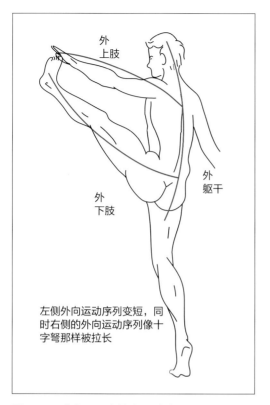

外
上肢

外
躯干

外
下肢

左侧外向运动序列变短，同
时右侧的外向运动序列像十
字弩那样被拉长

图 100 跳高是所有外向运动序列总和的结果

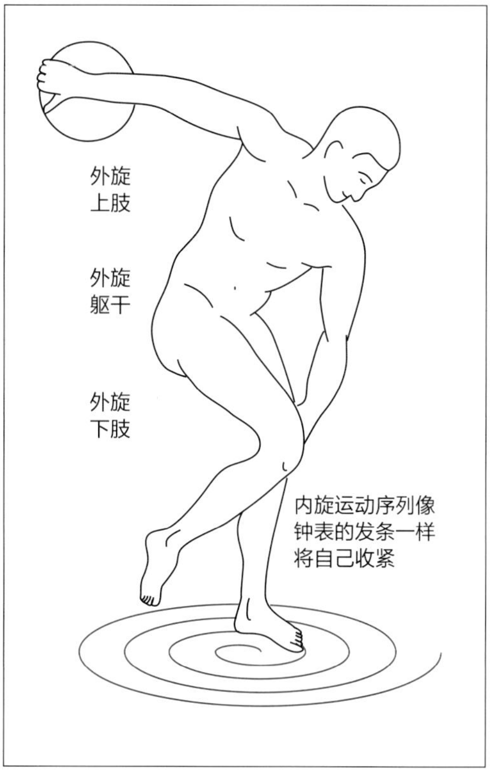

外旋
上肢

外旋
躯干

外旋
下肢

内旋运动序列像
钟表的发条一样
将自己收紧

图 101 掷铁饼是旋转运动序列总和的结果

的动作或静态的姿势，序列将所有的同向肌筋膜单元统合为一体。

掷铁饼运动募集了那些作用在水平面的序列（图 101）。为了对右侧的内旋运动序列施加张力，运动员需要收缩外旋运动序列，就好像拧紧钟表的发条一样。由于受到拉伸，右侧的上肢和躯干内旋运动序列具有更大的爆发载荷以将铁饼掷出。

肌筋膜序列负责对身体单向发力的部位进行运动管理。这些序列位于身体特定的部位，因此在运动过程中它们会受到牵拉[①]。序列中的筋膜在运动姿态的准备阶段受到牵拉，嵌入该筋膜的肌筋膜单元也被牵拉。躯干部分筋膜的解剖情况见图102、103。

筋膜有固定的长度，但又是由弹性的波状胶原纤维构成，这使筋膜受到牵拉时可以变长，在拉伸消失时又可以回复到休息位。它确实是人体中唯一具备类似弹簧特性的组织。筋膜这种积蓄继而释放能量的能力，只有当胶原蛋白与弹性纤维能够在基质中自由滑动时才成为可能。

① 我们得出一个这样的结论，最能代表运动构成单位的不是单一肌肉而是肌群（协调结构）。力量与长度之比发生的变化能否将一个肌肉群转化为一个质量－弹簧系统，这一点还有待观察。如果将力转化为扭矩（又称机械力矩），即力与每块肌肉的力臂的乘积，则这个总和是成立的（Grimaldi L, 1984）。

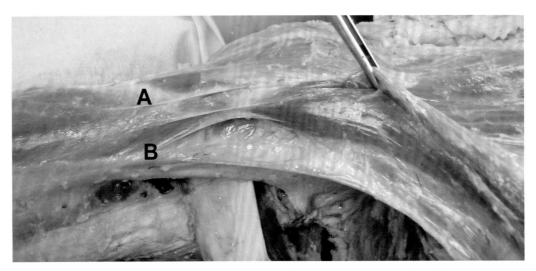

图102 胸大肌筋膜与臂筋膜间的连续性：A. 在臂筋膜前部的延伸；B. 向内侧间隔的延伸

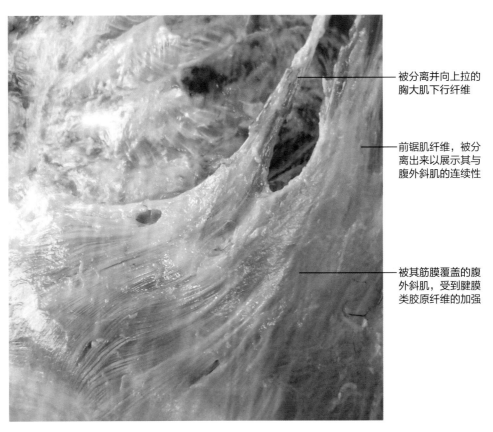

被分离并向上拉的胸大肌下行纤维

前锯肌纤维，被分离出来以展示其与腹外斜肌的连续性

被其筋膜覆盖的腹外斜肌，受到腱膜类胶原纤维的加强

图103 下肋区的筋膜腱膜

胸大肌将上肢的3个序列（前、内、内旋）与躯干的相应序列连接起来。

最重要的是，基质的流动性主要由氨基葡萄糖硫酸盐（一种亲水性糖），以及纤维粘连蛋白（一种连接筋膜纤维的蛋白）决定（柳叶刀，第357卷）。

躯干前向运动序列

头部前向运动（前–头）由3个次级肌筋膜单元构成：第一个是眼下直肌，第二个是口轮匝肌，而第三个是二腹肌的前腹。

与前向运动轨迹（与后向运动肌筋膜序列相拮抗）相连的面部小肌肉的部分肌纤维与颈阔肌相连。颈阔肌将面部与胸筋膜连接起来。颈深筋膜的浅层覆盖着二腹肌[1]，该肌是张口动作中最重要的肌肉。颈深筋膜的双层筋膜环绕着胸锁乳突肌，该肌是颈部前向运动（前–颈）的重要肌肉。颈部的横向间隔将颈深肌群（颈长肌、头长肌）与颈深筋膜的浅层相连。

有时，胸锁乳突肌的胸骨附着点通过一些残留的纵向纤维连接到腹直肌的胸骨附着点（图104）。这些残留纤维对应胸骨肌[2]、腹直肌的附着点，原猴亚目的腹直肌则一直延伸到第一肋。由于胸骨的刚性，胸部前向运动（前–胸）是通过上覆的腹直肌完成的。

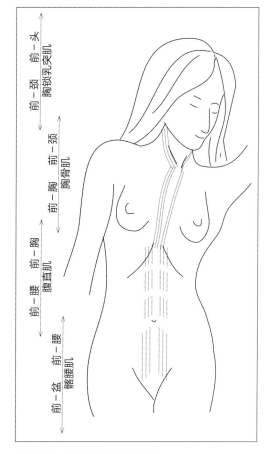

图104 躯干前向运动序列

腰部前向运动（前–腰）由腹直肌的左右两部分共同完成。3个或更多的腱划横穿该肌的脐上部分。这些和上覆筋膜相连的腱划形成了该筋膜的张量[3]。

部分骨盆前向运动（前–盆）由腹直肌的耻骨附着处收缩完成，另一部分由髂腰肌收缩完成。在中央，髂筋膜与覆盖

---

① 二腹肌的中间腱由一个纤维环固定，这个纤维环是颈筋膜的延伸。二腹肌的前腹与咬肌、翼状肌及鼓膜张肌都来自第一鳃弓（Chiarugi G, 1975）。

② 胸骨肌靠近胸大肌的胸骨起点处。在更典型的情况下，它向上连接胸锁乳突肌的胸骨腱，向下到达第五至第七肋的软骨（Chiarugi G, 1975）。

③ 腹直肌的上半部被横向的腱划中断。这些腱性交叉与环绕腹直肌的纤维鞘紧密相连。腹直肌的近端附着部延伸至第三肋，这与猴子的常规生理情况相似，猴子的腹直肌止于第一肋（Chiarugi G, 1975）。

腹直肌下部的腹横筋膜相连[①]，并且在它的尾端方向与股四头肌的股内侧肌筋膜（前－髋）相连。

躯干后向运动序列

头部的后向运动（后－头）序列始于眉内端（图105）。眼轮匝肌、皱眉肌和眼上直肌的矢量汇聚于此。

眼轮匝肌的下部纤维向下加入提上唇肌和降眉间肌，其上部纤维加入枕额肌。枕肌和额肌是帽状腱膜或浅表颅筋膜的两个张肌，附着在头皮上。

与颈阔肌一样，枕肌和额肌位于浅筋膜内。深层颅筋膜（cranial fascia）或颅外筋膜（epicranial fascia）位于帽状腱膜下、两层疏松结缔组织之间[②]。这两层疏松结缔组织使得颅外筋膜可以在枕部与面部之间传递张力，而不会影响头皮的滑动。深层颅筋膜在枕骨基底处延续至项筋膜[③]。

在头部后向运动（后－头）中，头半棘肌、头棘肌和头最长肌向颅外筋膜施加远端方向的牵引力。颈部后向运动（后－颈）涉及颈半棘肌、颈棘肌和颈最长肌，这些肌肉将胸筋膜向近端牵拉而将项筋膜拉向远端[④]。

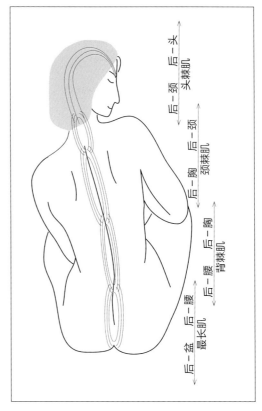

图105　躯干后向运动序列

在胸部（后－胸）、腰部（后－腰）和骨盆（后－盆）的后向运动中，环绕竖脊肌的筋膜受到相似的张力。这些筋膜和与之相连的项筋膜类似，在躯干后向运动（身体直立）的各个身体节段的同步中起桥梁作用。在骶骨水平，竖脊肌和部分臀大肌嵌入胸腰筋膜[⑤]。当大腿固定或处于闭链运动时，臀大肌参与骨盆的后向运动。

---

① 髂筋膜覆盖髂肌，腹膜下疏松结缔组织将之与腹膜分隔。在外侧，该筋膜与腹股沟韧带后缘及腹横筋膜相连。髂肌起自髂窝、骶髂韧带和髂腰韧带。腰大肌和髂肌是强有力的脊椎屈肌，例如在从仰卧位坐起的过程中（Gray H, 1993）。

② 帽状腱膜下的结缔组织分为3层。中间层结缔组织致密，因为它附着在颅骨上，故类似帽状腱膜（Gray H, 1993）。

③ 颈筋膜浅层位于斜方肌和菱形肌之间，深层位于夹肌与半棘肌之间。它向外侧延续至颈浅筋膜，向内融入项韧带（Baldoni CG, 1993）。

④ 最长肌是骶棘肌的中间部分，起自棘突和胸腰筋膜的前表面（Chiarugi G, 1975）。

⑤ 臀大肌起自髂骨的臀后线、竖脊肌肌腱膜、骶结节韧带、覆盖臀中肌的筋膜（Gray H, 1993）。

竖脊肌链被包含在胸腰筋膜的深层和浅层之间，形成躯干后向运动序列。臀大肌将其与下肢的后向运动序列相连。

躯干内向运动序列

头部的内向运动（内－头）与正中线对应。正中线从后部的枕外隆凸延伸到前面上唇，将头部分成完全对称的两半。颅外筋膜的中央胶原纤维是颅内小脑镰和大脑镰的复制。口部是中央开口，中断了序列的连续性。在鱼类、鸟类和几乎所有哺乳动物中，口部位于身体的最前部。大部分动物用口获取、探查和体验事物。口部肌肉直接嵌入筋膜，因此口部任何动作都会传播至附近的筋膜。口轮匝肌纤维主要集中在上下唇的中缝。这些纤维将内向运动序列向近端拉紧。在远端，张力由锥状肌（耻骨）和尾骨肌（尾骨下方）维持。

下唇中缝（图 106）与颈白线相连[1]。上唇中缝与颅外筋膜的中央胶原纤维相连，并继而延续到项韧带（内－颈 后）[2]。项韧带与胸椎（内－胸 后）、腰椎（内－腰 后）和骨盆部椎骨（内－盆 后）的棘上、棘间韧带相连。

颈白线与胸骨前筋膜（内－胸）、脐上腹白线（内－腰）、脐下腹白线（内－盆）相连。在骨盆区域，这些中央胶原纤维均有张肌相连。前面的张肌是嵌入白线

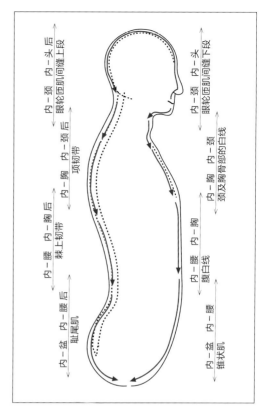

图 106 躯干内向运动序列

内的锥状肌[3]，而在后面则是起于尾骨的耻尾肌。

大腿内收肌的筋膜（内－髋）起自盆膈。肱骨内收肌群（内－肱，背阔肌和胸大肌）在前面起自胸骨筋膜，在后面起自棘上韧带。

躯干外向运动序列

头部外向运动（外－头）与咀嚼肌特别是咬肌的筋膜相关。该筋膜通过下颌

---

① 颈浅筋膜沿前正中线形成一道缝，被称为颈白线。该线将颈浅筋膜的左右两侧连接在一起（Chiarugi G, 1975）。

② 项韧带的后缘与斜方肌的腱性纤维交织在一起。项韧带的左右缘与头颈的肌肉相邻并为其提供许多嵌入（Testut L, 1987）。

③ 锥状肌起于耻骨体，它的纤维以一系列腱性条索终止于腹白线（Chiarugi G, 1975）。

角－茎突舌骨韧带与颈深筋膜相连[1]。胸锁乳突肌被颈深筋膜的浅层包绕，并通过由颈深筋膜向椎体发出的延伸部与其他参与颈部外向运动的肌肉（斜角肌、颈髂肋肌）相连[2]。髂肋肌构成了颈部（外－颈）、胸部（外－胸）、腰部（外－腰）的主要外向运动矢量（图107）。它在肋

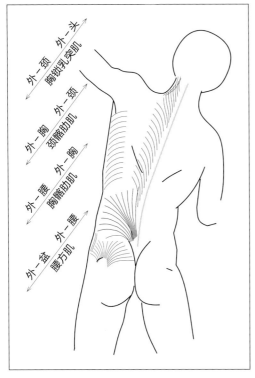

图107　躯干外向运动序列

骨的附着点（图102）使该肌与肋间肌（鱼类中节内侧屈肌肌肉组织的遗迹）的筋膜直接接触。在腰部，肋间肌被腹内斜肌与腹横肌代替。这些肌肉的筋膜在后侧环绕着椎旁肌群[3]。前－外运动的部分则汇聚在胸腰筋膜间室的外缘。前部（肋间肌、斜肌）与后部（髂肋肌、腰方肌）肌肉[4]沿此缘分布。

在骨盆水平（外－盆），一些臀肌纤维起自胸腰筋膜。由于这些纤维的承受力较强，它们可以防止躯干在侧屈时倾倒。这种筋膜连续性使得臀肌的收缩可以适应躯干外向运动[5]程度的增加。外向运动的增加意味着对筋膜产生更多的牵拉，因此有更多肌梭被激活，能募集更多的肌肉力量。

躯干内旋运动序列

人体的头部内旋运动（内旋－头）相当于将自己摆回面朝前的位置。躯干在水平面发生的动作总是一对耦合力相互作用的结果。现在讨论所有内旋运动肌筋膜单元同向做功时发生的协同作用。

在下颌骨进行旋转动作时，翼间筋膜[6]似乎是头部内旋运动的感知与动力元

---

① 颈浅筋膜沿前正中线形成一道缝，被称为颈白线。该线将颈浅筋膜的左右两侧连接在一起（Chiarugi G, 1975）。

② 从颈浅筋膜的深面，椎体向斜角肌延伸。筋膜鞘环绕在斜角肌周围，并随斜角肌延伸到其颈椎结节的附着处（Chiarugi G, 1975）。

③ 下部的肋间肌与腹内斜肌直接相连。这些斜肌起自胸腰筋膜联合层的后表面。通过胸膜筋膜，它们最终与腰椎和髂嵴相连（Chiarugi G, 1975）。

④ 腰方肌源自构成腰部横肌的肌节。它位于一个纤维鞘内，该鞘的后层由腹横肌的嵌入腱膜构成，前层是胸腰筋膜（Chiarugi G, 1975）。

⑤ 这里主要指的是骨盆运动。人类髋部的运动几乎总是与脊柱运动相关。臀大肌起自髂骨的外表面，头侧起自筋膜／腱膜段。臀大肌有许多层，其中起自尾骨的肌束相对独立，以至于看上去像是另一块肌肉（Lang J, 1991）。

⑥ 翼间腱膜的后缘由蝶下颌韧带固定在颅底。更偏背侧的纤维被称为鼓室下颌韧带。翼外肌一侧收缩会将同侧髁突向前拉，并使下颌骨完成内旋动作（Chiarugi G, 1975）。

素（图 108）。蝶下颌韧带将翼状筋膜与颈部深筋膜的中层相连，后者覆盖斜角肌[1]。斜角肌与部分胸锁乳突肌参与颈部内旋运动（内旋 - 颈）。颈深筋膜的中层伴随斜角肌嵌入第一肋，继而延续到肋间

肌筋膜上[2]。由于胸骨十分坚硬，胸部的内旋运动不可能发生，肋间肌的同侧收缩固定了胸廓，使得颈部（内旋 - 颈）和腰部（内旋 - 腰）得以内旋。由此，我们再一次理解了胸段连接其他区域的方式[3]。斜肌主要在腹部进行向前的牵拉。腹筋膜的一部分可以自由滑动，另一部分与腹外斜肌肌腱膜联合，因此会受到腹外斜肌的牵拉。在骨盆区域，腹斜肌嵌入腹股沟韧带[4]，该韧带连接耻骨筋膜。下肢的内旋运动肌筋膜序列起自该筋膜，特别是髂耻弓和内侧的腔隙韧带。

躯干外旋运动序列

与颅外筋膜的外部张力调节对应的是头部外旋运动（外旋 - 头）（图 109），这个动作是由头的耳部肌群[5]和颈部的头夹肌和颈夹肌[6]（外旋 - 颈）引起的。

颅外筋膜的张力沿整个躯干的后外侧延伸，向下到臀中肌。夹肌（外旋 - 颈）和后锯肌（外旋 - 胸）的筋膜[7]是受外旋运动张力影响的主要筋膜。

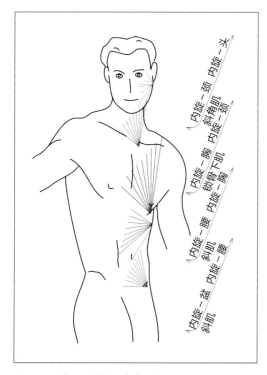

图 108　躯干内旋运动序列

---

① 前斜角肌起自第三颈椎到第六颈椎的横突前结节。其主要作用是向同侧侧屈并向对侧旋转颈部（Clarkson HM, 1996）。

② 近中线处，肋间外肌缺失，被肋间外筋膜代替。自肋角处缺失的肋间内肌被肋间内筋膜代替。这些筋膜除起保护作用外别无他用。肋间外肌是吸气肌，其收缩时还具有有限的同侧内旋作用（Pirola V, 1998）。

③ 胸内的胸膜下筋膜可以分为 3 个部分：第一是薄层疏松结缔组织；第二是属于弹性纤维组织的胸内筋膜；第三还是薄层疏松结缔组织。胸膜下筋膜与腹膜、椎前筋膜及胸骨相连（Testut L, 1987）。

④ 在腹部的浅筋膜下方，一层纤维层延伸穿过腹外斜肌。这被称为腹外斜肌筋膜，但不可与附着点腱膜混淆。附着点腱膜是肌肉真正的肌腱，止于腹白线、耻骨和腹股沟韧带（Testut L, 1987）。

⑤ 乳突的腱膜在颅外腱膜上。它的内表面通过疏松结缔组织与骨膜相连，耳后肌的两束横行纤维附着在其外表面上。在下部，腱膜与附着在乳突的肌腱融合（Testut L, 1987）。

⑥ 夹肌起自项韧带和棘突。被称为颈夹肌的部分在肩胛提肌的深面，止于上位 4 个颈椎的横突；被称为头夹肌的部分在胸锁乳突肌的深面，止于乳突（Testut L, 1987）。

⑦ 颈部第二层的肌肉包括 4 块：夹肌、肩胛提肌、菱形肌和上后锯肌。当夹肌单独收缩时，会将头后伸，并将脸转向同侧。在胸部水平，可以看到 4 层肌肉，其中第三层由位于菱形肌下的上后锯肌和下后锯肌构成。这两块肌肉通过一个有力的纤维膜彼此相连，该膜被称为中间腱膜（Testut L, 1987）。

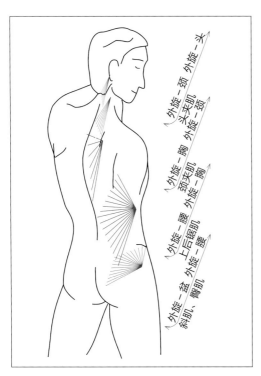

图 109　躯干外旋运动序列

在下段肋骨处，下后锯肌的筋膜与腹内斜肌筋膜相连[1]。腹内斜肌参与腰部外旋运动（外旋 – 腰）。

腹内斜肌的筋膜一部分固定在髂嵴上，另一部分延续至臀中肌。腹内斜肌的外部纤维嵌入其自身的筋膜[2]，这样它成为外旋运动肌筋膜序列的远端张肌。臀中肌的纤维参与骨盆的外旋运动（外旋 – 盆），向下与梨状肌纤维（外旋 – 髋）相连。将躯干运动肌筋膜序列与四肢运动肌膜序列相区分既是为了教学，也是为了说明每个序列的部分自主性。

（宋淳　关玲　译）

---

① 腹内斜肌见于 Petit 腰三角。Petit 腰三角是位于腰三角上方的筋膜三角的一部分。下后锯肌尾端的纤维覆盖该筋膜间隙的后部。与腹外斜肌不同，腹内斜肌一侧收缩会导致胸部转向同侧（Chiarugi G, 1975）。

② 臀中肌起自髂骨翼的外表面、髂嵴的外唇、覆盖其前上部的筋膜及嵌入它与阔筋膜张肌之间的腱膜。臀中肌后缘与梨状肌相邻。当大腿固定时，臀中肌将骨盆向同侧伸展并旋转（Chiarugi G, 1975）。

第十三章 下肢的肌筋膜序列

生理学上有如下两种类型的肌力。

- 爆发力，即肌肉没有被拉伸时产生的收缩，如马用两条后腿站起（图110）。

- 超等长力（原文来自希腊语，本意是更多），即肌肉被拉伸后产生的收缩。

超等长力是化学过程加上一定的粘弹性作用的结果。它利用牵张反射，将一块肌肉从静息体位拉长，因此能产生更好的收缩效果。因为它将肌梭的拉伸、与肌肉平行的弹性结构的拉长及肌肉内在的化学过程三者联系了起来。另外，将同向肌筋膜单元串联起来这一作用，也可以被认为是超等长力收缩效果好的缘由。以足球运动员为例（图111），在准备踢球时下肢后摆将前向运动序列拉紧，该序列串联着前向髋部、膝部、踝部和足部肌筋膜单元。

在这个准备阶段，其实是拮抗序列（后向运动）将前方的结缔组织结构置于张力之下。当神经系统发出踢球的指令，在筋膜序列统领下，各种前向运动的肌筋膜单元成为一个杠杆。在这一系列动作中，单一的故障可以导致力量的减弱、本体感觉信息的偏差。如果忽略这些初始的信号，动作就不会协调，而引发关节紊

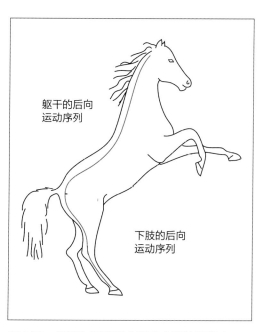

图110 躯干与下肢后向运动序列的爆发力

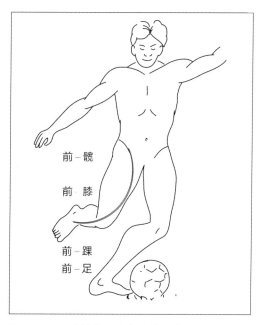

图111 下肢前向运动序列的超等长力

乱。可结合下肢肌筋膜序列的一些解剖示例理解以上信息（图 112、113）

例如，一场足球比赛结束时，会出现一个或多个关节酸痛和肿胀。此外，如果不用筋膜手法调整序列[1]，而是服用止痛药，则不协调会持续下去而导致关节结构、韧带或肌肉的永久损伤。

下肢前向运动序列

足部前向运动（前－足）主要由小腿前部间室的强有力肌肉完成（图 114）。与手部相同，足部的远端肌肉用于精细动作。肢端的主要运动肌肉都位于小腿和前臂。蹈短伸肌是这个前向运动序列的足部固有肌肉。它起自伸肌支持带[2]，能向远端拉紧小腿筋膜的前部。足蹈短伸肌较其他趾伸肌有自己的解剖独立性，以及不同的运动功能[3]。

踝部前向运动（前－踝）由胫骨前肌、趾长伸肌及足蹈长伸肌完成。这些肌肉起自胫骨髁和腓骨、肌间隔及上覆的筋膜[4]。

股四头肌[5]（前－膝）的腱性扩张部将小腿筋膜的前部向近端拉紧，而之前讨论的那些远端肌肉则将之向远端拉伸。这样，每个肌筋膜单元不再是单个孤立的实体而是都嵌入一个序列。

阔筋膜延伸到股四头肌上方，部分可以在其上自由滑动。在近端，它被髂腰肌的少量肌纤维拉紧[6]；在远端，它被其在股内、外侧肌的肌间隔上的附着点拉紧。

髂腰筋膜向远端延伸至股四头肌的股内侧肌上，而在近端它连接着涉及骨盆前向运动（前－盆）的肌肉。股内侧肌和缝匠肌向远端拉紧该筋膜，而腰小肌和髂肌则向近端方向牵拉。

下肢后向运动序列

足部后向运动（后－足）始于足的外侧间室，内含小趾展肌和趾短屈肌（图115）。这些肌肉的一些纤维起自这个筋膜间室，使得这些肌肉成为后向运动序列的远端张肌[7]。足部的后向运动对应着步态周期初始阶段的最大推离时刻。在这个阶段，足部轻微旋后，因此包含小趾展肌的足部外侧间室会接触地面。小趾展肌起自足底腱膜，后者是小腿三头肌

---

[1] 许多手法技术描述了皮下组织中可触及的改变。许多手法治疗师感受到了可触诊的组织僵化及在治疗后发生的变化。在一些病例中，没有明确的证据说明皮下组织存在特定的改变，更不用说手法治疗后的可视变化了。本病例是一名 40 岁男性，小腿后部一带存在亚急性疼痛，超声波和弹性成像显示了其小腿深筋膜的变化。超声波和弹性成像可以将深筋膜的滑动性、回声强度及弹性乃至它们在手法治疗后的变化可视化（筋膜手法[©]）（Luomala T, 2014）。

[2] 趾短伸肌起自跟骨上表面的前部、跟距韧带及伸肌下支持带的外侧。（Gray H, 1993）

[3] 趾短伸肌延伸至前 4 个足趾的第一节趾骨，并可将它们向外侧屈曲；趾短伸肌对中间 3 个足趾的第二、第三趾骨的伸展只有很弱的影响（Chiarugi G, 1975）。

[4] 趾长伸肌起自胫骨髁骨间膜的近端部分、小腿筋膜的深面及肌间隔（Gray H, 1993）。

[5] 股四头肌的总腱附着于髌骨底，其浅层纤维与髌韧带的纤维相延续（Chiarugi G, 1975）。

[6] 腰小肌嵌入弓状线，到达髂耻隆突及髂筋膜。它参与脊柱屈曲并拉紧髂筋膜（Chiarugi G, 1975）。

[7] 小趾展肌起于跟骨结节的两个突起、足底腱膜及它和趾短屈肌间的肌间隔（Gray H, 1993）。

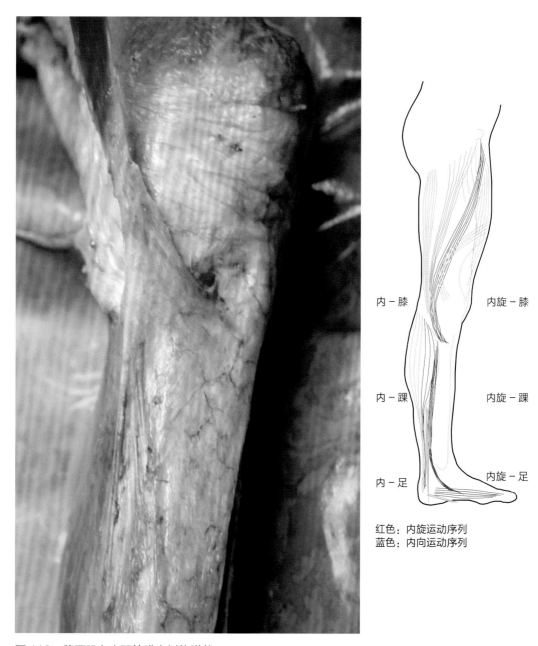

内－膝　　　内旋－膝

内－踝　　　内旋－踝

内－足　　　内旋－足

红色：内旋运动序列
蓝色：内向运动序列

图112　缝匠肌在小腿筋膜内侧的附着

　　Testut 将鹅足处划分为浅层与深层，缝匠肌肌腱代表浅层，而股薄肌、半腱肌的肌腱构成了深层。如解剖图所见，作用在缝匠肌的牵引力牵拉小腿内侧区域的深筋膜（浅层）。股薄肌的收缩传播到小腿筋膜后部的深层。浅层连接内旋－膝、内旋－踝、内旋－足肌筋膜单元，深层连接内－膝、内－踝、内－足肌筋膜单元

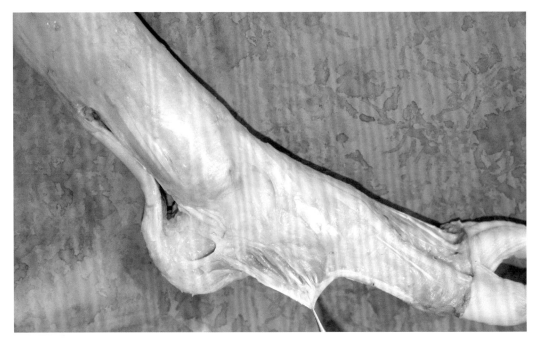

图 113　足踇展肌在深筋膜（浅层）的附着

Chiarugi 将穗状韧带（足屈肌支持带）分为两层：
- 浅层与小腿筋膜的浅层相连，其下部为足踇展肌的肌纤维束提供附着；
- 深层覆盖趾长屈肌和足踇长屈肌肌腱，伴随着这些肌肉，该薄层在近端方向与小腿筋膜的深层相连，而在远端方向与足底筋膜相连。
小腿筋膜内侧的解剖结构支持了内旋运动和内向运动肌筋膜序列的连续性

（后 – 踝）跟腱的延续。小腿三头肌的收缩会牵拉腘筋膜，而腓肠肌纤维嵌入该筋膜[1]。腘筋膜和小腿筋膜在近端被股二头肌的少量纤维及半腱、半膜肌的部分纤维拉紧[2]。这 3 个肌肉参与膝部（后 – 膝）和髋部（后 – 髋）的后向运动。因此这些肌肉不仅牵拉腘筋膜[3]，还牵拉骶结节韧带[4]。臀大肌的深层纤维起自该韧带。这种肌筋膜间的连接在后向运动每一步的推离阶段都会被拉紧。

在近端，骶结节韧带与胸腰筋膜相连。竖脊肌起自胸腰筋膜[5]，而在腰部后

---

[1] 很难将腘筋膜与其下的肌腱分离。大量的纤维束从肌腱进入筋膜，并将筋膜强化。这些腱束融入筋膜或更准确地说是直接嵌入筋膜，形成细小的肌肉，即所谓筋膜张肌（Testut L, 1987）。

[2] 小腿的深层横筋膜从胫骨内缘延伸到腓骨后缘。在上部，它连接覆盖腘窝的筋膜并与半膜肌肌腱汇合。在下部，它延续到屈肌支持带（穗状韧带）和腓骨支持带（Gray H, 1993）。

[3] 半膜肌的远端肌腱分 3 个部分：第一部分向胫骨内髁延伸；第二部分与腘筋膜相连；第三部分延续到关节囊后壁（腘斜韧带）（Platzer W, 1979）。

[4] 臀大肌的下部纤维起自骶结节韧带的后表面，该韧带的部分纤维与股二头肌长头腱相连（Gray H, 1993）。

[5] 胸最长肌和髂肋肌起自骶骨的后表面、胸腰筋膜的后层，并向上延伸（Baldoni CG, 1993）。

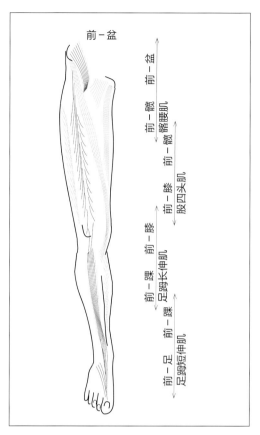

图 114　下肢前向运动序列

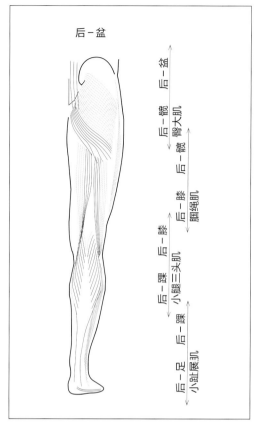

图 115　下肢后向运动序列

向运动（后－腰）中，它们成为下肢后向运动序列的张肌。

下肢内向运动序列

足部内向运动（内－足）相当于手指的内收。足底的骨间肌、小趾对跖肌（小趾屈肌的一部分）和足姆收肌将足趾向内移动（图 116）。这 3 个肌肉分布在足底筋膜的 3 个不同的层次，都能内收足底。它们或通过一些纤维直接起自足底筋

膜，或起自足底筋膜韧带扩张部[1]，并因此被当作内向运动序列的远端张肌。足底深筋膜与足底骨间肌相连，在前部构成了跖骨头的横韧带，在后部与趾长屈肌腱旁的筋膜相连。趾长屈肌起自胫骨和小腿深筋膜[2]。小腿深筋膜向上与腘筋膜深层相连，股薄肌发出一些腱性扩张部到腘筋膜上（图 112）[3]。附着在内髁（鹅足）的肌肉参与膝关节内侧的稳定。与肘部一样，在膝关节并没有真正意义上的内向运

---

[1]　小趾对跖肌起于足底韧带止于第五跖骨。足姆收肌起自足底长韧带并向前、内伸展（Baldoni CG, 1993）。

[2]　趾长屈肌起自胫骨后表面及覆盖胫骨后肌的筋膜（Gray H, 1993）。

[3]　股薄肌通过一层薄腱膜起自耻骨内下缘及坐骨上支，并附着在胫骨内髁下。它有少量纤维向远端延续至小腿筋膜（Gray H, 1993）。

动，而是由肌筋膜的连续性来保证和协调膝关节内侧稳定性。筋膜鞘包裹着股薄肌并伴随它从耻骨延续到胫骨。股薄肌是双关节肌，参与膝关节的内侧稳定、大腿的内向运动。大腿内收肌的筋膜鞘被来自腹直肌的纤维向近端拉紧，这些纤维附着在该筋膜鞘上[1]。

肌纤维的筋膜附着在过去常被忽略，因为实际上我们只检查肌肉的骨骼附着点，以此确定肌肉的活动性。自然，筋膜张肌的纤维束远小于附着于骨的肌纤维束，因为前者仅拉伸弹性结构，而骨性附着必须能提起数公斤甚至成吨的重量。

下肢外向运动序列

足部外向运动（外－足）与手指的外展相同，涉及足部的骨间背侧肌（图117）。这些肌肉连接足部的背侧深筋膜。骨间背侧肌的收缩将该筋膜[2]向远端牵拉，而在近端方向，该筋膜受到第三腓骨肌和趾长伸肌的牵拉。这两块肌肉都有一些纤维起自前部肌间隔和小腿筋膜[3]，以上这些结构协同完成了踝部的外向运动（外－踝）。因此在踝部外向运动过程中，

小腿外侧筋膜的近端也被拉紧。阔筋膜张肌的髂胫束有一个腱性延伸部嵌入小腿外侧筋膜[4]。阔筋膜张肌与内向运动序列的股薄肌相同，也是双关节肌肉，并完成髋部外向运动（外－髋），同时还稳定膝关节的外侧（外－膝）。阔筋膜张肌通过髂胫束将小腿外侧筋膜拉紧。它还有一些纤维起自髂嵴并直接嵌入上覆的阔筋膜，这样也可拉紧阔筋膜本身。臀大肌附着在髂胫束上，因此该肌参与髋部（外－髋）和骨盆（外－盆）两处的外向运动。这样，骨盆外侧稳定与下肢外侧稳定同步[5]。但是，由于踝部外向运动肌筋膜序列特别是其远端部分仅有少量的肌纤维，当足部位置不当时，踝关节外侧韧带经常会被扭伤。

下肢内旋运动序列

足部内旋运动（或称将前足向内偏）主要由足蹈展肌完成（图118）。如果这只是足蹈展肌的唯一作用，则它只起自跟骨结节的内侧突就足够了。但是该肌还具有维持小腿筋膜张力的作用，因此，它还起于小腿筋膜的深面及屈肌支持带[6]。

---

① 腹直肌止于耻骨嵴，来自两侧的中央带在耻骨联合前交叉并与内收肌的筋膜鞘相融合（Chiarugi G, 1975）。

② 足部背侧深筋膜与足部骨间背侧肌及跖骨背面关系紧密，因此它被称为骨间背侧肌筋膜（Testut L, 1987）。

③ 腓骨前肌（或称第三腓骨肌）起自腓骨和前部肌间隔。它止于第五跖骨基底，通常有一层薄的扩展部沿该骨的骨干向远端延伸。趾长伸肌起自小腿的筋膜及前部肌间隔。它远端的扩展部接受了骨间肌的一些纤维（Gray H, 1993）。

④ 顺便强调一下，在髌骨区域的外侧，膝关节的筋膜由构成阔筋膜张肌的髂胫束或称 Maissiat 氏束的腱性纤维加强。这些纤维可据其附着点分为：后部纤维，呈纵向分布，部分止于腓骨头；前部深层纤维，止于髌韧带；前部浅层纤维，构成一个扇形扩展部并延伸到膝内侧（Testut L. 1987）。

⑤ 臀大肌的浅层起自髂嵴和胸腰筋膜，它的远端部分延伸到髂胫束（Platzer W, 1979）。

⑥ 内侧环状韧带（或称穗状韧带、屈肌支持带）以褶皱形式环绕足蹈展肌。该韧带在近端与小腿后侧的深层间室相连，在远端则与足底的内侧和中央间室相连（Testut L, 1987）。

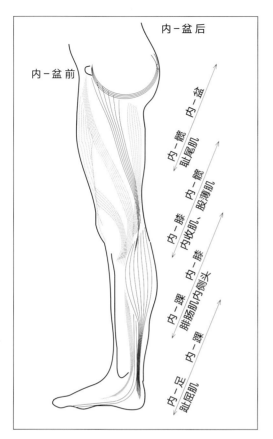

图 116　下肢内向运动序列

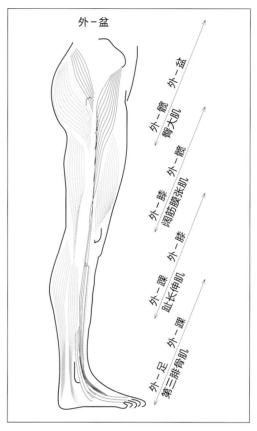

图 117　下肢外向运动序列

这个支持带有两层：浅层延伸至足踇展肌（内旋－足）的内侧间室（图 113），深层与足部中央间室（内－足）相连。

踝部内旋运动（内旋－踝）由两个胫骨肌和足踇长屈肌完成。这些肌肉嵌入其上覆盖的筋膜[1]，因此它们的收缩可将小腿筋膜向远端拉伸。小腿筋膜在近端被附着在胫骨内髁（鹅足）的肌肉拉紧，特

别是缝匠肌[2]，缝匠肌还参与膝部内旋运动（内旋－膝）。

一些阔筋膜张肌的纤维延伸到胫骨前肌的筋膜上。阔筋膜张肌与大收肌[3]及耻骨肌一起参与髋部内旋运动（内旋－髋）。腹股沟韧带在大腿内旋力和大腿外旋力之间起中介作用。

骨盆内旋运动的肌筋膜单元位于髂前

---

[1]　胫骨前肌起自胫骨髁、骨间膜、小腿筋膜，以及将它与长伸肌分隔的肌间隔。足踇长屈肌起自腓骨后表面、其上覆的筋膜及肌间隔（Chiarugi G, 1975）。

[2]　膝关节前部筋膜的内侧由缝匠肌纤维加强。缝匠肌的末端肌腱宽阔并与筋膜融合，构成了半腱肌与股薄肌附着点之间滑囊的浅层（Testut L, 1987）。

[3]　大收肌起自耻骨前表面与坐骨下支，下至坐骨结节。其嵌入内侧髁的部分扮演内旋肌的角色（Platzer W, 1979）。

上棘下方。该骨性突起是阔筋膜张肌的起点，当大腿开链运动时，引起髋内旋。当下肢固定于地面即形成闭链运动时，它引起骨盆内旋（内旋－盆）。大脑并不能区分这两个肌筋膜单元（内旋－髋，内旋－盆），因此激活其中的哪一个取决于是下肢还是骨盆受到了牵拉。

下肢外旋运动序列

足部的外旋运动（外旋－足，或称前足向外偏）由趾短伸肌引发[1]。类似于足蹬展肌，该肌起自伸肌下支持带及距跟骨间韧带（图 119）[2]。距跟骨间韧带是将距骨与其他跗骨连接起来的多条韧带之一[3]。

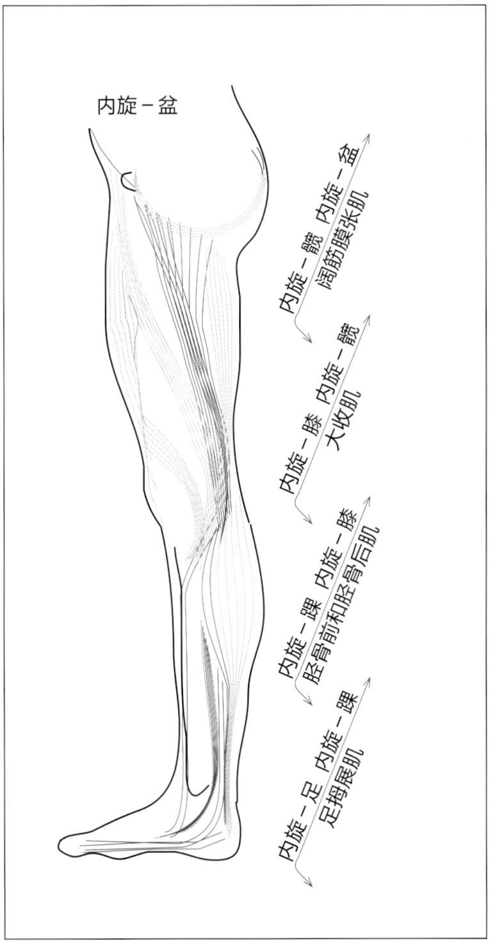

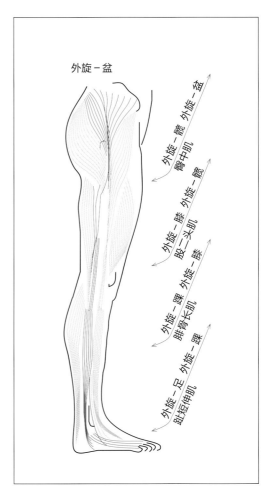

图 118　下肢内旋运动序列

图 119　下肢外旋运动序列

---

[1]　短伸肌可以强力伸展内侧 4 趾的第一节趾骨，并将它们向外拉伸（Chiarugi G, 1975）。

[2]　距跟骨间韧带位于跗骨窦内，其内侧纤维在外翻时被拉紧（Gray H, 1993）。

[3]　将距骨与其他跗骨连接的韧带有：距舟背侧韧带、距跟骨间韧带、距跟外侧及内侧韧带、胫腓后韧带（Platzer W, 1979）。

腓骨长、短肌的肌腱是这些纤维结构的近端张量，因为它们之间通过腱系膜相连。

在小腿部，腓骨长、短肌由同名的间室环绕。这些肌肉将距骨向外旋转（外旋 – 踝），它们的一些纤维起自包绕它们的筋膜，因此它们是下肢外侧筋膜[1]的远端张肌。

在近端，腓侧筋膜间室由嵌入它的一些股二头肌纤维拉紧[2]。股二头肌是膝部的主要外旋肌（外旋 – 膝），其短头附着于构成该肌筋膜鞘前部的外侧肌间隔。这个筋膜鞘与位于大腿近端的深层臀筋膜融合。深层臀筋膜覆盖髋部外旋运动肌筋膜单元（外旋 – 髋），该单元由股四头肌、闭孔肌、梨状肌和臀肌构成。臀中肌和臀小肌还参与骨盆的外旋运动（外旋 – 盆），由于它们的一些纤维还附着于其上覆的筋膜，因此它们被认为是外旋序列的近端张肌[3]。

（宋淳　关玲　译）

---

[1] 腓骨长肌起自腓骨头、小腿深筋膜，以及前后部位的两个肌间隔。腓骨短肌起自腓骨外表面以及前后两个肌间隔（Gray H, 1993）。

[2] 大腿的许多肌肉，特别是半腱肌、股薄肌和股二头肌延伸出许多强化性纤维至筋膜，这样就构成了筋膜的张肌（Testut L, 1987）。

[3] 臀中肌的前 2/3 被深筋膜覆盖，许多纤维起源于此。臀小肌可以分为前部和后部，也可以通过另外的束与梨状肌还有上孖肌结合（Gray H, 1993）。

第十四章　肌筋膜序列的手法治疗

本章讨论的内容是，当肌骨功能障碍涉及的范围多于一个节段时，评估与治疗的流程。在临床中，一个节段内的主要疼痛伴有其他节段的次要疼痛，这种情况比疼痛仅出现在一个节段内更为常见。当疼痛分布广泛时，不是所有致密化的协调中心都需要治疗，而在开始治疗前，需要准确分析疼痛的分布情况。通过分析，治疗师可能有如下发现。

- 疼痛的部位沿一个序列分布：例如，如果疼痛位于肩、肘、腕的外侧，则可以假设为上肢外向运动序列的功能障碍。
- 疼痛的部位分布在某一个平面：例如，疼痛在右侧，位于右侧大腿的外侧和小腿的内侧，则可以假设是额状面的功能障碍。
- 需要准确地完成评估表，以确定筋膜的致密化导致了哪种形式的代偿。

评估表的完成

填写序列功能障碍评估表的流程与填写节段性功能障碍的表格流程类似，但检查时需要考虑下列 3 个因素。

- 伴随疼痛的部位之间的联系：疼痛的分布是沿着一个序列还是在一个平面上？

- 伴随疼痛的部位之间的因果关系：哪一个疼痛是导致这些代偿的原发疼痛？
- 是否存在导致疼痛却未表现出来的代偿？是否由哪个隐藏的点妨碍姿势平衡的重建？

数据

显著的疼痛常是代偿链的最后一环（图120）。例如，若患者说有一侧肘部的肌腱炎，我们的检查不应局限在肘部那里的节段，否则可能仅会取得部分疗效。分析应当扩展到伴随痛、既往的困扰，以及远端的感觉障碍涉及的部位，从而揭示导致目前疼痛的代偿途径。检查示例可见图121、122。在全身的肌骨功能障碍评估表中有相应的部分可以记录这些信息（图123）。

代偿与平衡

筋膜代偿是身体减轻或消除疼痛的尝

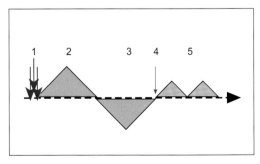

图120　筋膜致密化的代偿。1.原发创伤；2.第一个代偿（局部）；3.在拮抗序列发生的第二个代偿以中和第一个代偿；4.创伤加重；5.症状出现

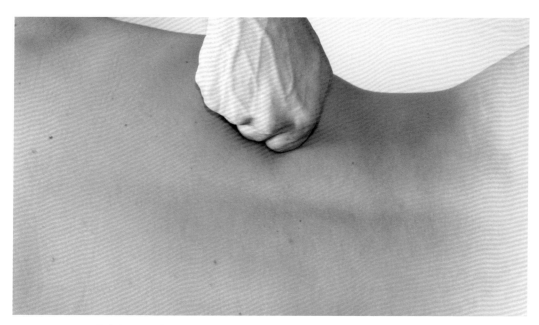

图 121　可用示指的指间关节甚至肘尖帮助检查肌肉筋膜的致密化（致密化部位通常很厚）。在这个病例中，运用相互比较的触诊验证检查了后向－腰部、外向－腰部和外旋－腰部的 cc 点

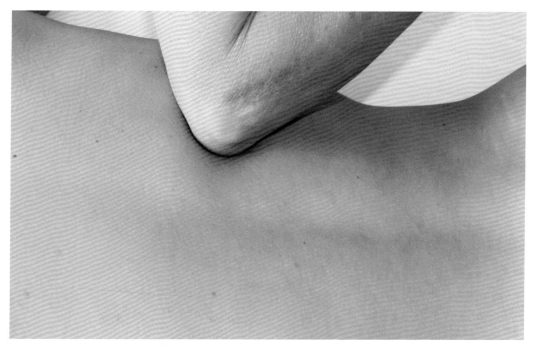

图 122　使用肘部治疗一个丰厚的肌肉内的 cc 点。要保持足够长时间的压力和摩擦以改善筋膜的基质致密化

试。最初的疼痛由一个 cc 点的致密化产生，而身体通过沿着筋膜序列建立的张力平衡试着中和这个疼痛。这种不自觉的物理过程可能会减轻疼痛，但实际上导致了

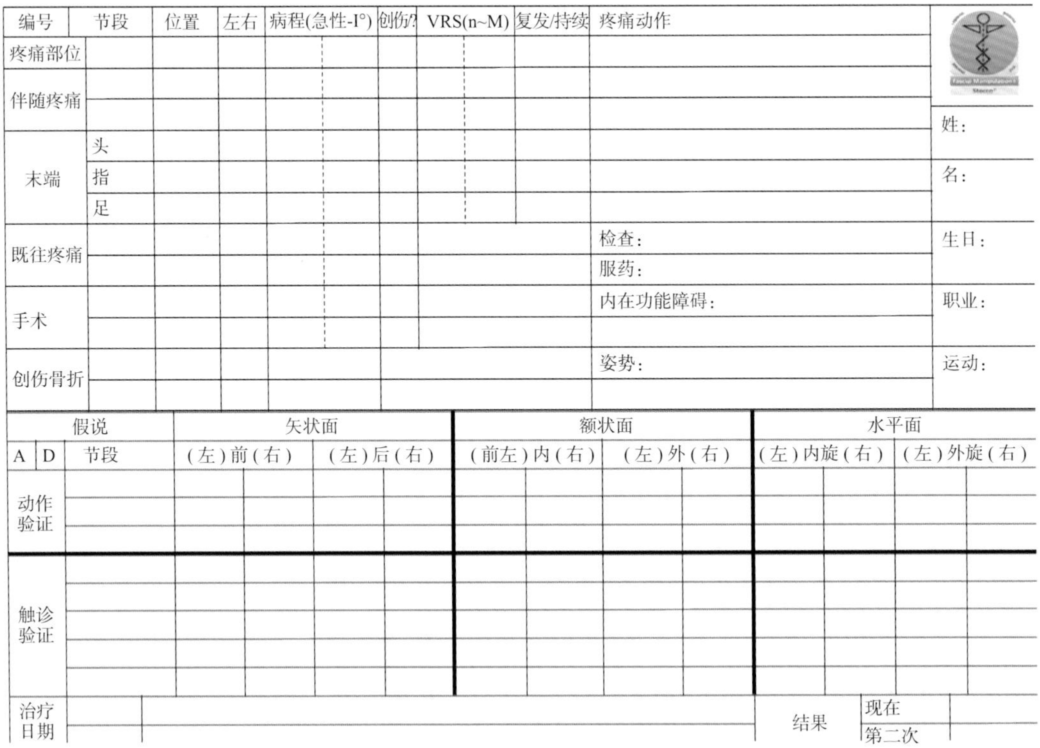

编号	节段	位置	左右	病程(急性-I°)	创伤?	VRS(n~M)	复发/持续	疼痛动作	
疼痛部位									姓:
伴随疼痛									
末端	头								名:
	指								
	足								
既往疼痛						检查:			生日:
						服药:			
手术						内在功能障碍:			职业:
创伤骨折						姿势:			运动:

假说			矢状面				额状面				水平面			
A	D	节段	(左)前(右)		(左)后(右)		(前左)内(右)		(左)外(右)		(左)内旋(右)		(左)外旋(右)	
动作验证														
触诊验证														
治疗日期										结果	现在			
											第二次			

图 123　肌骨系统全身功能障碍评估表。VRS 代表 verbal rating scale，意为"口述评估计分"

筋膜张力协调性的丧失。这种失衡在初期只发生在一个序列内，随后在该平面上控制姿势的所有序列都会逐渐被累及。另外，如果患者在疼痛时仅服用止痛药或是等待疼痛自行消失，而不进一步采取别的治疗措施，则这个代偿过程会进一步加重。

筋膜代偿和平衡的过程以下列方式演变（图 120）。

- 反复、强烈的机械、化学作用及热应力可以改变筋膜的弹性[①]，并导致筋膜致密化。
- 一个 cc 点的致密化引发了初始的局部失衡，而失衡的表现却在所累及的肌筋膜单元的 cp 点。
- 为了中和这种疼痛，身体在拮抗肌肌筋膜单元或在远端肌筋膜单元内，产生反向张力来抵消不平衡。
- 当出现轻微创伤、激素影响或热应力时，这种脆弱的平衡很容易失代偿。
- 患者倾向于将最近的疼痛归咎于创伤恶化，而治疗师的责任则是通过回溯各种创伤来恢复张力平衡。

---

① Stecco 的筋膜手法等现代整体疗法，描述了筋膜的结构和功能。他对该结构的理解也引发了新的概念和疗法的出现（Mikolajczyk A, 2014）。

下面的图表（图表4）展示了同一种创伤在一年期间内可能出现的两种发展过程。

蓝线代表正常的愈合过程：软组织创伤诱发炎性反应，在8天左右的周期内完全修复了自己。

相反，红线代表了一种异常反应的演变：局部炎症引发修复反应，但持续使用身体的这个部分使得筋膜弹性无法完全恢复。疼痛在8天后减轻，但遗留一定程度的运动不足和感觉障碍。几个月后，对该处筋膜的一个最小激惹引发了新的炎症，并会被新的代偿所修复。疼痛转为慢性，并在身体不同部位越来越频繁地急性发作。

在急性或发炎的阶段避免治疗是常见做法。然而，正是在这个阶段，有利的干预可以帮助机体恢复功能性的张力平衡。在急性关节周围炎、急性腰痛和韧带扭伤的情况下，筋膜手法从不直接应用于发炎的点，而是用在功能障碍的肌筋膜单元的近端或远端的点。显然，只有选择最适当的序列才能减轻患者的痛苦。疼痛减轻10%表示仅有部分筋膜张力得到放松[1]，疼痛较治疗前减少50%以上，就可以确定成功地找到了问题关键点。

伴随疼痛和既往疼痛

一旦患者决定为主要疼痛点寻求治疗，他们往往会忘记或不去报告次要的疼痛。对于筋膜治疗师而言，这些次要的疼痛部位有助于确定哪个序列或平面受到了困扰。下列的问题用于引导患者去注意可

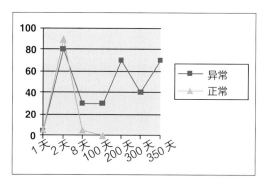

图表4 一个肌骨创伤的生理或病理反应趋势

能被忽略的困扰。如问题最后的表（表14）所示，用特定的缩略语将答案记录在评估表中。

- **"主要问题在哪里?"**（疼痛部位）
这一类的问题应当不偏不倚地提出，而不要诱导患者去确认自己的假设。例如，若患者主诉左髋疼痛一年并随时间加重，应当避免如"你有坐骨神经痛吗?"这样的诱导提问。而是最好问"你能否只用一个手指指出疼痛的位置?"。如果所有伴随的疼痛都沿下肢外侧分布，则可以假设困扰位于外向运动序列；如果所有疼痛都位于前部，则可以假设累及前向运动序列，如此类推。

- **"你身体其他部分痛吗?"** 这个问题用来验证是否在前面假定的序列之外形成了代偿，并影响了在某一个平面控制姿势的整体张力的协调（伴随疼痛）。患者必须准确地指出疼痛的位置。例如，如

[1] 有时，为了减轻症状，需要用针穿透所需治疗部位的任何一个点，如手臂或腿（Mann F, 1995）。

果还有踝关节痛，疼痛位于关节的内侧（内旋运动序列）或外侧（外旋运动序列），则可以确定有水平面的失衡。

- "在这次疼痛之前的数月或数年，你是否经历过其他疼痛?"提出这个问题主要是因为患者通常认为过去的疼痛已经消失了，会忽视这些往日的疼痛。但蛰伏的既往疼痛常是引起现在急性疼痛的原因。筋膜常通过基质的致密化来修复创伤。一旦建立了这种限制性修复，筋膜会通过在相同序列延伸张力来中和局部的弹性缺失，可以是在肢体同侧或是对侧（踝外右6年创伤）。无论是身体还是药物都不会产生修复基质的物质，但这种修复对身体很有用。

- "在过去的几个月或数年中，你是否有过骨折、关节脱位或手术?"（既往疼痛）提出这个问题是因为患者常会忘记哪怕是几天前经历过的疼痛，因此他们肯定需要提醒来回忆更久以前的疼痛。这种记忆空白甚至可以忘掉重要的创伤，如骨折和手术。对正常时间范围内的已完全恢复的创伤，治疗师可以忽略。但是，如果出现了并发症、需要更长的恢复时间或者是继发了永久的关节或姿态功能障碍的疾病，则有必要进一步询问以了解其后的代偿途径。

- "你的双手或双脚现在或过去是否有任何针刺感、抽搐、麻木或畸形?"（末端）提出这个问题是因为我们已经知道每个序列都止于一个特定的手指或足趾。因此，对筋膜致密化的代偿会自然地进展到某个序列的末端。远端筋膜的受限最初会干扰神经感受器，神经感受器由于受到异常的牵拉而会传递异常的传入信号（麻木、抽搐、针刺感）。

表14　答案记录示例表

	节段	位置	左右	病程	VRS	复发
疼痛部位	骨盆	外旋	左	1年	3~7	1×天
伴随疼痛	踝部	外旋	左	6月	2~7	1×天
既往疼痛	踝部	外向	右	6年		创伤
末端	头部		指	足 Ⅱ-Ⅲ 左3月		

假说

将假说记录在评估表上很有用，因为它可以在初始阶段帮助治疗师制订治疗计划。如果没有建立所涉及的序列及主要代偿平面的假说，则不可能展开动作验证。

假说并不会影响治疗点的选择，但它可以帮助治疗师抓住验证过程中出现的特定问题，以免忽视。

当患者的疼痛位于多个节段时，筋膜治疗师面临下面几个问题。

- 疼痛是否沿一个特定序列分布?是哪一个序列?

- 所有疼痛是否都位于同一个空间

平面？在哪一个平面？

当第一个假说被证实后，需要考虑以下因素。

- 需要测试哪个序列的近端和远端部分？
- 拮抗序列是否出现了沉默或潜在紧张 / 张力异常？

当第二个假说被证实后，需要考虑下列因素。

- 失衡始于这个平面的哪些节段？
- 在这个平面上治疗哪个（些）cc点不会引起结构的过度失衡？

开始时，全部的变量会使治疗师望而生畏。但随着实践增多，这些步骤几乎变成常规操作。假设的构建是本方法最困难的部分。在动作检验的过程中，治疗师必须在可见的变量中做出选择，而精细触觉则贯穿着整个触诊和治疗过程。在假说阶段，治疗师需要从无数的变量中提取一个指征。事实上，没有特定的cc点针对某种特定的疼痛，只有多变的、组合的cc点和疼痛。如果我们考虑到半边身体有几十个cc点，它们在不同情况下的关联方式不同，那么我们就知道会有多少变量了。

验证

节段动作的验证仅需要评估一个关节在3个平面上的活动能力。最痛的动作或方向可以提示哪一个cc点需要治疗，但这个假设必须通过触诊来验证。

在全身验证中要检查两个或以上的关节（表15），并在3个动作平面上比较它们的活动能力。大多数节段最痛的方向提示了可能需要治疗的序列或动作平面，但

是这个假说同样需要通过触诊来验证。

在全身动作验证中，通常要检查下列节段。

- 上肢：肱骨和腕部。
- 下肢：髋部和踝部。
- 躯干：颈部和腰部。

之所以选择两个最易活动的节段，是因为在一个序列或动作平面上的疼痛，某种程度上涉及所有的节段。肩、肘、指、足、胸、骨盆和膝节段提供的指征较少且欠清晰。但如果有疑问，也可以检查第三个节段。选择活动范围更强的关节是由于下列原因。

- 检查可以在所有3个平面上自由活动的关节，最容易确定有障碍的方向。一个患者虽然表现出骨盆或膝部的疼痛，而我们建议评估的是腰部和髋部，但是如果有任何疑问，也可以检查膝部（膝）。
- 测试不痛的关节更容易发现沉默的cc点。例如，骨盆或膝部的疼痛可能是邻近关节的逆向代偿，真正的原因可能是更久远的、目前还在沉默的腰部。

在3个平面上对腰部进行动作验证，假如发现了外向运动的疼痛，那这个动作很可能是患者日常生活中下意识避免的动

表15　序列的动作验证表格

额状面	矢状面	水平面
外－颈	后－颈 *	外旋－颈
外－胸	后－胸 **	内旋－胸 *
外－腰	前－腰 **	外旋－腰

作（沉默的 cc 点）。如果随着时间的推移出现了稳定的代偿，则不一定必须要去治疗沉默的 cc 点。但是，如果疼痛频繁复发，就需要寻找并治疗沉默的 cc 点。

序列和平面的动作评估与节段的动作评估程序基本相同，只是需要在更多节段间相互比较（表 15）。并不是在一个平面中检查的所有动作（如前 – 颈、后 – 颈、外旋 – 颈等）情况都记录在这个表格内，而是仅记录最痛和（或）最受限的动作（如后 – 颈）。

在这个例子中，矢状面受累最多，因为在中间的那一列，胸部后向运动和腰部前向运动被标记了两个星号（**）（图 124）。

这些节段的动作验证提示了有问题的动作平面，现在用触诊验证所有假设的点以发现致密化最严重的 cc 点。

序列或平面治疗过程中的触诊验证与节段治疗中的触诊验证相似（图 121）。除了要比较某一个节段的 cc 点之外，所有累及节段的 cc 点都要评估。虽然随着时间的积累（越来越熟练），在评估表格上做记录可能变得多余，但临床实践中决不能忽视动作验证和触诊验证。

治疗

序列治疗的特点是治疗的 cc 点必须纳入一个为恢复全身姿势均衡而设的计划中。例如，对于一位颈部、胸部、腰部和

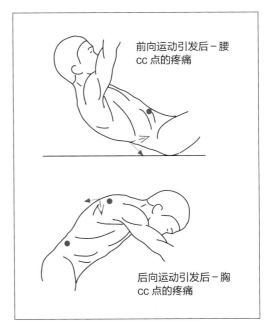

图 124　动作验证提示了矢状面需要治疗的序列

大腿疼痛（颈、胸、腰和髋）的患者，显然治疗这些节段的所有 cc 点不现实，而需要做出以下选择。

- 选择一个近端 cc 点和一个远端 cc 点。例如，可以在同一次治疗中选择两个后向运动序列的一个近端 cc 点和一个远端 cc 点（后 – 腰和后 – 踝），以释放筋膜张力[①]。
- 触诊一个或更多拮抗序列（即躯干或下肢的前向运动肌筋膜序列）的 cc 点也是明智之举。这个在触诊验证中做出的选择，可以扩展到所查节段的上或下一个节段。

一旦确定了沉默的 cc 点，患者往往

---

① 接受筋膜手法®治疗的患者在治疗结束时，其统计学和临床症状较普通手法治疗的患者都表现出明显改善。例如短期指标（RMDQ、VAS、BPI）和中期指标（VAS、BPI）。治疗组在治疗后的短期和中期的各种结果的平均值与百分比都表现出明显改善（Branchini M, 2015）。

会想起之前忘记的一个创伤或困扰（例如，"我有过腹痛，但我一直以为那是结肠炎"）。

在手法治疗了两个cc点之后，应该重新评估治疗计划的效果。如果症状有所改善，那么它可以作为一个提示，继续对该序列或平面进行治疗。否则，最好重新评估及选择。

为了展示如何通过任何一个空间平面来治疗明确的功能障碍，我们以背痛伴左下肢症状这一常见的全身功能障碍为例，列出如下最常用的cc点。

- 额状面：背痛伴左下肢症状，外－腰左、*内－髋双、外－膝、外－踝左*。
- 矢状面：背痛伴左下肢症状，后－腰双、*前－膝左*、后－髋左、后－踝左。
- 水平面：背痛伴左下肢症状，外旋－胸右、内旋－腰右、*外旋－盆左、外旋－膝*、外旋－踝左。

这里用斜体记录了沉默的cc点。虽然患者之前没有注意到这些点的疼痛，但这些点对解决筋膜失衡非常有用。我们可以根据患者的症状推断出这些点的位置，并利用3个平面上序列的连续性进行跟踪。

要用深入、持久的压力手法治疗上述致密化的点。这类手法的目的在于消融致密化，因为它阻碍了内在筋膜纤维间的滑动。在治疗过程中，患者常会反馈疼痛沿序列放射。一旦一个点被消融了，患者常会感觉到局部张力和沿序列分布的整体张力都得到了缓解。

筋膜手法如何及在哪里起作用

如果有过长时间的应力，并且没有得到充分的休息[1]，结缔组织特别是其中的胶原类（筋膜、韧带）组织的粘弹性就会发生改变。改变筋膜粘弹性的危险因素包括以下几点。

- 经常疲劳并反复劳作。
- 虽然没有劳作但长期工作超时。
- 休息和恢复时间不足。
- 静止姿势或重劳力的周期性工作[2]。

细胞外基质的胶原和其他大分子循环非常缓慢[3]。因此，除非使用类似筋膜手法之类的方法做外部干预，否则患者可能需要数年时间才能从一个筋膜致密化导致的疼痛中恢复过来。通过摩擦（图122），手法可以在致密化的筋膜基质上产生局部热量。

细胞外基质将多个细胞连接起来，并影响细胞的发育、极性和行为。它含有多种蛋白质纤维，交织在亲水的凝胶中[4]，

---

[1]　韧带可根据体力活动的增加和减少而相应地肥大和萎缩。其正常功能依赖于承受－持续－休息－重复（dose-duration-rest-repetition）的模式。在体力活动周期之间的充分休息，似乎对结缔组织的长期健康与功能正常十分重要。

[2]　结缔组织受到重复的微损伤后，粘弹性会改变。这种改变仅靠单纯休息无法解决（Solomonow M, 2009）。

[3]　细胞外基质中大分子循环的调控对许多生物过程至关重要。即使在成年动物体内，由于退化与再生的需求，那些似乎静止的细胞外基质也可以维持一个缓慢但持续的循环。例如，骨骼中的胶原分子会退化并大约每十年被替换，一些金属蛋白酶，如胶原蛋白酶高度分化，它们的功能是把特定的蛋白质在少数有限的位点分开（Alberts B, 1996）。

[4]　细胞外基质的大分子由结缔组织的成纤维细胞、软骨的成软骨细胞和骨骼的成骨细胞产生（Monesi V, 1997）。

被称为基础物质（ground substance）。这种基础物质由糖胺聚糖（GAGs）构成[1]。组成这些蛋白质纤维的蛋白可分为结构蛋白（纤维蛋白和弹性蛋白）和黏附蛋白（纤连蛋白和蛋粘连蛋白）（图125）。

糖胺聚糖分为两大类：透明质酸（旧称非硫化透明质酸）和硫化糖胺聚糖。透明质酸在疏松结缔组织内更丰富，并在形态发生和组织修复过程中帮助细胞迁移。例如，透明质酸可以增加或限制成纤维细胞生长因子的活动。硫化糖胺聚糖在致密结缔组织内更丰富[2]。

两种糖胺聚糖都处于凝胶化的状态，它们决定细胞外基质的黏度。除透明质酸外，糖胺聚糖还附着在构成蛋白聚糖大分子的非胶原蛋白上[3]。糖胺聚糖可以结合许多离子，而离子电解质的性质和浓度可以影响大分子的结构。大分子的结构可以从松散到扭曲，继而改变溶液的黏度。此外，蛋白聚糖可以通过静电键与胶原蛋白相互作用，影响结缔组织纤维的形态和功能。多种糖胺聚糖可以调节纤连蛋白与胶原蛋白间的联系[4]。

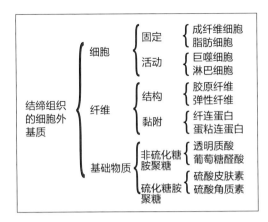

图125 结缔组织的构成

总之，基质的致密化阻碍了胶原纤维对所受牵拉的定向反应，同时妨碍了排列好的纤维彼此间正常滑动。筋膜弹性的降低导致了单一肌筋膜单元内肌纤维之间及一个肌筋膜序列内多个肌筋膜单元之间的不协调。

筋膜手法通过摩擦导致局部产热[5]。当温度达到使基质从凝胶转化为溶胶的阈值时，就会改变基质的一致性。后面几个小时内介入的炎症反应会引发其他修复过程：细胞外蛋白水解酶从细胞分泌到局部，参与蛋白质基质（胶原蛋白和纤连蛋白）的降解[6]。

---

[1] 透明质酸：一种在全身起润滑和减震作用的黏多糖。透明质酸酶：一种可溶性酶，用于治疗某些类型的关节炎，促进多余组织的分解；它常被用于加速创伤或手术后水肿和血肿的重吸收（Stedman 氏医学辞典，1995）。

[2] 结缔组织的糖胺聚糖有两类。硫化的一类包括硫酸软骨素（软骨）、硫酸皮肤素（真皮、肌腱）、硫酸角质素（角膜、致密组织），以及硫酸乙酰肝素（基底膜）（Monesi V, 1997）。

[3] 与小纤维有关的非结构性胶原蛋白介导了胶原纤维和基质中其他大分子之间的相互作用。因此，它们决定了基质中小纤维的组织方式（Alberts B, 1996）。

[4] 纤连蛋白是在所有脊椎动物中引导胚胎细胞移动的蛋白。它帮助细胞与基质结合。为此，有关纤连蛋白的调节必须是准确的，这样移动的细胞可以黏附于基质又不会被基质完全固定（Alberts B, 1996）。

[5] 作者使用的数学模型表明，垂直振动与切向振动的复合振动可以增加筋膜手法在细胞外基质内的治疗作用，对目前仅有持续滑动的手法治疗提供了额外的帮助（Roman M, 2013）。

[6] 参与基质变性的一个重要蛋白酶是尿激酶类型的纤溶酶原催化剂，它在炎症发生和基质重塑的局部累积（Alberts B, 1996）。

临床病例研究

下面是两个治疗病例：第一例是沿一个肌筋膜序列分布同时涉及拮抗序列的功能障碍；第二例是分布在一个平面上伴随多个节段的功能障碍。

病例 1：肌筋膜序列的病理表现

G.A. 是一位 25 岁的男性，在过去一年中他患有坐骨神经类的疼痛，任何治疗都无效。

记录的数据表明他过去从未有过背痛，CT 检查也排除了任何椎间盘突出。疼痛位于右侧大腿和小腿的后面，最剧烈的疼痛程度在 0 到 10 的分级中被评为 8（髋 – 踝 后 右 1 年 8）。疼痛始于一次越野跑步之后，从那时起，疼痛就从未完全消失过，但程度会有变化。跑步和向前弯腰会引起疼痛加重（疼痛动作：后）。

到此为止，本病例数据记录与节段评估的方式相似。唯一的区别是疼痛涉及两个节段（髋、踝）且位于两个节段的后部（后）。这个信息提示后向运动序列，但这意味着仅考虑了当前的状态而忽视了原因。治疗后 – 髋和后 – 踝有可能给患者带来一些缓解，而一旦尝试跑步，症状很可能会复发。

在回答普通问题"你身体的其他部分有任何疼痛吗？"和"你身体的任何部位过去有过疼痛吗？"的时候，患者对两个问题都坚决地否认，好像是要强调他身体的健康状态。在回答更有针对性的问题"你在年少时是否有过右膝的'生长痛'？"时，年轻人回忆起在他 10 岁时有过膝痛

（既往疼痛：膝 前 右 15 年）。在回答"你的脚上是否有或曾经有过针刺感、抽搐、麻木或畸形（包括鸡眼）?"的问题时，患者仅回忆起去年小腿出现过 3 次抽筋（末端 = 踝 后 右 抽搐 3 × 年）。

根据这些数据，可以假设存在一个代偿导致了后向运动序列的痉挛，这个代偿由相拮抗的前向运动序列引起，但该序列 15 年来都未造成任何问题。它需要一个导致张力平衡失代偿的强烈身体应力，如越野跑。

认清此类代偿的机制，可以更容易地注意到动作验证过程中可能发生的任何下意识的调整，并在触诊验证过程中直接找到更合适的 cc 点。

动作验证发现髋部前向运动时疼痛位于大腿后侧，而触诊验证显示右侧前 – 膝、后 – 髋和后 – 踝有致密化。

因此，第一个要治疗的点是前 – 膝，治疗后的动作验证显示大腿后的疼痛消失了，之后又治疗了另外两个 cc 点以完成张力平衡。

病例 2：空间平面上的病理表现

G 太太在 8 天前跌倒之后，用右手托着她的左臂来我处寻求治疗。显然，这个动作是唯一能够使左肩的剧烈疼痛得到一些减轻的方法。X 线检查没有发现任何骨损伤，她被告知局部冰敷。

体格检查发现疼痛主要在左肩的外侧，动作受限于外向运动 30° 及前向运动 50°（疼痛动作）（表 16）。对患者而言，肩部疼痛是唯一重要的因素，在治疗师坚持询问下，她承认头和颈部有一些疼痛，

表 16　数据和治疗评估表

疼痛部位	肱外左 8 天 创伤，9
疼痛动作	外肱 30°，前 50°
伴随疼痛	颈 头 双侧 多年 髋外右 2 年 复发 1× 月
既往疼痛	腰 双侧
末端	针刺感 指 I、II 左
治疗	
第一次治疗	外 – 颈 双 ++ 肱、外 – 腕 左 \\+ 肱
第二次治疗	外 – 肱、肩、指 左 ++ \\++ 肱
第三次治疗	外 – 腰 左 +、外 – 髋 右 +

并且在过去两年中她的右髋外侧有过疼痛。她大腿/髋部的疼痛并不持续，但是会有规律地反复发作（复发），每月一次（1× 月）。患者既往有短暂发作的背痛（既往疼痛），但这个问题已经完全解决了。在询问末端是否有任何症状时，患者马上回答自跌倒后，她的右手桡侧（拇指和示指）有针刺感。根据这些数据，可以假设一个由此次创伤加剧的全身性失衡。肩部的扭伤无法找到其他的代偿，因此会引起持续的急性疼痛。最近和既往的代偿似乎是沿矢状面（后向腰部及第一指的针刺感）和额状面（外向肱骨、髋部和第二指的针刺感）分布。肩部的受限几乎见于所有方向，因此在这里没有指导意义。

于是决定用颈部（颈）、肱骨和腰部的动作验证来分析 3 个平面中哪个受累更多。经验证明确显示逆向代偿发生于额

状面。

如果用图表（图表 5）来描述这些数据，可以明显地看到额状面的运动是如何加重疼痛的。

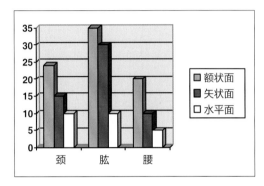

图表 5　动作验证表

由于局部（肩部）的炎症，于是决定先治疗颈部外向运动（外 – 颈）而不是肱骨外向运动的 cc 点。当颈部外向运动 cc 点松解后，可以注意到颈部即刻受益，更重要的是肩部疼痛也有明显减轻。松解额状面筋膜的痉挛使得发炎的部位得到了一些张力代偿。在第一次治疗中还处理了同一序列的一个远端 cc 点：外 – 腕。第一次治疗的即刻效果（++ 肱）在接下来的几天内没有得到完全的保持（\\+ 肱）。因此，在第二次治疗中决定处理肱骨、肩部和指部外向运动肌筋膜单元。即刻效果非常好并保持到一周后（\\++ 肱）。

在第三次治疗中，通过处理外 – 髋右和外 – 腰 左的 cc 点，试图恢复整体的张力平衡。

（宋淳　关玲　译）

肌筋膜螺旋

第十五章　肌筋膜螺旋的解剖

本书的第一部分讨论了肌筋膜单元的内容。肌筋膜单元被认为是单向运动单元的张力施加于肌内筋膜和肌外筋膜的结果。最重要的内容是肌筋膜单元参与单一节段的运动管理。

第二部分讨论的是肌筋膜序列。它被认为是单向肌筋膜单元的张力施加于深筋膜的结果。肌筋膜序列主要影响姿势控制。

第三部分将分析肌筋膜螺旋。它们被认为是融合中心施加在筋膜上的螺旋形张力的总和。它们干预复杂的运动或调节姿态。

肌筋膜单元通过深层胶原纤维起作用，肌筋膜序列通过筋膜的纵向纤维起作用，而肌筋膜螺旋则是通过筋膜的斜行纤维（支持带）[1]起作用。以图126、127为例，可综合了解肌筋膜螺旋的解剖特征。

所有这些纤维必须能够在基质中相互独立地滑动。这种独立性在横向纤维中得到了加强，以至于在一些部位它们构成了支持带并从筋膜中分离了出来[2]。支持带由相互交叉的纤维网构成，同时这些纤维网又能彼此独立地滑动[3]。

如果支持带的作用只是将肌腱与骨骼紧密结合起来，那么这些纤维结构就没必要这么复杂了。反而，一些其他因素使我们推测支持带还有其他功能。

- 足伸肌的上支持带位于小腿的下1/3处，在这里肌腱并没有像它们在下支持带处那样弯曲。

- 如果足部的下支持带仅起限制作用，则其所有纤维应当都附着于骨。但是，许多纤维与后部的筋膜相连[4]。

- 在膝部，髌骨支持带和腘窝支持带并没有将任何肌腱拉向骨骼。

- 在腕部，腕横韧带限制屈肌腱，而屈肌支持带则位于深筋膜内。

进一步研究支持带与肌腱之间的联系可以引出如下假说：支持带参与周围运动系统的管理。所有的关节都有支持带，它们与肌腱的关系密切，密切程度取决于它

---

① 前臂筋膜的结构主要由横向纤维构成，并以各种角度与纵向纤维、斜行纤维相互交叉（Testut L, 1987）。

② 通过剥离筋膜可以分离出在跗骨背侧区域的伸肌上支持带和下支持带（Platzer W, 1979）。

③ 可以在踝部和腕部的支持带看到明显的3个分层：内滑动层，有透明质酸分泌细胞；厚的中层，有胶原纤维束、成纤维细胞和散在的弹性蛋白纤维；外层，由含有血管通道的疏松结缔组织构成。这种伸肌支持带的3层基本组织结构在全身的解剖滑车中不断重复出现（Klein DM, 1999）。

④ 有时，支持带在胫骨几乎没有附着点，却延续到小腿后部的筋膜（Testut L, 1987）。

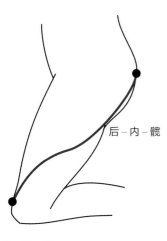

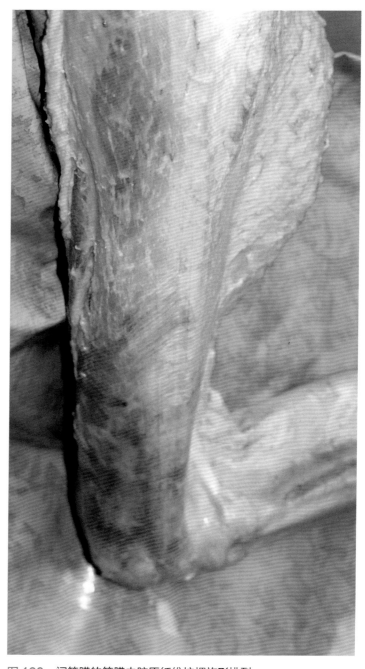

图 126　阔筋膜的筋膜内胶原纤维按螺旋形排列

左图展示的是一个将前–外–膝和后–内–髋联系起来的螺旋形路径。该螺旋沿筋膜内的斜行纤维走行，与构成外向运动序列的纵行纤维（髂胫束）不同

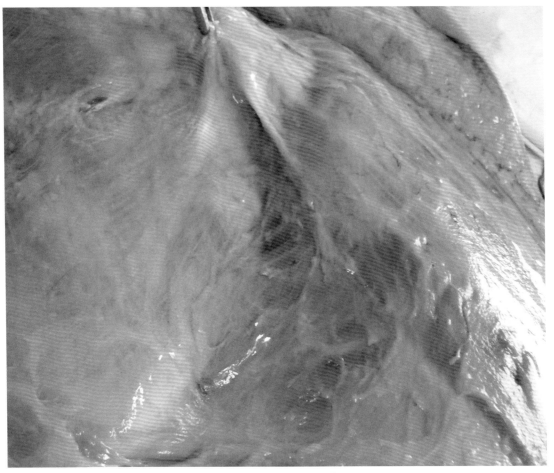

图 127　向上拉起斜方肌筋膜以显示其与三角肌和冈下肌筋膜的连续性

右下的插图展示了一个融合中心（cf）的构成。

后－外－肱 cf 点位于一个合成矢量的聚集点，它们来自外向－肱骨（1）、外旋－肱骨（2）及后向－肱骨（3）肌筋膜单元。如果后向－肱骨与外向－肱骨肌筋膜单元的作用力相同，则其合力符合外旋－肱骨的轨迹

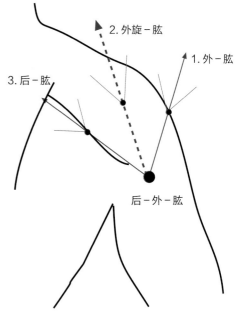

们所承受的载荷。支持带的胶原纤维没有终止于关节处，而是沿着各种筋膜继续呈螺旋状延伸（图 126）[1]。

节段性组合运动

在分析肌筋膜螺旋的组织之前，先检查作为其基础的组合运动。组合运动由融合中心（cf 点）调节，cf 点可以通过运动斜线（motor diagonals）或肌筋膜螺旋（myofascial spirals）相互连接。

为了在一个平面上移动肢体，肌筋膜序列同步多个单向肌筋膜单元的 cc 点；而为了控制一个复杂的运动，肌筋膜螺旋利用的是支持带，后者分别连接两个完成不同动作的肌筋膜单元的肌腱。位于这个支持带上的点能同步两个肌筋膜单元的活动，几乎等同一个新的肌筋膜单元，因此被称为"融合中心"。融合中心的名称即其所属两个动作平面的合称。

一个矢状面上的轨迹加上一个额状面的轨迹，再用连字符连接动作的节段，就构成了一个融合中心的名字。例如，将右手移向左肩涉及肱骨的一个前－内向动作，协调这个组合运动的 cf 点就缩写为前－内－肱（图 128）。

由于水平面的轨迹总是以螺旋状运动的形式出现，所以在 cf 点的名称中没有注明它们，但是相应的 cf 点名称可以根据运动推测出来。

如横断面所见（图 128），躯干的区间动作激活了身体 1/4 的 cc 点。

因此，融合中心的名称反映了在那个时刻驱动关节的组合运动。

融合中心以这种方式命名是因为它综合了下述几个功能。

- 它们是不同肌筋膜单元的矢量聚合点，其合力是节段性组合运动的一部分（图 127）。
- 它们是从近端来的肌筋膜单元矢量的聚合点，也是向远端去的拮抗肌肌筋膜单元矢量的聚合点（图 127）。

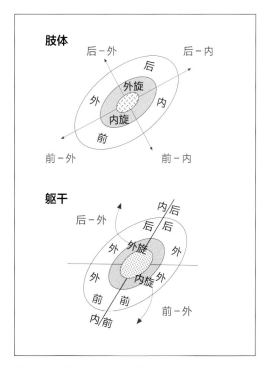

图 128　融合中心的名称基于对肢体和躯干横断面的分析

---

[1]　屈肌支持带向上方延续到小腿筋膜特别是横向肌间隔，向下部则连接足底腱膜。在腓骨下支持带的下方，它继续向上与伸肌支持带未分离的纤维束相连。在上部，阔筋膜起于一条线。该线起自耻骨结节，沿腹股沟韧带、髂嵴一直延伸到骶骨后面，从骶骨后面沿着骶结节韧带和坐骨耻骨支向前延伸到耻骨线上（Lockhart RD, 1978）。

在全身治疗中选择的治疗点可以通过分析引起最强疼痛的动作而得出，就像节段评估那样。但是节段分析是从正交的角度理解关节在3个平面的动作，而全身评估要考虑动作的中间角度。事实上，肱骨可以在向前（前－肱）、向外（外－肱）和向后（后－肱）的方向活动，还能够在中间位置如前－外向（前－外－肱）、后－外向（后－外－肱）等方向活动。另外，肱骨在这些动作中还伴有内旋或外旋。从一个位置到另一个位置的每一个变化总是包含一个同步的、自动旋转的成分[①]。

对人类大脑而言，跟踪一个关节内的所有这些变量耗能较大。如果必须将这些变量与其他所有关节的变量一起协调则耗能更大。负责这种调节的是筋膜结构（序列、支持带和螺旋）的张力交换，以及神经肌肉结构（肌梭和高尔基腱器）的张力交换。这种筋膜滑车的功能就像飞机操作杆的传送带，同步着各种翼尖或平衡襟翼。

以盂肱关节为例，通过分析从前向运动（前屈）90°位置到外向运动（外展）90°位置的过程，发现在两个位置之间的过渡阶段由多个运动单元连续驱动，就像变阻器一样。

如果位于肱骨前部的运动单元被激活，就会产生纯粹的前屈动作。如果激活发生在偏外侧的运动单元中，那么会出现前屈－外展的中间动作。当肱骨达到纯粹

外展的外侧位置时，则位于外侧的运动单元也同时会被激活（图129）。

因此，在前屈（前向运动、前）肌筋膜单元内被激活的运动单元数量逐渐减少的同时，外展（外向运动、外）肌筋膜单元内的运动单元逐渐被激活[②]。

在一个平面与另一个平面的中间存在"无人区"。在某个时间点，前向运动肌筋膜单元已经完成了它的活动，而外向

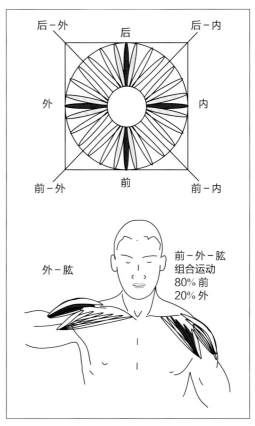

图129 募集两个肌筋膜的中间纤维类似电阻器

---

① 这就是MacConaill定义的联合旋转，它围绕着一个关节的两个轴出现在一个连续动作中（Kapandji IA, 1983）。

② 肌肉的收缩力主要取决于受到刺激的运动单元数量，因为每个运动单元的功能都遵循全或无的法则。H. Jackson确认神经中枢对肌肉一无所知，它们只了解动作（Licht S, 1971）。

运动肌筋膜单元尚未开始活动。此时，在这个部位，前－外－肱骨的融合中心调节着中间运动单元的介入。融合中心位于另外两个节段性肌筋膜单元的肌腱之间。融合中心就如同管弦乐队的指挥，同时指挥着一个逐渐增强和另一个逐渐减弱的肌筋膜单元。这种协调功能通过将支持带上的肌腱拉紧而实现，反过来又激活了高尔基腱器。

这种外周的组织方式与大脑类似，因为动作不是由运动皮质根据肌肉编程而来，而是基于方向矢量而来。

Georgopoulos[1]假设一个特定方向上的动作由一个神经元群体的整体活动决定。他认为每个神经元的贡献都可以用一个矢量来表示。这个矢量的长度是该特定方向上的动作所显示的活动程度。因此，各个细胞贡献的总和就可以产生出该神经元群体的一个最终矢量[2]。

其他实验表明，某个动作中对肌肉放电的神经元在同一肌肉的另一个动作中保持沉默[3]。因此，当一块肌肉驱动一个在某正交方向的动作时，这块肌肉会激活某些纤维，而在引发 · 个组合运动时则会募集其他纤维。之前的实验表明，"神经元的集合"因在正交平面上的方向（屈或伸、内收或外展）而被激活，而中间程度

的动作激活其他的集合。如果大脑有针对中间组合运动的特定神经元，那么在外周必然也有肌筋膜结构对这些中间方向的刺激做出反应。

肌筋膜斜线或两个序列的合力

一个组合运动等于某单一节段在两个正交方向之间的不同角度上的动作。

运动斜线是两个肌筋膜序列同时在中间方向上移动肢体时的矢量合力（图130）。

以上肢前向与外向运动序列的同时激活为例，它包括了肩部、肱骨、肘部和腕部节段，手臂沿着前－外向的中间轨迹抬起。如果以相同的力度激活这两个序列（50%前向、50%外向），则合力会在中线上；如果其中一个序列比另一个产生更

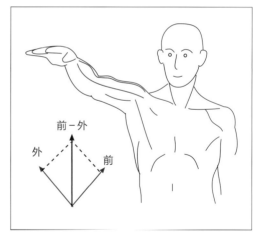

图130 相邻两个序列的斜线或合力

---

① 神经元的活动随着运动方向的变化而变化：它们因一个特定方向上产生的动作而能量满满地放电，与此同时，在相反方向的动作时则停止放电。此外，位于同一皮质集群内的神经元的方向选择也极为相似（Georgopoulos AP, 1992）。

② 皮质神经元表现出对运动方向的敏感性。图129展示了在进行 8 个动作方向的全过程中，皮质神经元的具体活动（Kandel ER, 1994）。

③ Roger Lemmon 观察到，当一只猴子用拇指和第二指挤压一个小的传感器并产生一定程度的力时，特定神经元会放电，而当这只猴子以同样的力用手指抓棍子时，该神经元保持静默（Kandel ER, 1994）。

多的力量，则上肢会更偏前或偏外。当肢体从前向的位置移到外向的位置时，就会有一个序列的活动增加伴随着另一个的减少。这是一种协调的连续动作，完全没有像被神经刺激单独控制时的那种顿挫（因为神经刺激响应具有全或无的特点）。融合中心调节着一个序列的逐渐减弱，以及另一个序列的逐渐增强。前－外－肩、前－外－肱、前－外－肘和前－外－腕的融合中心斜线调节动作兴奋与本体感觉两种冲动[①]。

在保持直立姿势时，意识的参与并不多，而上述的这类控制更为重要。一些实验表明，在某些肌肉点上的振动会引起身体同侧的摇摆。刺激踝关节前部的肌肉会使身体向前摆动，而刺激踝关节外侧的肌肉会使身体摆向侧面。

这并不是一个主动的过程，是由外周调控的。通过同时刺激上述提到的前侧和外侧肌肉，身体会向这两个矢量的合力方向摆动[②]。在筋膜手法中，这种合力被称为斜线，因为它横在相应的两个正交平面之间（图130）。

人体有许多动作是两个序列协同的结果，举例如下。

- 上肢的桡偏是前向和外向运动的共同结果。
- 上肢的尺偏是后向与内旋运动的共同结果。
- 步态周期中将小腿抬离是后向与内旋运动的共同结果。

序列、斜线或螺旋在任何动作中都起作用。牵涉痛的分布及筋膜内胶原纤维的解剖连接表明，静止和纵向的牵拉激活序列的节段性 cc 点，而动态和斜向的牵拉激活螺旋的 cf 点。

筋膜内的螺旋形胶原纤维

为了理解筋膜的螺旋形组织方式，还需要对结缔组织的结构做一个简要的回顾。

韧带（ligament）表现出与支持带不同的功能，也因此具有不同的结构。韧带的功能如其名称（拉丁文 *ligamentum*，意思为"捆绑"）是为了将两块骨束缚在一起。它具有拮抗结构，纤维按均匀的拉力线分布[③]。

支持带（retinaculum）就如其名字所示（拉丁文 *rete* 的意思是"网"），是"网络或格子"，它由按多条张力线排列的胶原纤维构成，功能与韧带截然不同[④]。不幸的是，如果不考虑两种结构的不同生理

[①] Roll 曾建议，肌梭的输入可能形成一个从脚到眼的连续"本体感觉链"。因为，在这条链上任何水平的肌腱振动都会明显改变身体姿势的内部参照。但是我们对这种多重本体感觉信息的整合方式还知之甚少（Kavounoudias A, 1999）。

[②] 当同时刺激前后的肌群与另一组肌肉时，总会引起身体的斜向摆动。它大致相当于身体的两个正交摆动力之和，这种正交摆动发生在之前分别刺激这些肌肉时（Kavounoudias A, 1999）。

[③] 韧带 = 纤维束，其形态和厚度可变，有拮抗性且不太能被拉长。它将两块骨连在一起，并位于关节周围（Stedman 氏医学字典，1995）。

[④] 支持带：髌骨支持带是股内、外侧肌肌腱膜的延伸，经过髌骨两侧汇合并附着在髌韧带前部。它在后侧加入侧副韧带，在远端连接胫骨髁（Stedman 氏医学字典，1995）。

特征，支持带常被错误地称为韧带[①]。

支持带与筋膜连接并缠绕在身体的关节周围。它通过螺旋形筋膜内胶原纤维连接近端关节和远端关节。

类似的螺旋结构从手指和足趾的筋膜就开始了[②]。每个手指或足趾的筋膜由交叉纤维与横向纤维交替构成[③]。

在全身，相同的纤维交换一直重复。在足部，从足趾向上到足踝，一条支持带覆盖关节（环形伸肌支持带），而相互交叉的纤维沿骨干延伸（小腿后筋膜的交叉纤维呈8字形）。在膝关节水平，髌骨支持带是股内外侧肌纤维的延续。在躯干，斜行纤维连接腰背部和颈背部[④]。

在手部，长和短的腱纽[⑤]嵌入手指的支持带。在腕部（腕），伸肌支持带形成了通过滑膜鞘之间的隔膜并止于腱系膜。

如果将这些连接都算入外周运动的协调当中，则所有连接都有意义。这种协调性巧妙地将对牵拉敏感的神经结构（高尔基肌腱器官）和因运动而绷紧的筋膜结构（支持带）结合在了一起。

支持带覆盖在肌腱附着处。这些肌腱

移动的部分与支持带同名。同时，支持带靠近相邻运动节段的肌肉的起点。螺旋形肌肉的肌鞘，如缝匠肌的肌腱，连接近端支持带的前部和远端支持带的后部。

支持带部分中断了筋膜螺旋的连续性。如果筋膜螺旋是连续的，则我们只能执行像反射那样刻板的运动。反而是这些"中断"允许多种可能的复合运动产生。在人类进化过程中形成的反射和许多自发动作应用的就是螺旋形排列的胶原纤维。

在涉及多个关节的复杂动作中，筋膜螺旋管理着相反方向的不同节段。例如，在拉一条绳索时，手指屈曲并外展（前－外－指）、手腕后伸并内收（后－内－腕）、肘部屈曲又外展（前－外－肘）而肩部后伸并内收（后－内－肱）（图131）。

大多数复杂运动都以上述方式组织而成，即在远端与近端关节间发生相反的动作。这个过程由内筋膜螺旋形纤维控制，并关系到远端或近端节段的位置。例如，股伸肌群的激活程度根据髋关节屈曲至90°或150°而有所不同。除了肌筋膜螺旋的连续性外，没有已知的神经学机制

---

① 伸肌上支持带：将伸肌腱束缚在踝关节近端的横韧带，与小腿筋膜相连。

前臂屈肌支持带：是前臂筋膜的远端增厚部，正好位于桡腕关节的近端，与伸肌支持带在前臂的两缘相连。该结构与腕横韧带不同，通常被称为"屈肌支持带"，构成腕管的底部（Stedman氏医学字典，1995）。

② 在手的5个环形滑车中，2个位于指骨干附近，另外3个靠近3个关节。交叉滑车都位于靠近骨干但与邻近关节相当接近的位置（Gray H, 1993）。

③ 屈肌腱的纤维鞘：在皮肤和皮下组织下，存在 个非常有抵抗性的纤维层，覆盖着屈肌腱；这个鞘起自掌指关节水平，与掌浅筋膜的横行纤维相连；它的结构是在指骨干部分含有横向纤维，而在关节处则有斜行和交叉（X）纤维（Testut L, 1987）。

④ 躯干的支持带代表身体前后部之间的功能性连接结构。因为这些结构在皮下被发现，因此被描述为在皮下连接带（Schutz R L, 1996）。

⑤ 我们已知，交叉部分不是有序地嵌入附近的滑车（即每部分纤维都遵循其独立的边界，有规律地排列，而没有折叠），相反，在加入滑车的表面之前，它们继续与增厚部位的浅层相连。在靠近肌腱附着处的地方，这些肌腱通过滑膜中的纤维束连接到滑膜鞘的背侧及骨骼或韧带的表面，这些纤维束被称为腱纽（Gray H, 1993）。

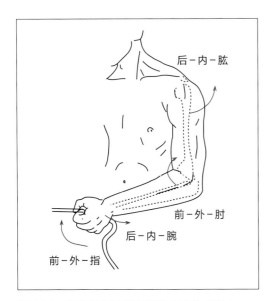

后-内-肱

前-外-肘

后-内-腕

前-外-指

图131　由筋膜螺旋管理的动态动作或姿态

说明一下肌筋膜螺旋的基本特征。

- 一些阔筋膜张肌的纤维附着在髂胫束上，以保持外向运动序列的基础张力（图 126 ）。

- 一些臀大肌的纤维嵌入阔筋膜，以保持螺旋形胶原纤维的基础张力。

由于受到这种牵引，筋膜形成了能够传递力量的纤维[1]。

后面的章节中将重点介绍四肢与躯干螺旋中的斜行纤维，以及在筋膜内呈螺旋形排列的胶原纤维。这些胶原纤维独立于纵向纤维，在同一筋膜内延伸，这种结构在许多解剖文献中都有描述[2]。

也有一些实验从生理学的角度证实了类似的螺旋形组织的存在。在姿势学有关的研究中观察到，施加在小腿三头肌肌腹的振动引发身体向后的摆动，而在足跟部的振动引发身体前向的倾斜[3]。

可以这样解释身体对同一刺激的不同运动反应：第一种情况是一个节段性肌筋膜单元对刺激的反应（对小腿三头肌肌腹的刺激），而第二种情况是一个肌筋膜螺旋对刺激的全身性反应（对与伸肌支持带相连的足跟支持带的刺激）。

临床经验表明，牵涉痛并不总是沿着

或肌肉连续性可以解释这类控制。在复杂运动中，大脑不能指令手在一个方向动作而肘在另一个方向动作。它仅考虑手的运动方向，而作为结果其他关节必须与之相适应。正交肌筋膜单元由纵向序列的筋膜内胶原纤维同步。一个组合运动的所有肌筋膜单元则由螺旋形的筋膜内胶原纤维同步。如果重新考虑这些肌筋膜连接，则可以用全新的视角看待肌骨系统的解剖。

有一些肌纤维在纵向胶原纤维和螺旋形胶原纤维的方向上延伸，以保持这些胶原纤维的基础张力。我们以大腿部为例，

---

[1]　沿牵引力线延伸的结缔组织在受到刺激后，产生胶原纤维，然后胶原纤维沿着这些应力线排列（Schultz R L, 1996 ）。

[2]　肌肉筋膜也被称为深筋膜，主要由胶原纤维组成；深筋膜组织排列更紧凑，方向也很规则，因此深筋膜组织与腱膜组织往往难以区分（Gray H, 1993 ）。

[3]　刺激两个足跟会导致身体向前倾斜，而刺激小腿三头肌的本体感受器会引发相反方向的姿势反应。这些结果表明，来自皮肤或肌肉本体感受器、经由振动引发的感觉信息可以激起一个全身性的运动反应代偿，从而调节直立的身体姿势（Kavounoudias A, 1998 ）。

序列的纵向排列分布，而是常常沿着一个螺旋形排列分布。例如，刺激下腹部可引起沿腹直肌纵向或斜向的疼痛，这种疼痛可在腰椎区域表现出来。当刺激椎旁肌肉时，也可以发现类似的牵涉痛：如果涉及序列，则疼痛沿纵向分布；如果涉及螺旋，疼痛则分布在斜向上，表现在腹股沟处或耻骨处。从治疗的角度看，可以通过处理背部治愈腹痛，反之亦然[①]。

节段性协调中心与融合中心的区别

- 节段性 cc 点位于肌腹，它们通过肌外膜、肌束膜和肌内膜协调肌筋膜单元。

- 融合中心在肌腱上，它们通过支持带和筋膜螺旋协调组合运动。

- 节段性 cc 点位于与 3 个空间平面一致的身体部位。

- 融合中心位于关节附近和两个平面（斜线）之间的中间区域。

- 当需要发力，筋膜上的肌肉附着点被拉紧（序列）时，会募集节段性 cc 点。

- 融合中心通过直接（通过肌腱）或间接（通过附着的骨的运动）绷紧支持带来募集的。

（宋淳　关玲　译）

---

① 腹横肌和内斜肌在提供腰椎的动、静态稳定性方面被认为非常重要。此外，这些肌肉已被证明优先影响慢性腰痛患者（Hodges P, 1996）。

第十六章　肌筋膜螺旋的进化

筋膜通过形成纵向间隔控制身体的额状面动作，又通过形成竖脊肌间室控制身体的矢状面动作。

现在讨论筋膜如何控制水平面动作。

水平面的动作形成了以下几种动作组合。

- 组合运动（motor schemes），或称单一节段在两个平面中间区的动作。
- 运动斜线（motoer diagonals），或称整个肢体在两个平面中间区的动作。
- 螺旋形姿态（spiral form gestures），包括同一肢体的多个节段在相反方向上的复杂动作。

组合运动的构成

如果身体仅有竖脊肌筋膜间室和侧屈肌的间室，那么身体运动就会仅限于后向和外向运动（图132，A）。例如，鱼类不能在这两个平面间将躯干旋转90°。只有通过肌肉的层叠，才有可能实现从侧向到后向的和谐过渡。

这种变化最早出现在真骨下纲的鱼类，但是为了发现斜行肌团的原始双重层叠，我们很有必要观察两栖类动物。两栖类动物的躯干位于地面之上，它们在地表交替利用左右肢体将身体向前移动（图132，B）。两栖类动物中，例如蝾螈，不断抬高一侧肢体降低另一侧肢体的动作刺激形成了肌筋膜结构内的旋转缓冲层（或三重层叠）。一侧肢体下降时，躯干内发生旋转动作，这使得另一侧肢体会从侧方位置过渡到前部位置，而对侧的肢体的位置变化则正好相反（图132，C）。

因此，组合运动是某个节段从一个平面到另一个平面的过渡。在这个转换过程中，3个肌筋膜单元被激活：初始肌筋膜单元（后向或前向）、目标肌筋膜单元（外向或内向）及旋转肌筋膜单元（内旋或外旋）。这些水平面上的肌筋膜单元是发生转换的前提。旋转肌筋膜单元形成了双重层叠的筋膜和肌肉。

躯干肌肉组织分化为3层，这在四足动物中尤为明显，因为它们分化出了内斜肌和外斜肌[1]。

由于四足动物胸部肋骨的出现，使得它们的上述肌肉组织结构变得复杂[2]。

---

[1]　在羊膜动物中，外斜肌分为两层：浅层成为肋提肌，而深层是肋间外肌。肋间内肌来自内斜肌，而肋下肌来自腹横肌。锯肌和肩胛提肌及哺乳动物的菱形肌由外斜肌分化而成（Stefanelli A, 1968）。

[2]　有尾两栖类动物保持了原始的轴上、轴下肌肉的体节。羊膜动物中轴上间隔的消失导致了长束的形成，长束分布于椎体的横突上，而体节保持在深层（Kent CG, 1997）。

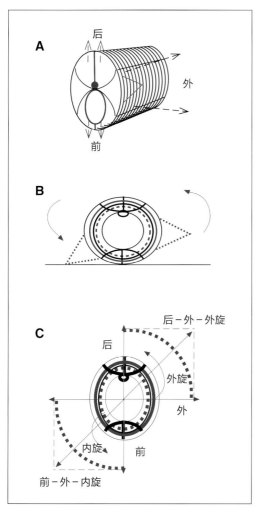

图132　从水生生物的侧屈到陆生环境需要的旋转

外斜肌分成了两层，浅层成为肋提肌，而深层成为肋间外肌。内斜肌发展成为肋间内肌。在羊膜动物中，肋间肌与斜肌对于呼吸很重要。腹横肌与肋下肌相连。在高级四足动物的肩胛部我们可以找到锯肌、肩胛提肌和菱形肌，它们都由外斜肌分化而来[①]。

轴下肌群分别形成一个靠近脊柱的屈肌链（颈长肌、腰方肌、腰大肌），以及一个浅层的肌肉链（腹直肌）。

轴上肌群则形成了浅表延展的肌肉组织和深层的椎间肌肉组织。这种新型脊椎肌肉组织结构在允许躯干反弓的同时，新的3层肌筋膜结构还可使得躯干旋转。运动方式不再是由单一肌筋膜单元激活的后向或外向运动，而是在一个肌筋膜单元的活动缓慢增加的同时，另一个肌筋膜单元的活动逐渐减少（渐强和渐弱）。这首"动作交响乐"不再由后向或外向cc点指挥，取而代之的是由cf点（后-外）指挥。这个cf点与内旋和外旋动作的cc点同时形成。作用在水平面的节段性cc点与cf点常常彼此靠近，但它们在动作管理中保持一部分独立性。

肢体上也形成了作用于水平面的肌肉。它们占据中间的一层，虽然它们可以独立收缩，但常常与组合运动的动作联合在一起。其cf点位于筋膜的中间部分，连接两个序列。因此，前-内cf点位于前向序列和内向序列之间，而前-外cf点则位于前向序列和外向序列之间。

当肢体或躯干沿着两个平面之间的中间轨迹移动时，位于斜线上的所有cf点都被激活。

Kabat已经认识到了人类肌肉动作的斜线特征，筋膜手法理论意在解释这些运动功能中筋膜的参与是如何必不可少。

[①]　锯肌、肩胛提肌和菱形肌来自外斜肌，形成了肩胛骨的悬吊带。在腹侧，胸肌用来维持上肢近端的位置（Kent CG, 1997）。

运动系统的进化

结缔组织是一种将所有其他组织和各种细胞联系在一起的组织（图133、134）。

甚至在整个进化过程中（图135），结缔组织促进了生物体的形成。在一些细菌，如链球菌的表面，就有一种非常类似胶原蛋白的分子。但是，这种分子并不像在其他动物中那样集合起来形成胶原索或胶原束。

根据 Kenneth（2005）的说法，海绵动物中存在两种胶原蛋白，而在人体内已发现21种胶原蛋白。

结缔组织存在于所有动物中，这使得我们能够假设，筋膜支架形成了"极性活动区"，或者说为身体各部分发育提供所需的信息。

实际上，在胚胎发育过程中，组织的单一部分如果不随着相关的、其下覆的组织一起移形[①]，就不会产生出与之联系的结构。

因此，筋膜是人体的"设计师"，它管理着其他所有组织来形成人体。反之，筋膜通过进化过程中的各种刺激而发展至现有状态。

下面总结了促进运动系统发育的各种刺激。

- 脊椎动物出现于地球上仅有5亿年。而文昌鱼是一种头索动物，由一系列相同的体节构成，这些体节被一个纵向间隔分开。在间隔一侧的肌束形成了单一的侧屈肌筋膜单元，而另一侧则构成拮抗的肌筋膜单元（额状面）（图136，1）。

- 颌口类（有颌脊椎动物）有一个纵隔和一个横隔，这样一侧的侧屈肌团被分成两部分。由于是两个矢量的合力，侧屈动作变得更准确。嘴部不再是一个简单的吸入管，而且由于它有一个由两个肌筋膜单元控制的下颌骨，因而可以在与躯干不同的平面上活动（图136，2）。

- 为了更有效地管理空间动作，头部和下颌骨必须进一步独立于躯干。因此，身体进化出了颈部肌肉组织。颈部肌肉组织部分来源于鳃肌，部分来自躯干肌。轴下与轴上肌肉从侧屈肌群中独立出来（图136，3）。

- 在两栖动物中，鳍被肢体代替，它的动作与躯干的活动紧密相关。一个肢体的抬起会刺激组合性动作而导致躯干旋转，这强化了躯干肌肉的双重层叠（水平面）（图136，4）。

- 在爬行动物中，由于在后侧的两

---

① Zwilling 和 Saunders 发现有两小块组织实际控制着肢体内骨骼的发育模式。在肢芽末端的一小条组织是整个肢体发育的核心，将其移除后发育就会停止（Shubin N, 2008）。

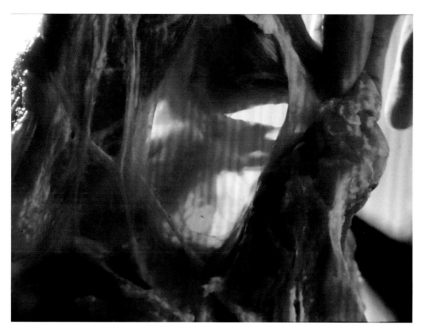

图 133 小牛蹄的韧带

将新鲜解剖小牛的踝关节附近的一条肌腱拉起，可以看到许多胶原薄膜也被向外拉出，它们是韧带与支持带的结合部

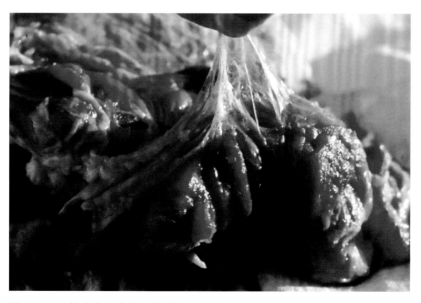
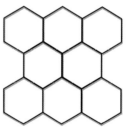

图 134 一块小牛肌肉的肌外膜和肌束膜

通过将新鲜解剖小牛的一块肌肉的肌外膜拉起，可以看到肌外膜紧密连接肌束膜。胶原框架在肌肉组织内形成了一个网络

块斜方肌相互联合及在胸骨处的两块胸大肌相互联合，两个前肢可以独立于躯干运动。体节和肌隔被连续的筋膜代替（序列）（图136，5）。

- 随着肢体获得更多的力量，躯干的肌肉萎缩，失去了同步同侧上下肢的功能。这种改变由背阔肌完成，它连接了肩胛带与骨盆带的中间运动（斜线）（图136，6）。
- 随着肢体互动的发展，许多哺乳动物的运动变得更精细。这种发展得益于背阔肌的筋膜越过中线与对侧臀大肌的筋膜相连[①]。肢体的复杂运动或姿态变得更加多样，这种交叉模式延伸到支持带（螺旋）（图136，7）。

肌筋膜螺旋的进化

在前面的段落中，我们已经看到，螺旋形排列的筋膜内胶原的形成与控制交叉或交互的肢体运动发生在同一时期。

原始双足动物中出现的漫步式运动刺激背阔肌与同侧臀大肌相连，因此能够同步上肢与同侧下肢[②]。交叉或交互的运动刺激使得一侧背阔肌的部分胶原纤维越过棘上韧带连接到对侧臀大肌的筋膜。这种肌筋膜连接在人类中尤为明显（图137），

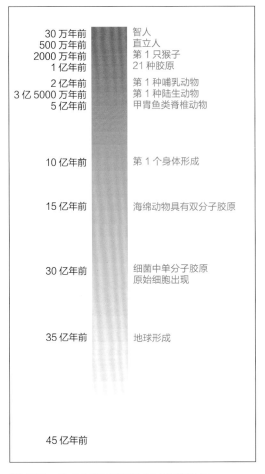

图135　从地球形成到智人时代的进化

其筋膜内胶原"皮带"的滑动（endofascial collagenic pulleys）使得交叉同步。

相同的连接方式存在于身体前部的两侧肌肉之间。胸大肌与前锯肌下部的纤维与腹外斜肌相连，腹外斜肌从腹白线上通过，并向下延伸到对侧腹内斜肌（图138）。腹筋膜的S形胶原纤维与对侧股

[①] 胸腰部的腱膜以其回弹力著称，延伸覆盖整个腰部，一部分止于髂嵴，另一部分止于棘突和棘间韧带。值得注意的是，在背阔肌筋膜到达中线时，有一定数量纤维越过中线加强了对侧的胸腰部腱膜（Testut L，1987）。

[②] 在有尾两栖类动物中，背阔肌是精致的三角形肌肉，起源于在肩部覆盖轴上肌节的浅筋膜。这个浅筋膜在爬行类动物中变得更紧密，在背侧固定于连接脊椎神经棘的强壮筋膜。它从其轴部起始逐渐向后延伸。在哺乳动物，这种趋势向更广泛的背侧固定发展，以致于可以连接腰椎并向下延伸到尾巴根部（Kent CG，1997）。

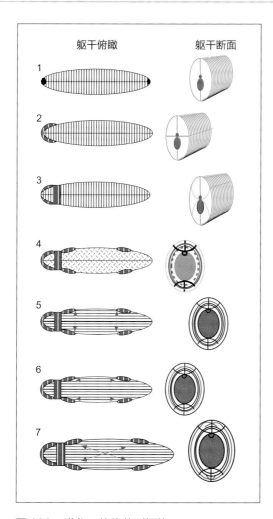

图 136　进化：从体节到螺旋

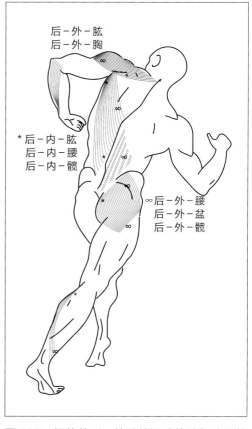

图 137　螺旋将后—外髋的运动轨迹与肱骨的运动相连接

间纤维相连[1]。这些前部的胶原连接在行走时可同步一侧上肢与对侧下肢的前向运动。

躯干这两个大的支持带与肢体的螺旋相连，后者由关节周围的各种支持带构成。

此肌筋膜结构，特别是位于躯干的部分可以总结如下。

- 在深层，筋膜和单关节肌肉（棘间肌、横突间肌、肱肌）与肌筋膜单元的节段性 cc 点有关。

- 在中间层，纵向双关节肌肉（最长肌、髂肋肌、腹直肌）参与肌筋膜序列的形成。

- 在两个序列之间，斜线位于筋膜融合之处（在竖脊肌旁的两层胸

---

① Rizk（1980）对 41 例人和 75 例其他哺乳动物的腹前壁进行了大量研究。研究结果是，在人类，腹外斜肌的主要部分是双重层叠的，其纤维并不止于腹白线，而是穿过中线与对侧的一半连接。在这次交叉后，浅束向下、向外延伸，穿过深层纤维（S 形系统）。一些纤维止于耻骨的耻骨嵴上（腔隙韧带）（Gray H, 1993）。

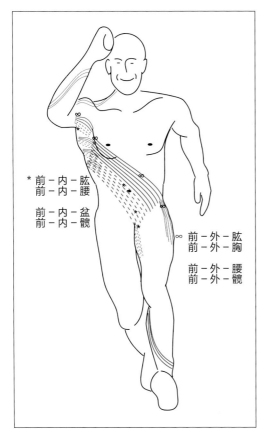

＊ 前－内－肱
前－内－腰

前－内－盆
前－内－髋

∞ 前－外－肱
前－外－胸

前－外－腰
前－外－髋

图138 将前－外－髋与前－外－肱运动轨迹相连的螺旋

腰筋膜汇合之处，有cf点和后－外斜线；在腹直肌两侧的腹斜肌筋膜汇合之处，有cf点和前－外斜线；靠近腹白线处，是前部筋膜汇聚的另一个位置，有前－内斜线；后－内斜线位于近棘上韧带处）。

● 在浅层，肌筋膜和多关节的肌肉（背阔肌、臀大肌、腹外斜肌）构成了肌筋膜螺旋。这些螺旋将与复杂运动（如步行）相关的各个cf点连接在一起。

在对各个螺旋的描述中，最能代表

支持带之间连续性的筋膜内胶原纤维（endofascial collagen fibres）被重点关注。但是，这种描述并不意味着每个螺旋管理着一个特定的运动姿态。任一给定螺旋与另一螺旋之间的联系（如主动、拮抗或对称）存在着极大的变数。这种联系的多样性对于管理复杂多变的人类动作是十分必要的。

肢体螺旋与躯干螺旋之间的传递也会因为刺激的不同而变化。例如，在步行周期的某个特定阶段中，后－外－髋螺旋与躯干的后－外－盆螺旋相连，而之后连接会转到后－内－髋与后－内－盆螺旋之间（图137）。

在哺乳动物中，步行速度的变化决定了螺旋间联系的实质改变。如马匹，慢跑时需要3个与地面同时接触的点，小跑时需要2个，而疾驰仅需1个。决定使用哪个运动模式取决于肌筋膜框架的紧张程度，而不是意志。

即使在人类，当步速超过3 m/s时，几乎不可能保持正常的步行模式，即使是无意的，也会跑起来。

直立体位的进化

现在讨论人类运动系统最新的进化成果——直立行走。目前有多种理论可以解释人类从四足体位到直立体位的转变过程。类人猿（猩猩亚科）和人类的共同祖先（原康修尔猿）存在于下中新世（Lower Miocene）的地质时期（2000万年前）（图135）。在中新世中期（1500万年前）开始时，随着热带草原林地环境的扩张，这两个物种开始分化为森林古猿（猴子）和南方古猿（人类）。猴类采取了多种生存和防御策略，如穿行于树林（长臂猿）和牙齿的发育（狒狒）。

原始人类（未来的人）缺乏对捕食者进行"天然"防御的形态学特征，但是他们采用了一种外在武器，一根用木头或长骨制成的棍棒。这个假说被我们自己的自发反应所证实——当在树林里听到奇怪的声音时，我们会迅速地用一根棍子武装自己！黑猩猩也能够抓起一根棍子并投向入侵者，但这一策略仅提供短暂的防御。实际上，在握持一根棍子并以恐吓的方式舞动时，能提供更多的保护。

我们可以想到这样的例子：一头牛、一只狗或任何其他动物会对我们的指令漠不关心，直到看到我们手中拿着一根棍子。这种行为引发的正反馈可能帮助了原始人明白：生存需要依赖防御性武器。

当然，一旦原始人来到大草原，就有必要随身持有一根木棍，因为一旦发生危险会更难临时找到武器。这样，一根木头或长骨制成的棒子成为南方古猿不可离身的武器。南方古猿用四足行进，其中后腿跖行，保持整个前肢用前面的指间关节行走（图139）。臂行的动作抬高了身体的前部，将重心移向骨盆。前肢负重的减少使得南方古猿可以握住一根棒子并在活动时，用一只手持有它。然而，在四足体位活动时一手持有棍子会很困难且不舒服，指间关节会痛并且后肢也受累。将棍

子保持在垂直位可以解决这个问题（图139），就像是使用拐杖。

这一策略可以解释为什么人类直立行走之前有一个三足行走的周期。在那个阶段，重心更加移向下肢。使用两根棍子会占据双手，而使用长度增加的棍子（或棒子）会使防御更有效，因为可以将捕食者保持在更远的距离之外。也就是说，原始人的行走姿势在逐渐垂直。与此同时，臀肌保持躯干直立的作用减少，更多的是维持躯干稳定。原始人的骨盆增大，臀肌的位置逐渐外移。在足部，第三腓骨肌的形成增加了其内旋角度及负重。在晚中新世的末期（500万年前），原始人已经是双足动物，重心也正好落在两足之间。

通过对儿童发育的观察，可以看到婴幼儿在不同支撑的帮助下逐渐掌握了直立体位[①]。而在老化或退化的过程中，老人常要依靠一根拐杖进行支撑（图140）。

使用棍子和其他工具不仅有助于人类掌握直立体位（直立人），而且有助于智力容量的发展（智人）。也许鲍氏南方古猿、粗壮南方古猿和其他原始人在100万年前已经达到直立体位，但较低程度的心智可塑性使他们止于使用一根棍子或棒子的阶段，即棍棒仅仅是一种防御形式。而智人不仅学会了如何保护自己，还学会了狩猎、用工具移动岩石并用垒起的石块作庇护所。这显然提供了更好的保护，使他们得以在冰河时期（30万年前）生存

---

① 可以说人类的成长概括了从四足阶段开始的所有进化（Niemitz C, 2002）。

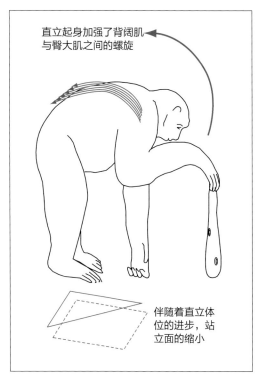

图139　向直立行走进化

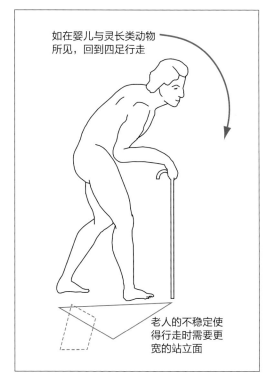

图140　向四足动物退化

下来。

　　使用外部工具，可以带来与本能反应不同的推理过程。一根棍子被证明是驯养动物的最佳方法，它可以使动物更顺从、更听话。

　　在最初的人类群体中，更善于使用一根棍子或棒子的人扮演了领导角色。时至今日，国王的权杖、主教的牧杖、法官的锤子，以及乐队指挥的指挥棒都保持着这种象征意义。使用一根棍子所需的行为不仅是基因遗传下来的反射结果，还是对持续变化的情况做出适当评估的结果。这些工具处于人类和周围环境之间，它们带来的变量也增加了大脑突触而不是外周反射的发育。

（宋淳　关玲　译）

第十七章　肌筋膜螺旋的生理

每个节段的筋膜张力调节着肌筋膜单元的纤维，并通过交互抑制来抑制相拮抗的肌筋膜单元。

肌筋膜序列的张力可以通过辐射或扩散同时激活单向肌筋膜单元。

两个序列用"易化（facilitation）"的方式同时介入，最终生成了一个组合运动（motor scheme），或运动斜线（motor diagonal）（图 141）。

肌筋膜螺旋张力用"逐次诱导（successive induction）"的方式介入一些反射活动和复杂运动。

筋膜的结构（肌筋膜单元、肌筋膜序列、肌筋膜斜线、肌筋膜螺旋）对运动功能提供了外周支持。筋膜的这些功能至今还被认为是神经系统的作用结果。毋庸置疑，筋膜和神经是相互依赖的。

肌筋膜斜线和组合运动

从筋膜解剖中观察到，一些肌肉呈纵向排列，而另外一些则呈螺旋形排列[1]。

如果认为纵向纤维在肌筋膜序列中起作用，而螺旋形纤维在肌筋膜螺旋中起作用，那就太简单了。每条肌纤维只有一种激活方式。但依据其筋膜连接，它可以参与不同的动作。为了管理所有这些运动变量，筋膜形成了非常复杂的胶原纤维网络，从而连接所有的肌肉。在这个错综复杂的连接中，我们借助肌筋膜的嵌入研究过序列的连续性。另外，筋膜的融合线是肌筋膜斜线的解剖基础的代表结构。这些线包括腹白线（图 142）、肌间隔、棘间韧带和嵌在两个肌筋膜序列之间的所有胶原结构。

例如，融合线管理肌纤维的介入，这些肌纤维将上肢沿着前向与外向序列之间的轨迹移动（图 141）。Kabat[2]认为所有的动作都按这种中间模式进行，但这排除了在精确平面上发生动作的可能性。

上肢的前–外向斜线同时管理指部、腕部、肱骨和肩部的前向与外向肌筋膜单元。单个的前向、外向及旋转序列无法协调这些中间动作，而对于运动皮质而言，又有过多的变量难以控制。因此，必须有

---

[1]　依据牵拉的方向，肌肉可以呈平行、斜行或螺旋形，可据此对肌肉进行分类。平行的有：方形肌、带状肌、梭形肌、腱划；斜行的有：三角形肌、羽状肌（双羽状、单羽状、多羽状）。有些肌肉呈螺旋状或"扭转状"：斜方肌在两个附着点之间发生 90° 旋转，而胸大肌的胸肋纤维和背阔肌则发生 180° 旋转。当这些肌肉收缩时，它们会部分放松（解螺旋状态）。其他螺旋形肌肉具有两个或以上的交叉层，如胸锁乳突肌、大收肌等。（Gray H, 1993）。

[2]　每个模式有一个主要的屈肌或伸肌组分，与外展或内收及两个旋转的组分相关。运动斜线有两条，每条都包含两个互为拮抗的模式，例如，踝关节背伸的易化（facilitation）依靠的是下肢抗阻的二重屈曲（Licht S, 1971）。

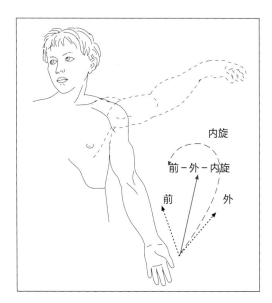

图141 上肢的斜线动作（前－外－内旋）

一个张力结构来组织这些中间动作。位于前向和外向序列正中间的融合中心就属于这个结构的一部分。在整个身体上都有位于主要序列的正中间的融合中心，并可以在中间动作过程中沿一条斜线被激活。

拮抗上肢前－外向斜线的是后－内向斜线，它在返回的动作中被激活。在手臂抬起并外展时，为了克服反向阻力，后－内－肱、后－内－肘、后－内－腕融合中心被激活，从而使手臂回到初始位置。其他的斜线还有前－内向和后－外向斜线。

在躯干，身体一侧的前－外向动作也与对侧的后－内向斜线成对，后者负责返回动作。另外，当躯干一侧的后－外向斜线被激活时，在返回中立位置时前－内向斜线会被激活。

在进化过程中反复发生的中间动作，以及筋膜的柔韧性，促使肌筋膜斜线的胶原纤维形成。这些胶原纤维不是肌筋膜序列中纵向纤维的复制品，而且位于两个相

关序列汇合的位置。

肌筋膜螺旋和反射活动

一个节段的组合运动是由一个斜线管理的，这与由螺旋管理的组合运动不同：前者涉及单一节段内两个肌筋膜单元的同时激活，而后者则涉及肢体或躯干的两个序列中所有肌筋膜单元的激活。一条螺旋涉及两个相邻节段在相反方向上运动的两个组合运动的激活（图143）。

现在我们来分析反射，以了解刺激筋膜上的各种点是如何引发无意识动作的。

- 肌骨系统中存在单一节段反射和全身性反射。单一节段的反射仅激活一个肌筋膜单元。这种激活可以通过叩击一条肌腱（肌筋膜单元的感知中心）或击打肌腹（肌筋膜单元的协调中心）而引发。
  - 深层腱反射：
    - 二头肌（前－肘）；
    - 三头肌（后－肘）；
    - 髌腱（前－膝）；
    - 跟腱（后－踝）。
  - 浅层或皮肤反射：
    - 肩胛间（后－胸）
    - 跖底（内－足）
    - 腹壁（前－腰）
- 全身反射激活一个序列或螺旋。为了解释筋膜序列的参与情况，现在分析一些上运动神经元病变引起的病理反射。
  - 序列和斜线的反射：
    - 下肢的 Raimiste's 征（序列

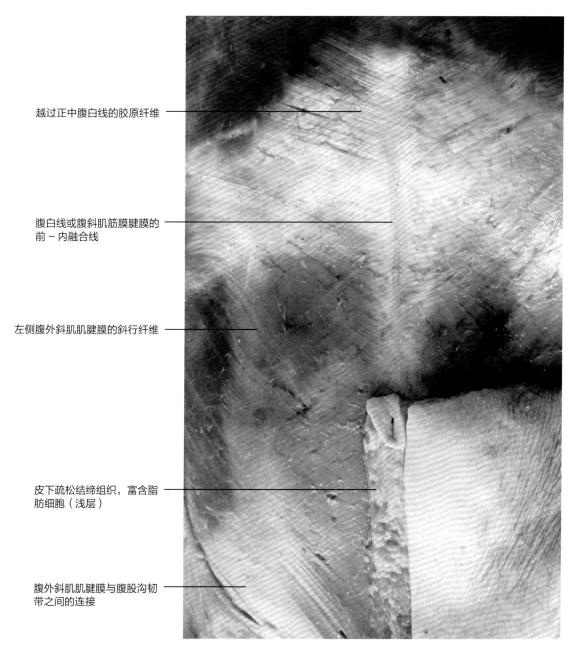

越过正中腹白线的胶原纤维

腹白线或腹斜肌筋膜腱膜的
前－内融合线

左侧腹外斜肌肌腱膜的斜行纤维

皮下疏松结缔组织，富含脂
肪细胞（浅层）

腹外斜肌肌腱膜与腹股沟韧
带之间的连接

图 142　腹壁的筋膜和腱膜

　　在上面的照片中，移除腰腹壁的疏松结缔组织后，胶原层变得很明显，因为筋膜腱膜被分离了出来。腱膜从哪里开始而筋膜又在哪里结束？肌外筋膜由波状胶原纤维构成以适应梭内肌纤维的牵拉。腱膜筋膜由平行胶原纤维构成，以传递梭外肌纤维的牵拉。肌外筋膜协调一个肌筋膜单元内的运动单元，而腱膜筋膜协调两个或更多肌筋膜单元的肌肉

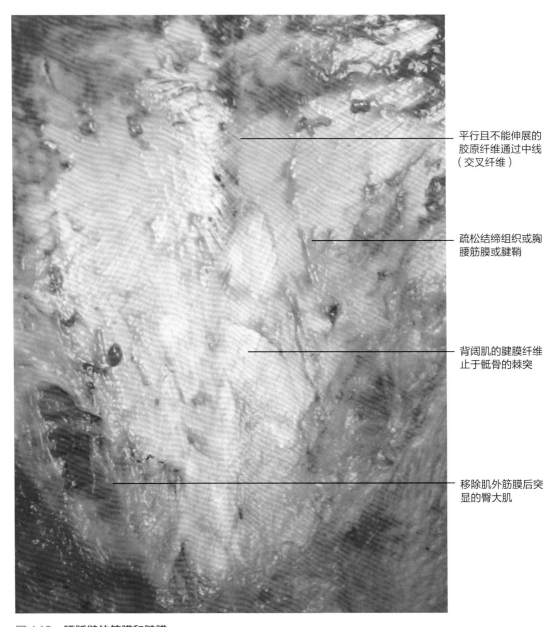

平行且不能伸展的
胶原纤维通过中线
（交叉纤维）

疏松结缔组织或胸
腰筋膜或腱鞘

背阔肌的腱膜纤维
止于骶骨的棘突

移除肌外筋膜后突
显的臀大肌

图 143　腰骶壁的筋膜和腱膜

　　被称为胸腰筋膜和腹筋膜的结构实际上是背阔肌和腹斜肌的腱膜。胸腰筋膜是这些腱膜上可见的疏松组织，并且不能用手术刀切除。这是因为它们与肌束膜及背阔肌与腹斜肌的腱鞘（腱膜）相连续。

　　腱膜的胶原纤维适合传递拉力，因此它们能够同步一侧的臀大肌和对侧的背阔肌（螺旋）。肌外筋膜适应不同的长度及最小的牵拉，因此它可以感受动作并协调肌梭

的双侧连续性）[1]；

○ 胫骨前肌征（从前－髋肌筋
膜单元到前－踝的放射）[2]；

○ Sterling's 征（同上，但存在
于一对肢体的两个单向序列
之间）[3]。

－ 螺旋的反射：

○ 屈肌反射，类似走路时腿的
摆动相；

○ 伸肌反射，类似步态周期中
的支撑阶段。

现在分析螺旋形筋膜结构在屈肌反
射[4]中的作用。注意我们会按筋膜手法的
惯例，使用新的方向术语以表述屈曲或
其他动作。换句话说，疼痛的刺激决定
了髋部前向运动、膝部后向运动及踝部
前向运动，而不是称为"三重屈曲"。这
些动作可以由一个或两个螺旋调节。为了
简化分析，这里仅考虑一个螺旋的情况
（图144）。髋部前向运动由髋部的前向和
内向运动融合中心（前－内－髋）驱动，
而膝部后向运动由膝部的后向与外向运动
融合中心（后－外－膝）驱动，踝部的前
向运动由踝部前向与内向运动融合中心
（前－内－踝）驱动。

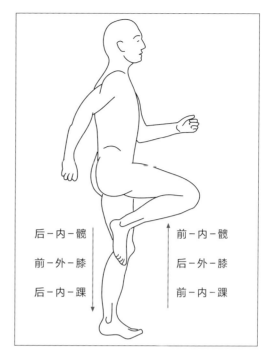

左侧标注（从上到下）：
后－内－髋
前－外－膝
后－内－踝

右侧标注（从上到下）：
前－内－髋
后－外－膝
前－内－踝

图 144　右腿为三重屈曲反射，左腿为三重伸
直反射或交叉伸肌反射

这些动态动作只涉及融合中心。此
外，只有当在某个特定方向上需要突然用
力时，这些动作才会涉及节段性肌筋膜单
元[5]（例如，前－踝节段性肌筋膜单元可
以在动作需要增强时被激活）。

在下肢的三重屈曲过程中，对侧肢体
受到交叉伸肌反射影响，被迫支撑强加于
它的额外重量。交叉伸肌反射包括踝部后
向运动、膝部前向运动（股四头肌收缩以

---

[1]　当人仰卧并外展双下肢时，麻痹肢体完成的动作与健康肢体的类似（外展或内收）（Chusid GJ, 1993）。

[2]　Strumpell 征，随着大腿在骨盆上屈曲，足背伸，特别是检查者施加强大的阻力时，足背伸更加明显（Chusid GJ, 1993）。

[3]　主动抵抗健康肢体内收时会出现麻痹肢体的内收（Chusid GJ, 1993）。

[4]　屈肌反射包括肢体 3 大关节的同时屈曲（以下肢为例：髋、膝、踝 3 个关节的屈曲），它可以由施加于完整或去脑
动物肢体的疼痛刺激引发。在受刺激肢体发生屈曲的同时，还观察到对侧肢体发生伸展（交叉伸肌反射）(Baldissera F,
1996)。

[5]　大脑皮质的"侏儒人"（homunculus）无法觉察自己的指令的结果，因为这些指令是在某个背景条件下发出的，当
背景条件发生变化时，指令的最终结果必须会被这些条件改变（Turvey MT, 1982）。

保持膝关节伸直）及髋部后向运动（维持骨盆稳定以防止向前倾倒）。这个反射涉及后－内向－踝部（后－内－踝）、前－外向－膝部（前－内－膝）及后－内向－髋部（后－内－髋）螺旋。

基于筋膜角度的步态分析

通过一些修正，此类屈肌和伸肌反射的运动管理可见于步态周期中[①]。每一步都可以分为一个支撑阶段和一个摆动阶段。

支撑阶段[②]（图145）需要髋部的后向运动（后－内－髋）、股四头肌激活以稳定膝关节（前－外－膝）和踝关节（后－内－踝）（Piazza SJ, 1996）。

摆动阶段（图146）始于后－外向－膝部（后－外－膝）肌筋膜单元的收缩，与此同时髋部（前－内－髋）与踝部（前－内－踝）的前向运动被同步激活。足部在后－外向位置开始进入摆动阶段，然后到达前－外向位置。

在每一步中，下肢的螺旋形胶原纤维都经过"旋紧"与"放松"的交替过程。不同节段在相反方向上的动作由支持带的拉紧来同步，这些支持带由肌筋膜螺旋连接到一起。

根据神经生理学家的观点，脊髓管理运动能将更高级的神经中心从组织动作的

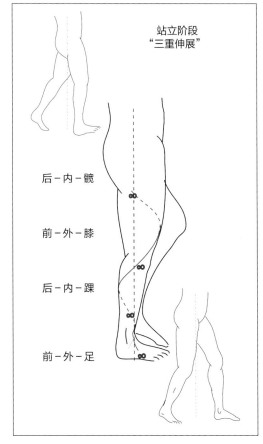

图145　由前－外－足螺旋管理的支撑阶段

细节中解放出来。而大脑皮质中心仅负责启动、引导及停止这一过程。

脊髓中枢将下行指令转化为节律性协调运动，这个能力取决于牵张反射弧的完整性。然而，在一些实验动物身上已经证明，即使脊髓后根被切断，这些有节律的活动仍然存在[③]。因此，内筋膜的螺旋为这种反射活动提供了一种解释。带来的问题

[①]　把仅保留脊髓的动物与完整动物的肢体肌肉活动作比较，并没有实质的差异。这说明脊髓本身足以产生协调的、有效的肢体运动激活序列（Baldissera F, 1996）。

[②]　在摆动阶段结束时，足后跟先着地，然后由于踝关节的短暂伸展，整个足底着地。足底一旦与地面接触，髋部开始伸展（臀肌收缩），而膝关节因股四头肌的收缩而保持伸直（Baldissera F, 1996）。

[③]　脊髓和中脑对运动中心活动的准备，即使在切断脊髓后根后仍然保持：这排除了由运动本身引起的传入神经产生了步态节律的可能性（Baldissera F, 1996）。

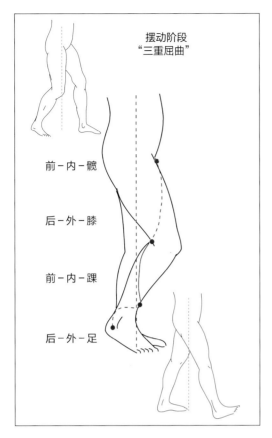

摆动阶段
"三重屈曲"

前－内－髋

后－外－膝

前－内－踝

后－外－足

图 146 由后－外－足螺旋管理的摆动阶段

动[1]。在身体后面，一侧背阔肌与对侧臀大肌的连续性，再加上身体前面一侧的胸大肌、腹斜肌与对侧这些肌肉的连续性，证实了运动管理由肌筋膜螺旋控制。然而，这与通过脊髓的神经管理并不矛盾。

肌筋膜螺旋和运动活动

肌筋膜螺旋是一条围绕着中轴弯曲、延伸的连续的螺旋线。

一个螺旋结构可以屈曲而无须折叠，可以拉长而不会离断，并且能够在不变形的情况下扭转。像纵向序列一样的直线结构不太能够延长或扭转，但可以提供更好的稳定性和力量。

协调中心（cc 点）主要通过肌梭的反馈[2]协调一个肌筋膜单元内的多个运动单元。

融合中心（cf 点）主要通过高尔基腱器的反馈[3]协调 3 个肌筋膜单元。

cc 点位于肌腹，而 cf 点位于支持带和肌腱上。

一个 cc 点将单一节段的活动与单向肌筋膜序列内其他节段的活动相同步。

一个 cf 点根据肌筋膜螺旋的需要调节一个节段的活动。

因此可以说，动作越不受限制，螺旋

是：在缺乏传入神经信号的情况下，传出神经是如何交替激活双下肢的？由于螺旋对高尔基腱器的影响，肌筋膜张力的相互作用使得一个冲动被激活而另一个被抑制。

肌筋膜螺旋不仅存在于肢体中，还存在于躯干中。躯干的螺旋同步双侧肢体的动作，即一侧上肢与对侧下肢一起向前运

---

[1] 伴随成人自发运动的第 3 个改变是躯干旋转的出现，这有助于肢体向前的动作。骨盆带为了将一侧移动的肢体转到前面，大约要围绕纵轴旋转 5°（Baldissera F, 1996）。

[2] 肌电图分析显示，动作的完成无须次级协同肌肉的参与。然而，大多数复杂运动是渐进的相互作用的综合结果，包括各种组织的重力与被动机械性外力，以及主要的运动肌、拮抗肌、协同肌和稳定肌的张力和长度变化的综合作用。通过位于不同组织（结缔组织、关节周围组织、肌肉组织）的感受器获得运动模式与关节位置的持续反馈，以这种方式它们在中枢神经系统的各个水平得以整合和控制（Gray H, 1993）。

[3] 本体感觉的变化突显了许多不对称性。高尔基腱器是这一过程的核心。高尔基腱器位于包括关节、筋膜鞘和腱膜的所有的软组织内。由于高尔基腱器"开或关"的特性，以及没有表现出神经可塑性，它很容易对外力（如手法治疗）做出反应（Basmajian JV, 1993）。

管理的介入就越多；需要的强度越大，被募集的序列就越多。

　　研究股四头肌的结构可以进一步加深对这些概念的理解。股四头肌有一个纵向的肌腱（髌腱），将前向运动的力传递到胫骨和小腿前部肌间隔的筋膜（肌筋膜序列）。股内侧肌的部分纤维延续到髌骨支持带，并且向胫骨外侧延伸。股外侧肌的部分纤维参与构成髌骨支持带，并向胫骨内侧延伸。肌腱的 3 个部分中具体哪一个被激活取决于进行什么样的动作。髌骨支持带的张力传递到螺旋形排列的小腿后部筋膜的胶原纤维，然后从这里传递到踝关节的支持带（交叉支持带）。这样，在步态周期中膝关节的前 – 内向运动促进了踝关节的后 – 外向运动。如果股四头肌的功能仅仅是伸直膝关节，那么它应当由单一的肌块构成而不会具有多个肌腹。虽然，伸膝这样的动作只需要单一运动单元完成，但股四头肌有许多被不同神经根支配的运动单元，这提示其功能并非单一，而是相对复杂。由于纤维呈螺旋状排列，根据所完成的特定运动而被拉紧或放松[1]。屈膝时，前外向纤维被拉伸，而小腿后部纤维放松。伴随膝关节的伸直，前外向纤维逐渐变得松弛而后部纤维紧张起来。

　　在每次运动活动中，环境的变化可以导致角色的功能突然转变，这不仅发生在节段性的肌纤维或肢体中，还可能涉及整个身体。例如，当我们在跑步时受到磕绊，螺旋组合运动会立刻被纵向序列替代，以试图防止跌倒。因此，很显然，动态力量（螺旋）需要与方向性力量（序列）相结合。同一筋膜内含有纵行与斜行两种胶原纤维，当这些纤维出现张力变化时，不同的筋膜组织可以分别被激活或者同时被激活。传入信息的改变涉及不同的螺旋组合运动，因此才能发出与之相应的传出反应[2]。

　　上肢的各个节段之间也有同样的非同步运动（asynchronous）。为了抓取物体，拇指屈曲内收，其他手指受到刺激而屈曲外展，从而完成抓握。手指需要手腕的伸展来加强抓握力[3]。

　　为了实现这些变化，大脑可能需要给拇指设定一个方向的矢量，而给其他手指设定相反方向的矢量。而更有可能的是，由外周成分感知和同步这些姿势。例如，在手腕（腕）的前部，由纵行与横向纤维构成的屈肌支持带[4]分为两个薄层。横向与斜行纤维与筋膜螺旋相连，而纵向纤维

---

① 类似手臂或腿这样的附属物是一条生物运动链（由许多相连的链接构成。因此，任一链接的改变会影响到其他所有链接。肩关节的独立主动运动必然会以某种方式改变手臂的其余部分，因为所有的关节都相互关联（Turvey MT, 1982）。

② 脊髓的节段系统是主动系统，并不会被动地复制下行指令。神经元间的纵向与水平连接为脊髓提供了自主管理。通过传入纤维到达的信号根据外周发生的有效情形改变冲动的传递。信号传递到专注于肌肉张力、长度等的运动皮质。如果通过传入介质，时刻计算所有感知状态可能发生的组合概率，那么这会为执行任务的人带来持续变化的负担（Grimaldi L, 1984）。

③ 如果在手指闭合、张开（屈和伸）的同时观察手腕的屈曲和伸展，可以注意到在手腕完全屈曲时，手指倾向于伸展和分开，而且手指是放松的。当手腕完全伸展时则与之相反：手指倾向于屈曲（Pirola V, 1998）。

④ 在结构上，手腕的腕横韧带由 2 层纤维构成：深层是横向纤维；浅层是纵向和斜行纤维。浅层的纤维与掌长肌肌腱及大、小鱼际的肌腱紧密相连（Testut L, 1987）。

在序列内延续。如前所述，序列协调各单向肌筋膜单元的力，而螺旋协调运动动力（dynamic aspects of movement）。

　　事实是肌肉缩短得越快，产生的力量越小，这在某种程度上证实了筋膜序列与筋膜螺旋间的任务差别。一个人提起一袋水泥时会花费较多的时间，并且通常在简单或单一的方向移动。当一个人出拳击打时，会使用一个快速、复杂的组合运动。在下个动作之前会有一个反向运动以积累能量[①]：上臂的肱骨处于后伸-内收（后-内）位，而肘部（肘）位于屈曲-外展（前-外）位，腕部则是后伸-内收（后-内）位，以此积累势能（图147）。

　　当动能释放（动作）时，肱骨进入屈曲-外展（前-外）位，肘部伸展-内收（后-内）而腕部则是屈曲-外展（前-外）。上肢这种各个节段间的动作变化由螺旋形筋膜内胶原纤维联系到一起。这个螺旋在准备阶段"旋紧"（位能或势能），激活各方向上的神经感受器，并同步涉及该动作的多个肌筋膜单元。

肌筋膜螺旋和经筋

　　在历史上，患者经常会这样描述某种坐骨神经痛，例如，"疼痛从我的臀部开始，经过大腿前面和膝关节内侧，终止在脚后跟"。而有时患者也会这样描述疼痛的分布："疼痛从我的臀部开始，一直沿

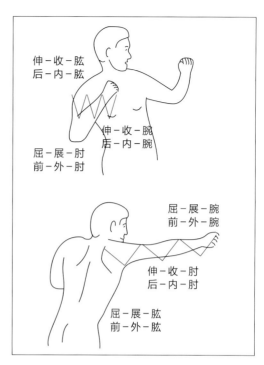

图147　螺旋在动态姿势中引导能量的聚积

腿的后面向下"。在第一种情况，这类疼痛的分布对应一个螺旋的路径。而第二种情况则是对应后向运动序列。压迫 cc 点引起的牵涉痛呈纵向分布或螺旋形分布。在这种疼痛分布的基础上，古代针灸师描述了两种不同的经络路径：主要经脉（见表17~19）沿纵向延伸；而经筋则呈螺旋形分布。

　　主要经脉对应单向肌筋膜序列（Stecco L. 1990）。经筋则是一条可以叠加在肌筋膜螺旋上的路径。

　　古代中国人发现了两个主要经脉间的关系并将它们串联起来（表17）[②]，这种

---

① 当动能和势能都最小的时候，弹性能量的积累最大。基于肌腱弹性的计算表明，通过这种方式，肌肉的必要付出减少了40%（Baldissera F, 1996）。

② 12条主要经脉相互关联，形成了连接天地的线。换句话说，地与天的能量是相连的（Lebarbier A, 1980）。

关系对应筋膜手法发现的躯干与肢体序列间的连续性，这些相连续的序列作用于某个特定空间平面。例如，太阳经串联起膀胱和小肠的经脉，对应矢状面的后侧（后向运动序列）；太阴经串联起脾经和肺经，对应矢状面的前侧（前向运动序列），以此类推。

另外，古代针灸师还注意到，疼痛并不总是在特定平面上的动作中发生，而常常是在中间轨迹（斜线）上加重。因此，他们将一条阴经与一条阳经通过一个横向交叉点或称络穴配对[1]。络穴对应着融合中心。

这种阴阳经的配对构成了主要的肌筋膜斜线（表18）。例如，小肠经（阳）与心经（阴）之间的联系对应着上肢后向和内向斜线的同步。反过来，这种连接反映了矢状面与额状面间的同步，例如，尺偏这种中间动作。

在针灸中，经筋（the tendinomuscular meridians，TMM）[2]在关节附近有交会穴（表19），并且它的循行呈非线性。融合中心也位于不同关节的支持带上，它们分布在螺旋形轨迹上。

经筋的能量循环是从下向上的。肌筋膜螺旋也是起于肢端并向近端延伸，手或足决定了肢体的其余部分要适应它的要求。相反，由于肌筋膜序列起于躯干并延伸到肢端，因此它们需要保持身体的重心在底座上。

经筋与主要经脉在嵌入点吻合[3]，这些点位于大关节周围，诸如下肢的踝、膝和髋，以及上肢的腕、肘和肩。螺旋的融合中心位于这些关节的支持带上。这些与高尔基腱器相连的融合中心与节段性cc点相互作用，后者与肌梭的联系更密切。

经筋有一条带状的通道，它们以3个为一组有结合在一起，以实现特定的功能。螺旋形胶原纤维和支持带也呈带状，它们与纵行的肌筋膜序列截然不同。这些螺旋在关节附近结合并交换角色。

经筋有许多从主要路径分出的分支或分叉。可以看到它们通过将一侧经脉的分支与另一侧相连而形成了与肌筋膜螺旋类似的连续性。上肢的经别和经筋直接与下肢的相连。

为了阐明肌筋膜螺旋与经筋的对应关系，我们来看胃的经筋（图148）。这条经络线起于第二、第三和第四足趾和踝关节附近。对应伸肌支持带的分支，该经筋分为两支。接下来的路径可以叠加在前向

---

[1] 次级通道从阳经的络穴通至阴经的原穴（Lebarbier A, 1980）。第一对经别起自膀胱经与肾经的腘窝处。第二对经别起自胆经和肝经靠近髋和耻骨处。第三对经别起自胃经和脾经靠近腹股沟处。第四对经别起自小肠经和心经靠近肩部。第五对经别起自三焦经和心包经的颈部。第六对经别起自大肠经和肺经（Di Concetto G, 1992）。

[2] 经筋是次级经脉中最表浅的能量通道。它们将12经脉中的气散布到肌肉和肌腱中并维持正常动作。它们的循行起于肢端（手足）并在向中心延伸时经过较大的关节。经筋分为4组。每组代表一个由3条经脉组成的系统：手三阳经在发际线汇合（本神）；手三阴经在腋下汇合（渊腋）；足三阳经在近上颌骨处汇合（颧髎）；足三阴经在耻骨上方汇合（中极）（Di Concetto G, 1992）。

[3] 经筋的循行始于肢端（手指或足趾），在其上升过程中涉及较大的肢体关节。这样，在能量层面，与关节相关的动作得到了保证。通过其与主要经脉的嵌入点而发生与深层组织的汇合。经筋有其自身丰富而广泛的通道，可以被描述为类似带状（Di Concetto G, 1992）。

表 17 与平面序列相对应的经脉

主要经脉间的能量通道	同向序列间的连续性
太阳经 膀胱和小肠	矢状面 后向序列
少阳经 胆和三焦	水平面 外旋序列
阳明经 胃和大肠	额状面 外向序列
太阴经 脾和肺	矢状面 前向序列
厥阴经 肝和心包	水平面内 旋序列
少阴经 肾和心	额状面 内向序列

表 18 平行的经脉与相应的肌筋膜斜线有关

阴阳经之间的能量交换	斜线或两个序列的协同
小肠 – 心	上肢后 – 内向运动 = 尺偏
膀胱 – 肾	下肢后 – 内向运动 = 腿的 后向运动
大肠 – 肺	上肢前 – 外向运动 = 桡偏
胃 – 脾	下肢前 – 外向运动 = 前移
胆 – 三焦	躯干的后 – 外向运动和肢 体的外旋
心包 – 肝	躯干的前 – 内向运动和肢 体的内旋

表 19 经筋的交会穴和螺旋的融合中心

经筋	穴位	融合中心
足三阳经在上颌骨 的汇合	颧髎	前 – 外 – 头 3
足三阴经在耻骨的 汇合	中极	前 – 内 – 盆
手三阳经在颞窝的 汇合	本神	后 – 外 – 头 后向 – 外向 – 外旋
手三阴经在腋下的 汇合	渊腋	前 – 内 – 肱 前向 – 内向 – 内旋

① 很多经脉会在一个穴位上交会，即所谓的交会穴，它具备不同经脉共有的治疗特性。例如，足三阴经在下腹部的中极交会，因此三条阴经上的穴位可以治疗盆腔的疾病（Lebarbier A, 1980）。

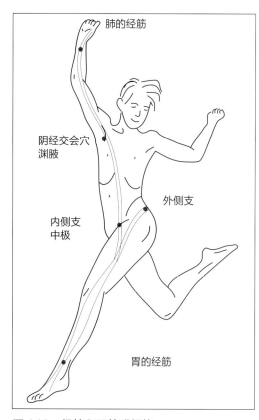

图 148 经筋和肌筋膜螺旋

和外向序列上。在膝、腹股沟区①及腰部和颈部，有许多分支分别对应着髌骨支持带、腹股沟支持带和锁骨上窝支持带。

在针灸中，所有经筋的循行路线保持在身体的同一侧作为起点。但是，如果这个通道延续到了身体的另一侧，则会复制肌筋膜螺旋。因此，当胃的经筋到达腹股沟区域时，我们可以将它与对侧的经筋相连，直至接入肺的经筋。这也使得上肢的前向运动与对侧下肢的前向运动同步。

（宋淳 关玲 译）

第十八章　上肢的肌筋膜螺旋

上肢比下肢能做更多复杂的运动。在人的一生中，行走是下肢最主要的活动。这种活动将筋膜内胶原纤维的连接极大程度地强化（通过有交叉纤维、上下支持带和髌骨支持带等的形式强化），因而它们被众多解剖学者辨认和记录。尽管上肢筋膜中也存在螺旋形排列的胶原纤维，但上肢动作非常多样，因此没有哪个特定的上肢螺旋得到加强。

解剖学家对这些筋膜结构的描述仅限于：由相互交叉的多个方向的胶原纤维组成（图149、150）。但是，如果用动作引发的牵拉结果来研究这些交叉的纤维，则编排良好的螺旋结构就显而易见了。例如，当我们抓住一个物体时，手指内屈（前－内－指）而拇指屈向相反的方向（前－外－指）。重复这一动作可强化屈肌支持带（图151），屈肌支持带也使这个动作同步。无论何时，手指屈曲时手腕就会伸展，这两个节段在相反方向的同步无须意识的介入。抓握动作的发生是由于筋膜内胶原纤维连续地、不间断地从支持带延伸到伸肌腱的结果[1]。

上肢起于前方的两个螺旋和起于后方的两个螺旋之间存在普遍的协同作用（图151）。但这并不能排除其他组合。例如，当一个人弹钢琴时，可以有前－外－指与后－外－指螺旋之间的组合。因此，每个cf点可以涉及某斜线或某螺旋组合中的任何姿势。

现在检查上肢不同cf点的螺旋关系。肌筋膜螺旋的命名来自远端节段（手指、头和足）的动作组合，因动态姿势从那里开始。

后－外－指螺旋

后－外－指螺旋始于解剖学的鼻烟窝，并自此上行，与伸肌支持带的胶原纤维[2]一起上行到尺骨的中段（图153）。它与屈肌支持带的近端纤维相连，该支持带又被称为环状韧带（因为其纤维不是止于尺骨而是环绕整个腕部）。该螺旋沿着胶原纤维延伸到前臂的外侧，这些胶原纤维离开韧带后连接到前臂筋膜上。在这里，螺旋加入按肱三头肌内侧头拉力方向排列的胶原纤维中。如前所述，肱三头肌肌腱的一部分延续到前臂筋膜的后部。此附着处的斜行纤维参与本肌筋膜螺旋，我们在

---

[1]　不同于深筋膜附着在所有皮下骨性部位，伸肌支持带近端的纤维包绕尺骨头，并连接到前臂腹侧面的深筋膜（Basmajian JV, 1984）。

[2]　从结构上看，腕韧带的背侧由横行纤维、纵行纤维及交叉的斜行纤维构成（Testut L, 1987）。

三角肌和胸大肌纤维的矢量中心执行肱骨前向运动（前 - 肱）

三角肌纤维形成一个从前 - 外 - 肱延伸到后 - 内 - 肱 cf 点的螺旋

前 - 外 - 肱 cf 点由来自肱骨前向运动与肱骨外向运动 cc 点的三角肌纤维构成

左下小图内动作，起于 11 点方位顺时针

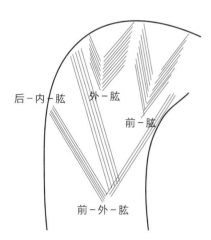

后 - 内 - 肱　　外 - 肱　　前 - 肱　　前 - 外 - 肱

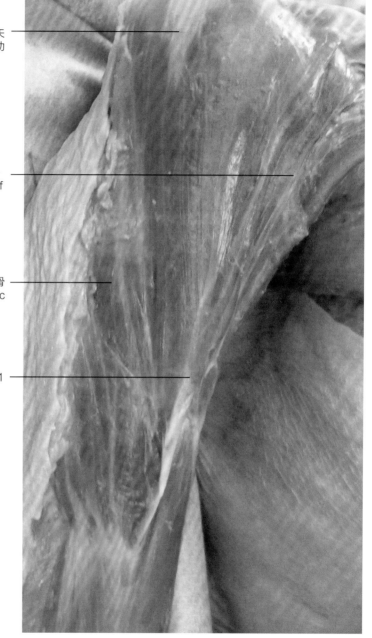

图 149　三角肌筋膜、cc 点和 cf 点的构成

　　左侧的插图突出了三角肌纤维的排列，如上面的解剖断面所示：外 - 肱 cc 点位于三角肌外侧纤维的汇聚点；前 - 肱 cc 点位于三角肌锁骨部的前屈纤维与胸大肌汇聚之处；前 - 外 - 肱 cf 点位于三角肌肌腱，即这两个肌筋膜单元的力量汇聚之处

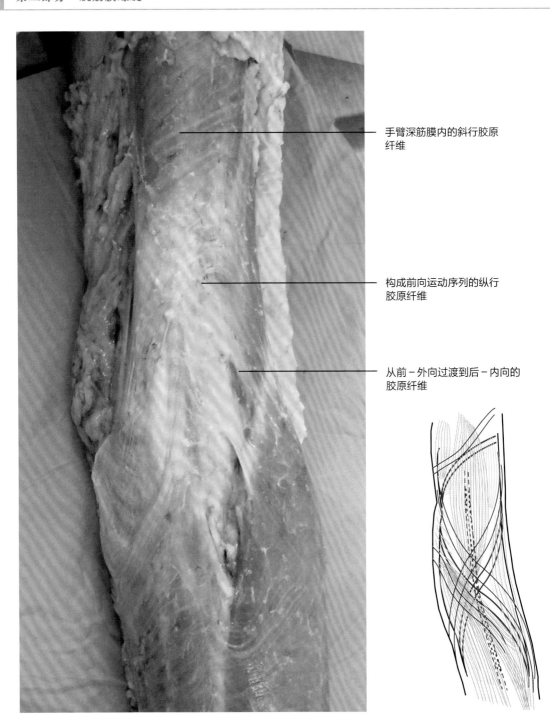

手臂深筋膜内的斜行胶原
纤维

构成前向运动序列的纵行
胶原纤维

从前－外向过渡到后－内向的
胶原纤维

图 150　手臂前侧的深筋膜，由螺旋形胶原纤维构成，如右侧插图所示

　　右侧的插图突显了位于肘前部的胶原纤维排列，肱二头肌肌腱膜是这些交叉纤维的一部分，所有上述胶原纤维一起构成了前向—肘部支持带

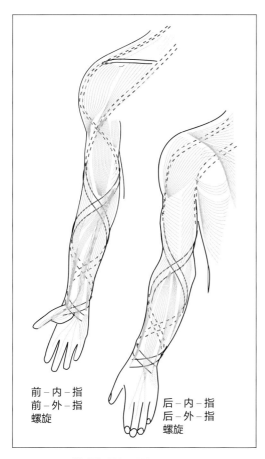

前 – 内 – 指
前 – 外 – 指
螺旋

后 – 内 – 指
后 – 外 – 指
螺旋

图 151　肌筋膜螺旋间的协同

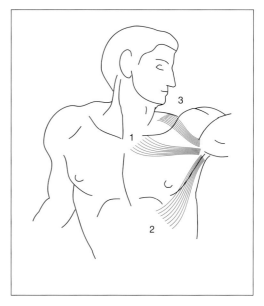

图 152　后 – 外 – 指螺旋连续性的变化

探讨肌筋膜序列时曾提到该肌筋膜附着处的纵行纤维。接下来，顺着按肱三头肌内侧头力线排列的纤维，螺旋到达上臂内侧肌间隔。该肌间隔是腋筋膜[①]的延续，腋筋膜被胸大肌[②]与胸小肌[③]的腱性扩展部拉紧。顺着胸大肌的牵引力，本螺旋按以下 3 点继续延伸（图 152）。

- 螺旋末端的前 – 内 – 肩 cf 点在胸肌筋膜上。从这里开始，螺旋伴随着延伸到对侧胸锁乳突肌胸骨附着部的纤维继续前行。

- 螺旋沿着自胸大肌筋膜的下行纤维穿过腹部的肌肉与筋膜（因步态的交叉同步而有必要与下肢相连：一侧的髋部前向运动与对侧的肩部前向运动同步）。

- 伴随斜方肌前部的胶原纤维与三角肌锁骨部结合。

融合中心与其他方法发现的点之间并不总能精确对应。然而，在接下来的几页

---

① 胸肌筋膜沿胸大肌下缘与胸大肌分离（腋前皱襞），腋筋膜是胸肌筋膜的延续。腋筋膜穿讨腋窝，并在腋窝下面与背阔肌的下缘（腋后皱襞）相连。朝向腋窝凹的纤维腱束（腋窝纤维弓）形成腋窝筋膜和外部完整的纤维缘，纤维缘由腋窝筋膜形成，并朝向腋窝凹（腋窝纤维弓）（Chiarugi G, 1975）。

② 背阔肌的腋弓和胸大肌的腹部可以插入到肱骨上，附着点位于喙肱肌与肱二头肌筋膜的水平（胸肌的腋弓）（Lang J, 1991）。

③ 腋悬韧带或 Gerdy's 韧带的内缘与胸小肌的筋膜合并，该韧带的外缘与喙肱肌筋膜合并（Testut L, 1987）。

内容中，针对每个cf点给出的说明都是为了强调：我们将这种不对应性归因于筋膜的致密化，而针灸将其归因于能量不平衡，Travell法归因于肌肉缺血，Maigne法归因于脊椎问题，而Cyriax法认为是腱性粘连。

后－外－指螺旋的融合中心

后－外－指融合中心

后－外－指cf点位于解剖学上的鼻烟窝，桡骨茎突的远端。从这里它控制着拇长、短伸肌（后）和拇长展肌（外）的肌腱（图153）。

此cf点对应针灸的阳溪穴（LI 5）及Cyriax法的用于早期关节炎或拇指创伤性关节炎的治疗点[1]。

前—内—腕融合中心

前－内－腕cf点在屈肌支持带的近端，位于掌长肌（内）和指屈肌（前）肌腱之间。

此cf点对应针灸的间使穴（PC 5）（上肢阴经的络穴），也对应Cyriax法的治疗点，该点用于因过度使用而引起的指屈肌腱鞘炎的治疗。

后—外—肘融合中心

后－外－肘cf点位于肱骨外髁与鹰嘴之间的沟内。在这里，它管理由肱三头肌肌腱（后）完成的肘部后向运动，以及由肱桡肌（外）完成的外向运动。

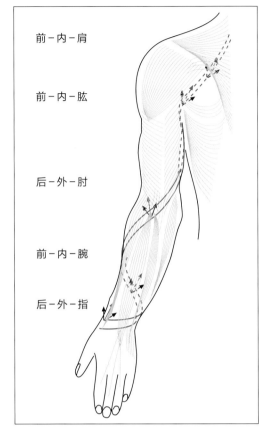

图153　后－外－指螺旋的融合中心

此cf点对应针灸的四渎穴（TE 9）、肘肌的触发点（TP）及Cyriax法用于治疗外上髁炎的4个治疗点之一。

前—内—肱融合中心

前－内－肱cf点位于腋窝支持带的胸壁缘，在这里它管理胸大肌、喙肱肌（前）及背阔肌（内）间的协同[2]。

此cf点对应针灸的渊腋穴（GB 22），以及Maigne法的肩关节囊病灶[3]。

---

[1]　第一掌腕关节的特异性或指征性表现是在伸展过程中被动向后移动时疼痛，因为这主要累及关节囊（Cyriax J, 1997）。

[2]　内侧肌间隔向近端延伸到喙肱肌的附着处，有时连接中间沟与背阔肌的附着肌腱，从中接受增强纤维（Lang J, 1991）。

[3]　触诊的对象是"捏压"皮肤面。在腋窝前部出现的刺痛提示肩关节囊的损伤（Maigne R, 1979）。

前—内—肩融合中心

前－内－肩 cf 点位于胸大肌胸骨部的中心（第二肋间隙），在这里它同步喙锁－腋筋膜（前、内旋）与胸大肌筋膜（内）。

此 cf 点对应针灸的屋翳穴（ST 15），以及胸大肌胸骨部的 3 个触发点。

后－内－指螺旋

后－内－指螺旋起于腕背侧韧带的尺骨端。它与伸肌支持带的浅层纤维相连，直至桡骨的外侧缘（图 155）。从这里开始，螺旋沿屈肌支持带近端的斜行纤维绕向前臂的内侧。此支持带与前臂筋膜相连[1]。在前臂筋膜内，与各种运动牵引相关的不同纤维按不同的角度彼此交叉。这种牵引可以是被动的，即产生于支持带所附着的骨的活动；也可以是主动的，即由附着在筋膜上的肌肉组织产生。在靠近肘内侧处，螺旋与因肱三头肌外侧头牵拉形成的胶原纤维[2]一起延伸（图 154）[3]。这部分肌肉起自外侧肌间隔，而外侧肌间隔又是三角肌筋膜的延伸[4]。在三角肌肌腱上的筋膜具有支持带的构造，这是因为三角肌前部屈曲、后部伸展及纵向外展的三种牵引力都传递至此。受

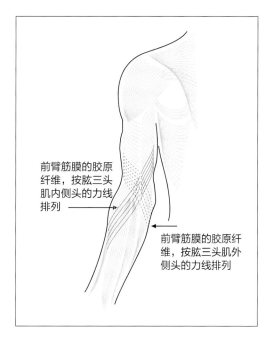

前臂筋膜的胶原纤维，按肱三头肌内侧头的力线排列

前臂筋膜的胶原纤维，按肱三头肌外侧头的力线排列

图 154　鹰嘴处筋膜的斜行纤维

屈曲张力的影响，螺旋到达三角肌的前外侧（图 149）。三角肌的前部纤维起于锁骨，螺旋沿着这些纤维经过锁骨上窝，向前到达斜方肌的锁骨附着点[5]。

接下来，该螺旋按以下方式继续延伸。

- 伴随前－外－肩融合中心进入斜方肌前部，进而上行至同侧颈部的融合中心。

- 进入斜方肌后部，在那里与相拮抗的融合中心汇合。

---

① 前臂筋膜在前臂的远端部分得到横向纤维的加强，这些纤维在背侧来自伸肌支持带，在掌侧来自屈肌支持带（Platzer W, 1979）。

② 前臂的筋膜结构由三种纤维组成，它们可以是纵向、环形或斜向，有很多种的交叉纤维（Chiarugi G, 1975）。

③ 肱三头肌肌腱有两个腱膜层。在接收肌束后两层重新汇合，其中一束纤维在肘肌的浅面与深面延伸而后并入前臂筋膜（Gray H, 1993）。

④ 外侧肌间隔与三角肌肌腱相连（Gray H, 1993）。

⑤ 斜方肌下部的附着对应三角肌上部的附着。由此推断两块肌肉是同一系统的一部分。这个假设被以下事实证实：在没有锁骨的动物中，斜方肌前部与对应的三角肌部分构成一块单独的肌肉（Chiarugi G, 1975）。

在各个关节水平的每条支持带都允许筋膜螺旋的循行路径发生变化。筋膜基于大脑的动作指令协调着外周的运动管理。这里描述的螺旋对应着最常见的重复运动姿势。但是，当动作指令变化时，筋膜受到的牵拉会改变，因此对肌纤维的抑制或促进也会变化。

后－内－指螺旋的融合中心

后—内—指融合中心

后—内—指 cf 点位于腕骨，在指伸肌与小指伸肌的肌腱之间。在这里它控制这些肌腱的伸展轨迹，以及由尺侧腕屈肌和尺侧腕伸肌驱动的尺偏部分（图 155）。

此 cf 点对应针灸的阳谷穴（SI 5），以及 Cyriax 法的位于第五掌骨基底处，针对尺侧腕伸肌的治疗点。

前—外—腕融合中心

前—外—腕 cf 点位于屈肌支持带的止点、拇长屈肌上。

此 cf 点对应针灸的列缺穴（LU 7）（络穴，大肠经纵向和横向经线的起点），还对应 Cyriax 法的拇指腱鞘炎的治疗部位。

后—内—肘融合中心

后—内—肘 cf 点位于肱三头肌肌腱的内侧，在内上髁和鹰嘴之间。在这里，它控制附着于内侧肌间隔的内收肌，以及肱三头肌的伸展部。

此 cf 点对应针灸的小海穴（SI 8），

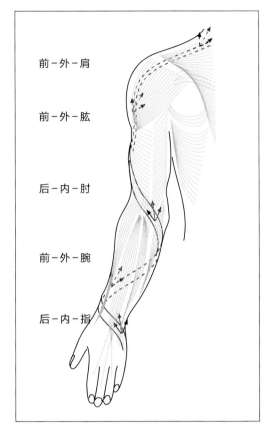

图 155　后－内－指螺旋的融合中心

以及 Maigne 法的内上髁炎治疗部位[1]。

前—外—肱融合中心

前—外—肱 cf 点位于三角肌附着点的近端前部。在这里，它影响三角肌的外展部分和胸大肌的屈曲部分。

此 cf 点对应针灸的臂臑穴（LI 14），以及 Cyriax 法的治疗肱二头肌肌腱病变的部位[2]。

前—外—肩融合中心

前—外—肩 cf 点位于锁骨上窝，近

---

[1]　上髁炎的患者常出现肘部被动活动能力丧失，可以用侧方激活或关节内可的松注射治疗。颈部的起源可能发生在"C7~T1 的颈椎失调"（Maigne R, 1979）。

[2]　肌腱的上部几乎总是受损，但治疗师必须沿着整个肌腱的长度进行触诊，以找到确切的点。即使在问题持续多年的情况下，按摩的效果也是如此之快，以致于浸润（infiltration）实际上毫无用处（Cyriax J, 1997）。

斜方肌锁骨附着处。它控制肩胛骨的外向运动或外展运动力量（斜方肌），以及前向运动力量（肩胛舌骨肌）。

此cf点对应针灸的缺盆穴（ST 12）（下肢经筋的汇合点、上肢络脉的交会穴，以及阳经所过之处）。

前－内－指螺旋

前－内－指螺旋始于屈肌支持带的尺侧。如下面注释[1]所述，这个支持带被称为腕横韧带。Fazzari[2]描述该韧带由两层构成：深层起自大多角骨延伸到钩骨（屈肌支持带）；而浅层起自前臂筋膜（掌侧环形韧带）。而近来的研究[3]表明，浅层构成支持带，深层构成腕横韧带。实际上，只有支持带具有滑动结构，通过其内的筋膜，它可以从一处向另一处传导张力。韧带则从一块骨延伸到另一块，其作用是稳定关节。

螺旋继续在后侧沿伸肌支持带和前臂筋膜内的胶原纤维延伸。这些纤维伴随尺侧腕伸肌并到达其近端1/3处，在那里螺旋嵌入按肱二头肌肌腱膜的牵引力排列的胶原纤维（图156）。接着，沿

着这条肌腱，螺旋到达肘的前内侧。螺旋随着肱二头肌上行至三角肌肌腱，在那里受到来自三角肌后伸部分的牵引力（后－外－肱）[4]。这些肌纤维的循行指引螺旋到达冈上窝，以及肩胛骨的内侧缘。在这里，螺旋与下列部分结合。

- 斜方肌的斜行纤维，它将肩胛骨向与肱骨一致的方向移动（后－外－肩）。
- 斜方肌的下行纤维，它与对侧背

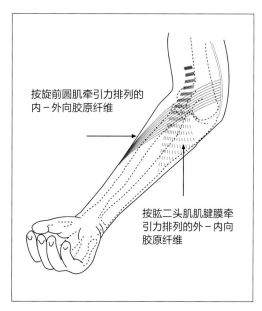

按旋前圆肌牵引力排列的内－外向胶原纤维

按肱二头肌肌腱膜牵引力排列的外－内向胶原纤维

图156　按肱二头肌肌腱膜与旋前圆肌牵引力排列的内筋膜纤维

---

① 前臂筋膜的下端延伸到手部并有3处增厚：掌侧腕韧带、腕横韧带和背侧腕韧带。掌侧腕韧带呈四边形，位于桡腕关节并向下与腕横韧带相连。腕横韧带于界定腕骨沟的骨突间拉紧，其下表面是大、小鱼际的部分起点，它还与掌长肌肌腱关系密切。其下缘嵌入掌腱膜（Baldoni CG, 1993）。

② 单根的肌腱由强力的腕横韧带（屈肌支持带）固定，该韧带在大多角骨与钩骨的钩突之间伸展。在浅层，韧带又被一些横向与环形纤维束增厚，这些纤维来自前臂筋膜和腕环状韧带的掌侧（Fazzari I, 1972）。

③ 掌长肌向支持带和覆盖大鱼际的筋膜处延伸（Stecco C, 2009）。

④ 盂肱关节的关节囊被与其交织在一起的韧带增强。韧带位于上部（盂肱上韧带）和下部（盂肱下韧带）。第3个是中间韧带，即盂肱中韧带，位于关节囊的前表面。喙肱韧带可以加入以上韧带中。此外，还有肌肉的肌腱附着在关节囊附近的肱骨上：肱二头肌长头、肱三头肌长头、肩胛下肌、冈上肌、冈下肌及小圆肌。还要注意到，胸小肌可以增强喙肱韧带（Fazzari I, 1972）。

阔肌相连并因此联系到对侧下肢（后－外－髋）。

前－内－指螺旋的融合中心

前－内－指融合中心

前－内－指 cf 点位于手腕的掌面，腕横韧带的中点。来自小鱼际的牵引力汇聚于此点。

此 cf 点对应针灸的大陵穴（PC 7），以及 Cyriax 法中用于指屈肌腱腱鞘炎的治疗区域。

后－外－腕融合中心

后－外－腕 cf 点位于桡侧腕伸肌（后）与拇长展肌（外）之间的沟槽内（图157）。

此 cf 点对应针灸的外关穴（TE 5）（阳络的关键穴）、偏历穴（LI 6）。

前－内－肘融合中心

前－内－肘 cf 点位于手臂的前内侧，旋前圆肌（内旋）、尺侧腕屈肌（内）与指屈肌（前）汇合处。

此 cf 点对应针灸的少海穴（HT 3），以及 Cyriax 法中治疗内上髁炎或高尔夫球肘的部位[1]。

后－外－肱融合中心

后－外－肱 cf 点位于三角肌附着点的后侧近端，是肱骨后伸（后）与外向运动力的汇聚处。

此 cf 点对应针灸的臑会穴（TE 13）

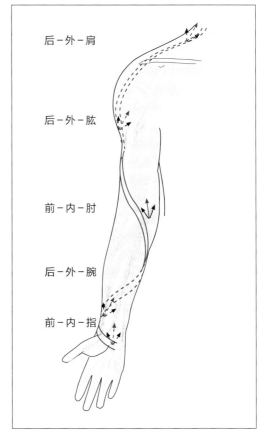

后－外－肩

后－外－肱

前－内－肘

后－外－腕

前－内－指

图157　前－内－指螺旋的融合中心

（奇经阳维脉的交会穴），以及三角肌后部的触发点[2]。

后－外－肩融合中心

后－外－肩 cf 点位于冈上窝的内侧部，斜方肌与肩胛提肌共同作于肩胛骨，可以将肩胛骨上提及后移。

此 cf 点对应针灸的肩井穴（GB 21）（大肠、三焦和胃经的交会穴），以及

---

[1] 治疗时，需要对准距内上髁 1 cm 的肌腱，进行有力的摩擦以产生剧烈的疼痛，但经过 4~8 次的治疗，内上髁炎或高尔夫球时可以被治愈。按摩虽然又累又痛，但是没有其他替代方法（Cyriax J, 1997）。

[2] 三角肌的前部和后部都由长纤维束构成，它们从一个附着点延伸至另一个。中间部分呈双羽状，前部与喙肱肌、胸大肌锁骨部形成一个"肌触觉单元"，三角肌后部与肱二头肌长头、背阔肌、大圆肌形成一个"肌触觉单元"（Travell JG, 1998）。

Maigne 法的 C4、C5 椎间功能障碍[1]。

前－外－指螺旋

前－外－指螺旋起于腕横韧带上，位于屈肌支持带。掌长肌腱的一个扩展部附着于此支持带上。而掌长肌的一些腱性束是部分大鱼际肌束的起点，尤其是完成拇指对掌运动的肌束（前－外－指）。

因此，这个韧带，也就是支持带，如同战车的驭手（图158）是控制拇指对掌这一组合运动的缰绳。

由前面提及的肌肉产生的牵引力形成了从鱼际延伸到尺骨的胶原纤维（图158）。螺旋顺着这些纤维连接到腕背侧的支持带。该支持带在近端方向上与前臂筋膜相连。螺旋接下来顺着筋膜内胶原纤维[2]向前臂外缘延伸，并与来自臂筋膜前部的斜行纤维相连。这些纤维通常不出现在解剖文献的图示中，但在前面的解剖照片（图150）中可以清楚地看到。这些有如肱二头肌肌腱膜的镜像那样排列的胶原纤维，在所有剖面中都很明显。螺旋沿臂筋膜前部的斜行纤维从外上髁上行，直到与内侧肌间隔相连。

本螺旋的循行经三角肌后在内侧继续。

- 伴随斜方肌与菱形肌的纤维协

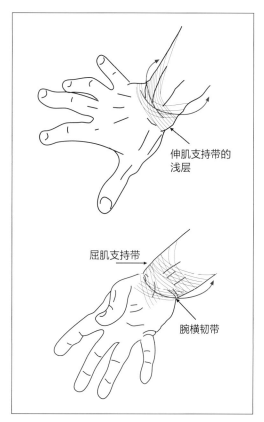

图158　腕支持带上的牵引力

伸肌支持带的浅层

屈肌支持带

腕横韧带

同肩胛骨与肱骨的活动（后－内－肩）。

- 伴随背阔肌的纤维将本螺旋与对侧下肢相连（后－内－髋）。

前－外－指螺旋的融合中心

前—外—指融合中心

前－外－指 cf 点位于屈肌支持带的桡侧端，在握拢手指及拇指前－外向运动

---

① 根据我们的经验，大多数（70%）肩部肌腱的疼痛源于颈。例如，检查发现了一个或更多肌腱（冈上肌腱、冈下肌腱等）的疼痛，而颈部检查通常表现出椎间功能障碍的迹象（Maigne R, 1979）。

② 附属于前臂筋膜的两个纤维系统实际都是纵向的。此外，在前臂的全长范围内还增加了环形纤维束，这些纤维束可被认为是肌束，由单个肌腹的扩展与回缩机制产生。这些纤维附着在尺骨背侧缘的两侧，并在手腕附近达到最大密度，在那里它们几乎成为韧带：桡腕关节的前韧带和后韧带。因创伤或炎症过程形成的疤痕会引起筋膜与皮肤间粘连，导致单一肌群的活动受限，并因此限制前臂、手腕和手的功能。即使是前臂上的小疤痕也会造成手部相当明显的受限（Lang J, 1991）。

时，受到来自大、小鱼际的牵引力。

此 cf 点对应针灸的太渊穴（LU 9）（该穴接收来自偏历的络脉）。它还对应 Cyriax 法的拇屈肌肌腱炎治疗部位（图 159）。

后—内—腕融合中心

后—内—腕 cf 点位于指伸肌肌腱上，伸肌支持带的近端。

此 cf 点对应针灸的会宗穴（TE 7），示指伸肌的触发点，以及腕部伸肌腱多重微创伤的适应点[1]。

前—外—肘融合中心

前—外—肘 cf 点位于肘横纹的外侧部。肱二头肌和肱肌（前）、旋前圆肌（内旋）和肱桡肌（外）的矢量力都汇聚于此点，这些矢量力可以稳定肘关节。

此 cf 点对应针灸的尺泽穴（LU 5）（合穴，肺气由此入肾经）及肱肌和肱二头肌的外侧触发点。

后—内—肱融合中心

后—内—肱 cf 点位于腋后部，肱骨伸肌、内收肌及旋转肌的矢量力汇聚于此。

此 cf 点对应针灸的肩贞穴（SI 9）及冈下肌的 3 个触发点。

后—内—肩融合中心

后—内—肩 cf 点位于小菱形肌（后）的肩胛骨附着处，同时斜方肌的水平纤

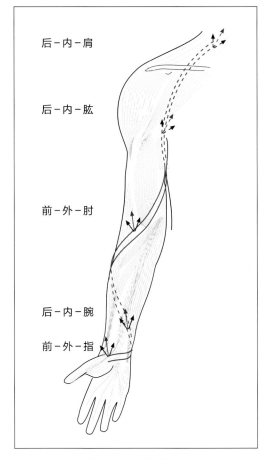

图 159　前－外－指螺旋的融合中心

维也附着于此，该纤维引发肩胛骨内向运动。

此 cf 点对应针灸的曲垣穴（SI 13）（大肠、三焦及胆经的交会穴），还是 Maigne 法的治疗肩胛区肌腱样疼痛的部位[2]。

（宋淳　关玲　译）

---

[1]　手腕和手部腱性结构的问题导致了许多功能障碍，被统称为多重创伤。当抗阻伸腕感到疼痛时，是伸肌腱的问题。按摩或注射对缓解症状都有效（Cyriax J, 1997）。

[2]　肩胛区的许多肌腱样疼痛与脊神经的激惹有关，这种激惹由"轻微的椎间功能障碍"引起，因此可以说是"纤维－肌腱－肌痛神经压迫综合征"的一部分，医师手抵肩胛骨的内侧缘将其向不同的方向活动来检查。（Maigne R, 1979）

第十九章　躯干的肌筋膜螺旋

胶原纤维在躯干的交叉模式与在四肢类似。躯干的螺旋起自头部，头部对躯干动作的引导就有如手对于上肢、足对下肢的引导一样。

有两个螺旋起自头部左右两侧的前面。随着螺旋的下降，它们延伸到躯干的背侧。

与此类似，另有两个螺旋起自头的后部，向下延伸至颈部然后到躯干的前面。

躯干的长螺旋在颈部和腰部交叉，因为只有这两个节段可以向相反方向做相对运动。

躯干与四肢螺旋之间的其中一个区别是，每个躯干螺旋还包含两个螺旋。实际上，起自头右侧前部的螺旋包含前－外－头和前－内－头两个螺旋；而起自头右侧后部的螺旋包含后－外－头和后－内－头螺旋。

左右两侧的前－外和前－内螺旋不能一起工作，否则动作会被完全阻碍。例如，如果沿两条前螺旋的循行在皮肤上贴胶带，人将无法活动。

人类行走时需要身体一侧的上肢与对侧下肢协调动作。这种动作刺激形成了两个短螺旋，从而将肱骨节段的cf点直接与髋节段的cf点相连。因此还有两个短的前螺旋（图160，A），包含前－外和前－内cf点；以及两个短的后螺旋，包含后－外和后－内cf点（图160，B）。

躯干的肌筋膜解剖示例见图161、162。

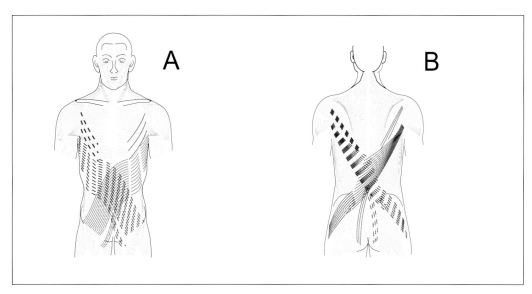

图160　躯干的短螺旋

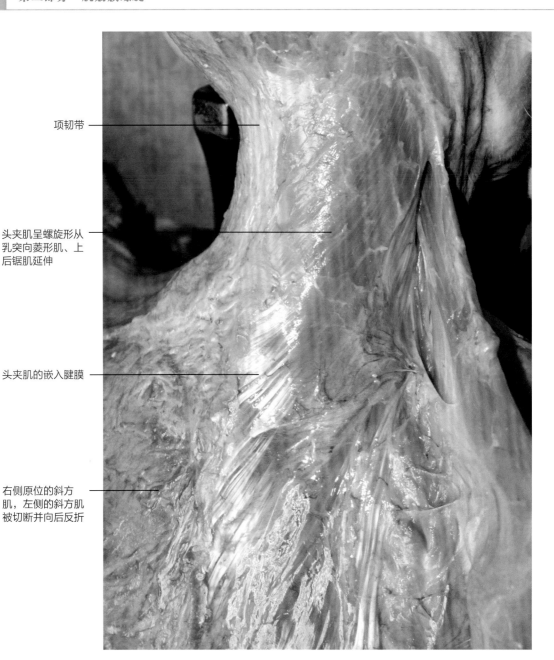

项韧带

头夹肌呈螺旋形从乳突向菱形肌、上后锯肌延伸

头夹肌的嵌入腱膜

右侧原位的斜方肌，左侧的斜方肌被切断并向后反折

图 161　左侧头夹肌的筋膜与右侧菱形肌、上后锯肌相连

　　从照片中可以看到，头夹肌的远端肌腱并不是一系列嵌入棘突的束，而是排列成一种腱膜形式，与对侧菱形肌、上后锯肌的肌腱相连

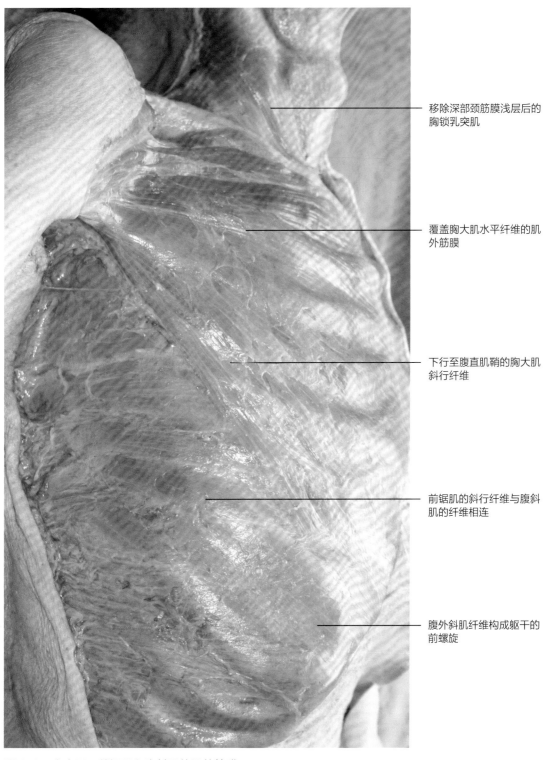

移除深部颈筋膜浅层后的胸锁乳突肌

覆盖胸大肌水平纤维的肌外筋膜

下行至腹直肌鞘的胸大肌斜行纤维

前锯肌的斜行纤维与腹斜肌的纤维相连

腹外斜肌纤维构成躯干的前螺旋

图 162　胸大肌、前锯肌和腹斜肌的肌外筋膜

前－外－头螺旋

为了向后看，脸必须转向胸壁的后侧。咬肌筋膜及眼睛与面部肌肉产生的张力（图163）来自颈部肌肉。与后－外－外旋－颈部一致的矢量也与头夹肌的同侧部分在一条线上（图161）。头夹肌起自乳突区，并嵌入下段颈椎与上段胸椎的棘突和棘间韧带。它的收缩对脊椎和枕骨产生相同的张力。因此，为了旋转头部而不转脊椎，对侧肌肉必须具有稳定脊椎的作用。对侧的上后锯肌起自与头夹肌相同的棘突并固定在对侧的肋骨上，因此可以作为锚点使头夹肌得以转动头部。大、小菱形肌也起自同样的棘突，并且附着于肩胛骨的内侧缘。菱形肌的后部筋膜[1]与冈下肌的筋膜相连，这样就将颈部与上肢连接了起来。菱形肌前部的筋膜与前锯肌的筋膜相连[2]，而上后锯肌的筋膜则连接肋间肌筋膜。

这两个筋膜都与同侧腹外斜肌筋膜相连（图162）。为了加强这个动作，必须由腰部的腹外斜肌与对侧骨盆部的腹内斜肌一起来增加躯干的旋转。

这些筋膜／力的路／行径呈螺旋形，起自头部，经过对侧的胸背部，止于骨盆。

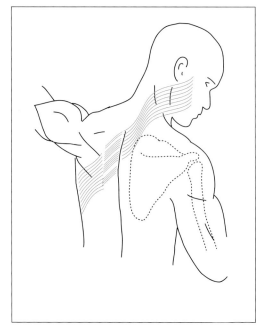

图163　夹肌与对侧菱形肌、上后锯肌间的连续性

前－外－头螺旋的融合中心

前－外－头融合中心

此cf点由3个点组成：第一个在颧骨的上缘；第二个在颧骨之下；而第三个在咬肌的前面（图164）。

后－外－颈融合中心

后－外－颈cf点位于头夹肌的乳突腱上，对应针灸的翳风穴（TE 17）及枕下肌群的触发点（TP）[3]。

后－外－胸融合中心

此cf点位于斜方肌的下缘，对应针

---

[1]　颈筋膜可能还有感受疼痛的功能，特别是这里还有交感神经通过。另有一个争论点：纤维肌痛综合征与肌筋膜综合征的区别。两者都有疼痛结节和对压力的跳跃征。两个综合征表现出同样的症状（Cailliet R, 1991）。

[2]　小菱形肌在肩胛骨附着处有一个背侧层和腹侧层。腹侧层强健并与前锯肌的筋膜相融合。在腹侧，大菱形肌有广泛附着于前锯肌的筋膜。这种融合沿菱形肌的全长向下延伸（Gray H, 1993）。

[3]　枕下肌群触发点引起的疼痛常与半棘肌的牵涉痛相混淆。枕下肌群在形成触发点时很少不累及其他颈后肌肉（Travell JG, 1998）。

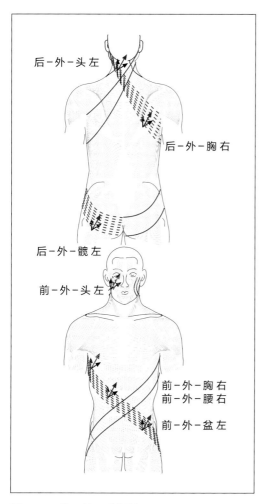

图 164 前 - 外 - 头螺旋

灸的膈关穴（BL 46）。

前 - 外 - 胸融合中心

此 cf 点位于前锯肌与腹外斜肌间的移行处，在第四、第五肋间隙，于腋前线之前。对应针灸的乳中穴（ST 17），以及 Cyriax 法中的胸椎间盘脱位而引发症状的部位[①]。

前 - 外 - 腰融合中心

此 cf 点在胸廓下（乳头线上，位于脐的外侧），腹直肌鞘旁。对应针灸的大横穴（SP 15）、腹哀穴（SP 16），以及腹斜肌的触发点。

前 - 外 - 盆融合中心

前 - 外 - 盆 cf 点包括两个点：一个在腹直肌鞘上，耻骨与脐之间的中点，另一个在耻骨的外上缘。它对应针灸的大巨穴（ST 27）和气冲穴（ST 30），以及 Maigne 法指出的"髂嵴处的前支纤维肌痛"的部位[②]。

后 - 外 - 髋融合中心

双侧后 - 外 - 髋 cf 点位于环绕臀大肌下部的胶原纤维上，这些螺旋形纤维与髂胫束、臀中肌及腹外斜肌的筋膜相连。

前 - 内 - 头螺旋

前 - 内 - 头螺旋与前 - 外 - 头螺旋一起起于面部。这两个螺旋都延续到项筋膜而不是帽状腱膜。

帽状腱膜是面部浅筋膜的延续，或称浅层肌肉 - 腱膜系统（superficial musallo-aponeurotic system, SMAS），它在后部下延至斜方肌上的筋膜。颅外筋膜是真正的深筋膜，它在颈部与项筋膜相连并从夹肌上延伸至斜方肌。

螺旋位于四肢的深筋膜或腱膜筋膜内，以及浅层的躯干肌肉中。只有深筋膜

与肌肉相连，因此也只有它可以干预复杂动作的协调。诸如枕额肌、颈阔肌、轮匝肌等的小肌肉位于浅筋膜内，但它们仅涉及皮肤的激活并感受皮肤的运动。

前－内－头螺旋继续在颈部靠近项韧带处循行，它到达另一侧并从菱形肌肌筋膜上经过（后－内－胸1和后－内－肩）。接下来它沿着前锯肌到达腹前部。在腹斜肌水平它形成了靠近腹白线的多个融合中心：前－内－胸3、前－内－腰和前－内－盆。这些融合中心作用在一侧腰部和对侧骨盆部。身体一侧与另一侧之间的协同并非固定不变。协同作用由不同的躯干倾斜程度决定。根据躯干倾斜的程度，螺旋从身体一侧到另一侧的干预水平有所不同。例如，它可以从左侧前－内－腰3到右侧前－内－盆1，或者仍在所有左侧的前－内－盆点，而仅在髋部通过股间胶原纤维到右侧（前－内－髋）。

如果一个人通过外向和后向运动同时旋转了颈、胸和腰（图165），则需要主动螺旋变短而拮抗的前－内螺旋变长，以使这个旋转动作能够发生。螺旋动作沿多个节段产生，并不仅限于一个平面。如果前－外螺旋上的肌肉是主动肌，则拮抗的后－内螺旋必须变长，以允许动作产生。与所有拮抗的力不同，这种变长从来都不是完全被动的。

前－内－头螺旋的融合中心

前－内－头融合中心

前－内－头cf点有3个：第一个在

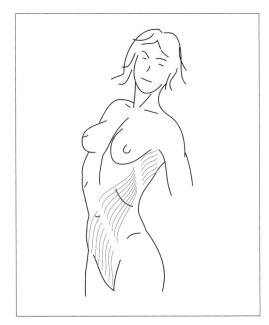

图165　前－内－腰螺旋和前－内－盆螺旋的延长

鼻翼旁；第二个从鼻唇沟延伸到上牙龈；第三个从下颏沟延至下牙龈。

后－内－颈融合中心

此cf点紧邻项韧带（图166），它对应针灸的天柱穴（BL 10）及Cyriax法中的中央脱位（central dislocation）处。

前－内－胸融合中心

前－内－胸3 cf点位于胸骨旁的第五肋间隙。对应针灸的步廊穴（KI 22）及Maigne法中的肋软骨（chondrocostal sprains）扭伤处[1]。3个前－内－胸点都沿前－内斜线分布，只有远端的一个点参与此螺旋的构成。

前－内－腰融合中心

前－内－腰cf点由3个点组成，分布在剑突与脐之间。这些点对应针灸的商

---

[1]　创伤后，常可发现前部的肋软骨扭伤。浮肋扭伤常与轻微的脊柱背侧椎间功能障碍有关（Maigne R, 1979）。

曲、石关、阴都、通谷和幽门穴（KI 17、18、19、20 和 21）及腹直肌的触发点。

前 – 内 – 盆融合中心

前 – 内 – 盆 cf 点由 3 个点组成，都靠近腹白线，位于脐与耻骨之间（第一个点在近端，第二个在中间，第三个在远端），组成了前 – 内 – 盆 cf 点。这些点对应针灸的横骨、大赫、气穴、四满、中注和肓俞穴（KI 11、12、13、14、15 和 16），下腹直肌触发点及 Maigne 法中的假性脏腑痛的部位[1]。

后 – 内 – 髋融合中心

在行走过程中短螺旋止于前 – 内 – 髋 cf 点，而在涉及多个节段的复杂动作中，长螺旋通过臀中肌筋膜止于后 – 内 – 髋 cf 点。这些螺旋在图 166 中用小红线段表示。但根据正在完成的动作，它们可以包括所有斜肌不同部位的肌纤维。

后 – 外 – 头螺旋

此螺旋始于乳突附近，沿同侧颈部的前外侧下降。之后它随着胸锁乳突肌鞘到达胸骨，在那里胸锁乳突肌发出一些腱性纤维[2]至身体对侧。胸大肌的锁骨部和胸骨部起始于此处的胸锁乳突肌腱性纤维的附着点。螺旋顺着胸大肌肌外筋膜及锁喙腋筋膜到达腋窝。胸大肌筋膜与背阔肌筋

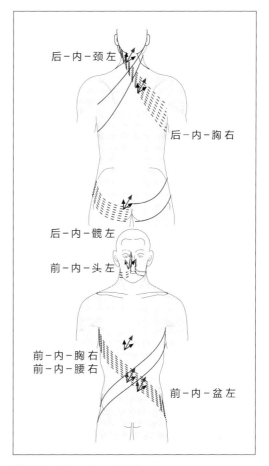

图 166　前 – 内 – 头螺旋

膜相连。在这个区域经常可以发现连接这两块肌肉的肌纤维束，这证实了两者间存在力的传递[3]。伴随着背阔肌，前 – 外 – 头螺旋抵达腰盆部。

背阔肌延伸到腰部，在那里与胸腰腱膜和筋膜相连（图 167）[4]。

事实上，背阔肌参与胸腰筋膜的形

---

[1]　第　腰椎的自发痛很少出现，而伴随腹股沟疼痛的假性腹痛更常见（Maigne R, 1979）。

[2]　胸锁乳突肌胸骨端的纤维位于筋膜深处。该肌通过锥形肌腱嵌入胸骨的第一部分，在中线处，部分锥形肌腱与另一侧的纤维交叉（Testut L, 1987）。

[3]　在某些情况下，一个被称为腋弓（axillary arch）的肌肉带（7～10 cm 长，5～15 cm 宽）从背阔肌的边缘分离出来，从腋神经前面通过并与胸大肌肌腱汇合（Gray H, 1993）。

[4]　背阔肌为一些斜行下降的厚肌束，与胸腰腱膜相连续。到达中线后，有一定数量的腱膜纤维穿过中线以加强对侧的胸腰腱膜（Testut I, 1987）。

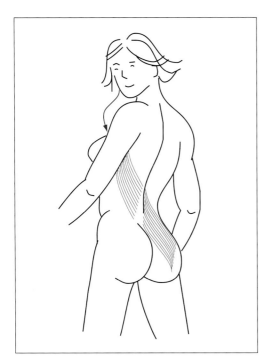

图 167 背阔肌与对侧臀大肌的连续性

成。胸腰筋膜的尾端与对侧臀大肌相连，从而形成了连接上肢与对侧下肢的短螺旋。腹内外斜肌嵌入胸腰筋膜的头端。这种嵌入代表了长螺旋的循行。在这种情况下，来自一侧背阔肌头端纤维的牵拉传递到对侧腹斜肌。在躯干的前壁，腹斜肌参与构成腹股沟韧带。该韧带包含了起始于髂前上棘处的前－外－髋 cf 点，以及嵌入耻骨处的前－内－髋 cf 点。

在涉及多个节段的复杂动作中，这两个融合中心调节腹斜肌内侧与外侧纤维的参与程度。例如，它们协调躯干的动作与下肢的位置。

后－外－头螺旋的融合中心

后－外－头融合中心

后－外－头 cf 点由 3 个点构成：第一个在颞窝的前缘，眉毛上方；第二个在头顶高点与头旋上缘的中点；第三个在乳突的外侧缘（图 168）。

前－外－颈融合中心

此 cf 点位于下颌角与胸锁乳突肌之间，对应针灸的天容穴（SI 17）。

前－外－胸融合中心

此 cf 点位于前锯肌筋膜上，第五肋间隙凹陷处。

后－外－胸融合中心

此 cf 点位于第七胸椎水平的斜方肌下缘上，对应针灸神堂穴（BL 44）。

后－外－腰融合中心

此 cf 点位于竖脊肌旁的第十二肋上，对应针灸的胃仓穴（BL 50）。Maigne 法[1]认为臀部疼痛是神经根痛，用"筋膜术语"的螺旋可以解释。

后－外－盆融合中心

此 cf 点位于髂后上棘旁。它对应针灸的胞肓穴（BL 53）。治疗这个 cf 点可以解决某些"坐骨神经痛"[2]，还可以提高骶髂韧带的筋膜流动性。

前－外－髋融合中心

前－外－髋 cf 点是下肢螺旋的一部分，根据执行动作的不同，它可以参与躯干的短螺旋或长螺旋。

---

[1] 臀部上半部分皮肤的神经支配：我们发现一些人的神经支配可以追溯到第十胸椎。因此，神经支配的水平高于经典的描述。在尸体上，我们经常发现第十二胸椎与第一腰椎后支相吻合（Maigne R, 1979）。

[2] 复发的坐骨神经痛或腰痛在术后患者中很常见，手法治疗可以快速有效地解决这类问题（Maigne R, 1979）。

后－内－头螺旋

此螺旋的发展方式与后－外－头螺旋非常相似，只是它沿躯干内向斜线的 cf 点分布。

现在讨论肢体 4 个螺旋与相应的躯干 4 个螺旋间的连续性。

肢体的序列连接着躯干的序列，以管理身体在 3 个空间平面的稳定。肢体的螺旋连接躯干的螺旋，从而同步复杂的动作，如涉及身体不同部位的行走、跳跃等。

为了突出这种连续性，不需要考虑整群肌肉，只需要考虑涉及特定运动轨迹的肌肉部分（图 169）。

上肢的螺旋与下列肌肉的一部分相连。

- 胸大肌升部，将前－外－肱动作与颈和肩胛的协同动作相连。
- 胸大肌横行部，将前－内－肱动作与对侧颈和肩胛的协同动作相连。
- 胸大肌降部，将前－内－肱动作与对侧髋的协同动作相连。

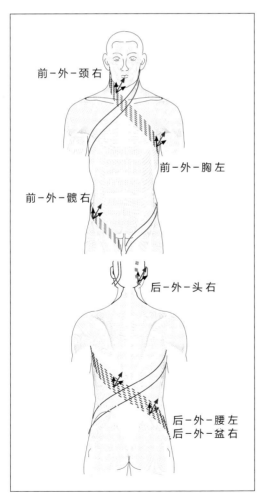

图 168　后－外－头螺旋

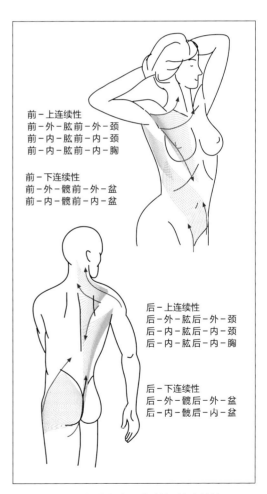

图 169　肢体螺旋与躯干螺旋间的连续性

- 斜方肌升部和肩胛提肌，将后 – 外 – 肱动作与颈和肩胛的协同动作相连。
- 斜方肌横行部和菱形肌，将后 – 内 – 肱动作与对侧颈和肩胛的协同动作相连。
- 斜方肌降部，通过胸腰筋膜将后 – 内 – 肱动作与对侧髋的动作相连。

下肢的螺旋与下列肌肉的一部分相连。

- 腹外斜肌的内侧部，通过股间纤维将前 – 内 – 髋的动作与骨盆的协同动作相连。
- 腹外斜肌的外侧部，通过缝匠肌鞘将前 – 外 – 髋动作与骨盆的协同动作相连。
- 臀大肌外侧部和背阔肌，将后 – 外 – 髋 cf 点与同侧骨盆和腰部的 cf 点相连。
- 臀大肌内侧部和对侧背阔肌，将后 – 内 – 髋 cf 点与对侧骨盆和腰部的 cf 点相连。

后 – 内 – 头螺旋的融合中心

后 – 内 – 头融合中心

后 – 内 – 头 cf 点由 3 个点组成：第一个位于前额与头顶的中点；第二个在头顶的旁边；第三个稍高于枕外隆凸。

前 – 内 – 颈融合中心

前 – 内 – 颈 cf 点位于胸锁乳突肌胸骨腱上（图 170）。它对应针灸的水突穴（ST 10）及 Maigne 法中的前侧颈椎"信号点"[1]。

前 – 内 – 胸融合中心

前 – 内 – 胸 1 cf 点位于胸骨旁，第二肋间隙。此点通过胸大肌与胸小肌筋膜连接到本螺旋。

后 – 内 – 胸融合中心

后 – 内 – 胸 3 cf 点位于第八、第九胸椎棘突与竖脊肌的肌束之间。它对应

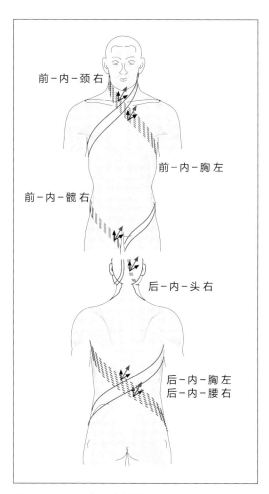

图 170　后 – 内 – 头螺旋

---

[1] 压迫下颈椎的前 – 外侧可以诱发背痛。这突显了牵涉痛的一种直接途径，为 Travell 法中的触发点带来了新线索，其中的病理解释似乎至关重要（Maigne R, 1979）。

针灸的奇穴胃脘下俞（EX 66）（肝俞/BL 18）。前–内–胸2和后–内–胸2cf点不涉及此螺旋，因为胸骨的刚性不允许其旋转动作。

后 – 内 – 腰融合中心

后–内–腰1 cf点位于第十二胸椎旁，而后–内–腰2 cf点位于第二、第三腰椎旁。这些点对应针灸中位于竖脊肌内侧的奇穴。

后 – 内 – 盆融合中心

后–内–盆融合中心由两个点组成：

第一个位于第一、第二骶后孔上；第二个位于第三、第四骶后孔上。这些点对应针灸的小肠俞、膀胱俞、中膂俞、上髎穴、次髎穴、中髎穴（BL 27、28、29、31、32、33）。

前 – 内 – 髋融合中心

前–内–髋cf点位于内收肌在耻骨的腱性附着处。长螺旋到达此点，并且仅少量纤维与后–内–盆cf点相连。

（宋淳　关玲　译）

第二十章 下肢的肌筋膜螺旋

下肢深筋膜在某些部位有许多层，而在另一些部位只有一层。下肢螺旋的全貌见图 171。

有些部位的深筋膜可以在浅筋膜下自由滑动，而在另一些部位，如手和足，两层筋膜合在了一起。深筋膜常在肌外膜上自由滑动，仅在特定部位才结合在一起。如果筋膜与肌肉完全分开，则筋膜无法被肌肉拉伸；如果筋膜与肌肉完全结合，则二者就不能连接到各种肌筋膜单元；如果筋膜不附着于骨骼，则它就无法感受关节的角度变化，并将这种变化传递给后续的关节。

肌间隔的骨性附着分隔了肌筋膜序列，而螺旋形胶原纤维则将各个关节联系到一起。

筋膜必须与肌纤维相连才能影响肌肉的生理（即拉伸肌梭和高尔基腱器）。因此，在关节周围，筋膜的纤维与肌纤维结合，它们按其自身的螺旋模式排列。由于疏松结缔组织的存在，这些螺旋可以在深筋膜内滑动（图 172）。

在受主要压力的区域，这些螺旋使肌肉鞘及其内含的肌肉根据其紧张程度排列，如缝匠肌。

在生物进化过程中，为了实现新的运动策略，新的肌筋膜结构与新的神经连接同步产生。

人类的双足运动需要髋、膝和踝的非同步运动。当髋前移（前向运动）时，膝屈曲（后向运动），而踝背伸（前向运动）。纵向序列使不同的节段在同一方向上的运动同步，因此它们无法分别执行这个任务，只有筋膜螺旋适合引导类似的非同步运动。因此，前－外－髋和前－内－髋两个螺旋经过膝的后部来使后向运动同步（图 171）。然后这两个螺旋经过踝关节前面以使背伸运动同步（前向

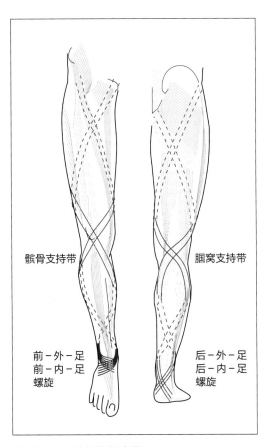

图 **171** 下肢螺旋的全貌

运动）。

在步态周期的站立阶段，膝关节不能失稳是非常重要的。因此，另外两个螺旋[前-外-膝（图173）和前-内-膝]在保证膝关节稳定的同时，还能刺激位于髋后部（后-外-髋和后-内-髋）与距骨的肌肉，以防止跌倒。

后-外-足螺旋

后-外向运动的螺旋起于足部的腓骨肌下支持带（外侧环形韧带）。该支持带与伸肌下支持带相连[①]。顺着这些胶原纤维，后-外-足螺旋从踝关节外侧到内侧[②]。从胫骨的内缘，螺旋沿着小腿的胶原纤维向腘窝延伸，这些胶原纤维呈"8"字形。

随着推进，螺旋移至小腿后部，经过腓肠肌的外侧头。腘窝支持带[③]起自这里，其中的胶原纤维从腓肠肌外侧头上升至内收肌鞘。这些胶原纤维的路线实际是从腓肠肌外侧头的筋膜附着处延伸而来的张力线[④]。腘筋膜是一个支持带，因其纤维彼此交叉而成为一个网状结构。来自另一个方向的纤维是腓肠肌内侧头的牵拉力的延续，它们继而进入缝匠肌鞘（图174）。来自腓肠肌外侧头的牵引力沿着内收肌鞘上传。

内收肌筋膜与耻骨肌筋膜相连，后者上升后变为两层。其一与Gimbernat氏韧带（腔隙韧带）一起升至腹股沟韧带之上，汇入同侧腹外斜肌的筋膜。另一个在升至男性的精索后部或女性的圆韧带后部，并形成一个后柱，称为腹股沟反转韧带或Colles氏韧带，继而与对侧腹斜肌的腱膜-筋膜相连[⑤]。

后-外-足螺旋的融合中心

后-外-足融合中心

后-外-足cf点由位于外踝后的3个点构成：第一个位于腓骨肌上支持带，第二个在跟腱附着点的外侧，而第三个在腓骨肌下支持带上（图175）。

此cf点对应针灸的昆仑（经穴）、仆参、申脉和金门穴（BL 60、61、62和63）。筋膜手法治疗师必须在最敏感、致密的点上操作。

这些点对应Cyriax法[⑥]和Troisier

---

① 小腿深部的横筋膜与覆盖腘肌的筋膜相连，并似乎与半膜肌肌腱汇合。在下方，它与足屈肌支持带及腓骨肌的上支持带相连（Gray H, 1993）。

② 近端伸肌支持带的胫骨附着部有很多变化：它们常附着在骨的内侧缘，此时韧带被一层结缔组织从胫骨分开；在其他时候，它们几乎完全没有胫骨附着，那样韧带则与小腿的后侧筋膜相连（Testut L, 1987）。

③ 腘筋膜将皮下结缔组织与肌肉分开，由两层相互交叉的胶原纤维构成，浅层的纤维几乎是横向的，并向内侧继续深入（Lang J, 1991）。

④ 腘筋膜与其下的肌腱难以分离。在这里，粘连是由于众多的纤维束从肌腱进入了筋膜，并因此加强了筋膜。这些胖件带属于筋膜张肌的肌群（Testut L, 1987）。

⑤ 腹外斜肌附着点的腱膜在腹股沟韧带下方增厚。在耻骨结节与耻骨联合之间，肌肉腱膜的纤维变宽，形成皮下腹股沟环，其上缘为弓形纤维。因此腱膜通过两条带与耻骨相连：一条外侧的带和一条内侧的带，内侧的带来自对侧腱膜（Fazzari I, 1972）。

⑥ 在韧带扭伤的早期，超声波和激光有助于加速愈合，而摩擦式的按摩对防止形成纤维粘连至关重要。腓骨肌的肌腱炎常与纤维粘连混淆，而手法治疗对腓骨肌肌腱炎无效（Cyriax J, 1997）。

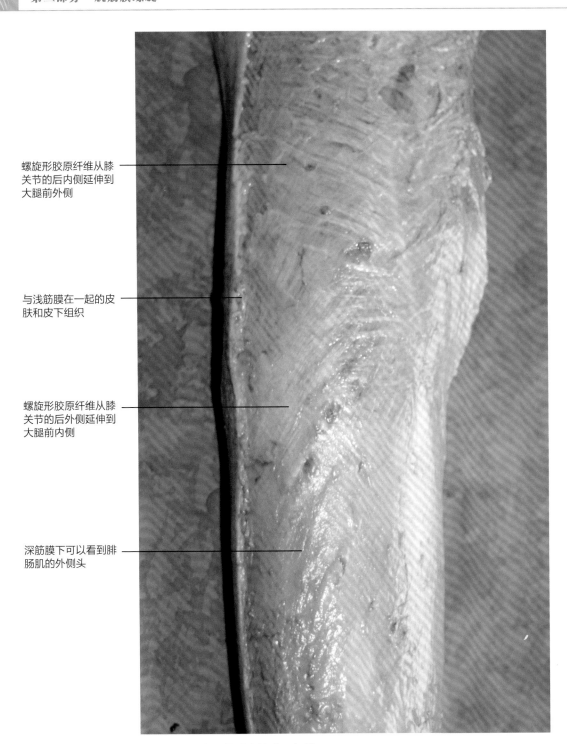

螺旋形胶原纤维从膝关节的后内侧延伸到大腿前外侧

与浅筋膜在一起的皮肤和皮下组织

螺旋形胶原纤维从膝关节的后外侧延伸到大腿前内侧

深筋膜下可以看到腓肠肌的外侧头

图172　腘窝深筋膜内的胶原纤维

由于腘窝处的交叉纤维与在伸肌和屈肌支持带中见到的相似，因此这个部位也被称为"腘窝支持带"

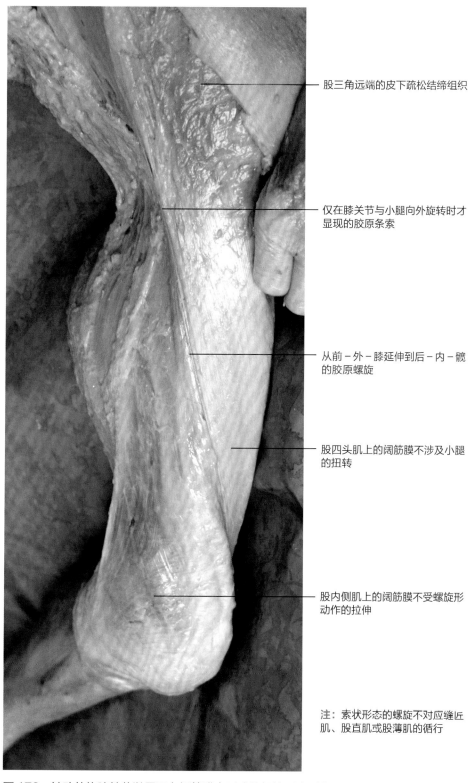

股三角远端的皮下疏松结缔组织

仅在膝关节与小腿向外旋转时才显现的胶原条索

从前-外-膝延伸到后-内-髋的胶原螺旋

股四头肌上的阔筋膜不涉及小腿的扭转

股内侧肌上的阔筋膜不受螺旋形动作的拉伸

注：索状形态的螺旋不对应缝匠肌、股直肌或股薄肌的循行

图173 被动外旋膝关节以展示在阔筋膜中形成的螺旋形牵引力

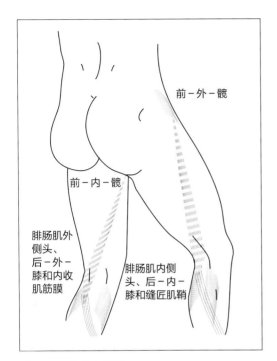

图 174　腘窝支持带

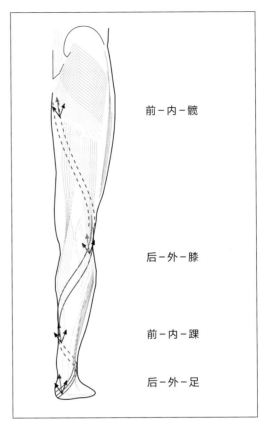

图 175　后－外－足螺旋的融合中心

法[①]的治疗部位。

前－内－踝融合中心

前－内－踝 cf 点位于伸肌上支持带的内侧。此处的支持带可以在胫骨上滑动，并连接了胫骨前肌与胫骨后肌的张力，以完成踝部的前向与内向运动。

此 cf 点对应针灸的蠡沟穴（LR 5）和三阴交穴（SP 6）。

后－外－膝融合中心

后－外－膝融合中心由两个点构成：第一个在股二头肌的远端肌腱上，第二个在腓肠肌外侧头的近端。腓肠肌的外侧头参与膝关节的后向运动及外向稳定。

此 cf 点对应针灸的委中穴（BL 40）和浮郄穴（BL 38）（膝阳关/GB 33）。

前－内－髋融合中心

前－外－头螺旋在大腿前面继续，经过缝匠肌鞘下方，到达前－内－髋 cf 点。该点位于耻骨弓形线的外侧。

此 cf 点对应针灸的急脉穴（LR 12）。Maigne 法建议疼痛位于耻骨联合时治疗骶髂关节[②]。筋膜手法建议同时检查前后两侧的点，但仅治疗最致密化的点。

---

① 单独的踝关节痛性营养障碍并不少见。开始时，疼痛持续，在夜间发生，行走或仰卧都会加重（Troisier O, 1991）。

② 有些人不愿意接受骶髂关节扭伤的观点，除非在骶髂关节手法治疗后耻骨联合的敏感即刻消失。大部分手法操作（主要是那些声称能矫正"骶骨前倾"的手法——根据整骨医学的术语）作用于上位腰椎（Maigne R, 1979）。

后－内－足螺旋

后－内向螺旋始于足部的内侧支持带（Platzer 的足屈肌支持带、Testut 的内侧环状韧带或 Benninghoff 的三角制带）（图 176）。该内侧支持带（或称屈肌支持带）是内侧筋膜的一部分，它从踝关节的内侧延伸到外侧[1]，与一个横行的间隔一起穿过跟腱的深面。接下来，它到达腓骨远端 1/3 处，与小腿的上支持带前部纤维相连[2]。

在一些解剖书中，内侧支持带被称为小腿横韧带，有斜向排列的纤维从外侧升至内侧。而在另一些书中，同一支持带的纤维则按相反方向排列。

两者都被认为是正确的，因为它们仅展示了胶原纤维的其中一层。事实是，如同十字韧带一样，内侧支持带也有纤维的交叉排列。

螺旋到达胫骨内侧后，与内侧小腿筋膜一起经过腓肠肌内侧头[3]。在腘窝处，有交叉的筋膜内胶原纤维形成腘窝支持带。在该支持带的内侧，有一些缝匠肌鞘的扩展部。螺旋随着缝匠肌鞘一直到达阔筋膜张肌的起点。前－外－髋 cf 点就位

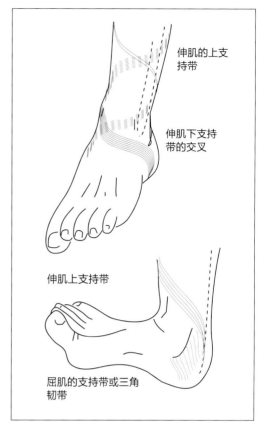

伸肌的上支持带

伸肌下支持带的交叉

伸肌上支持带

屈肌的支持带或三角韧带

图 176 伸肌支持带或胶原纤维的交叉

于缝匠肌、腹直肌和阔筋膜张肌肌腱的汇合处[4]。

后－内－足螺旋的融合中心

后—内—足融合中心

后－内－足 cf 点位于内踝与跟腱之间，它由 3 个点组成：第一个在屈肌支持

---

[1] 在跟腱下可见两个纤维间隔：一个从浅筋膜延伸至外踝后；另一个要大很多，是小腿筋膜深层的延续，并从内踝横向延伸到外踝。值得注意的是，在跟腱内侧部分，它与内侧的环形韧带紧密融合（Testut L, 1987）。

[2] 在小腿的远端 1/3，后侧肌间隔主要由来自小腿筋膜深层的纤维构成。前间隔的纤维从腓骨向远端和浅层延伸，同时有其他较薄的纤维带环绕小腿。在这些纤维转动时，它们主要穿过覆盖伸肌间室的部分筋膜（Lang J, 1991）。

[3] 起自腓骨头和胫骨内髁的胶原纤维环绕小腿三头肌，在背侧向远端扩展成扇形。在中间区域，这些扇形筋膜按这样的方式相互交叉：即浅层变为深层，而深层变为浅层，在交叉之后，内后部的纤维穿入胫骨内侧面的骨膜。可以追踪到一部分纤维经过骨膜进入伸肌的封套层。这些纤维的整个路径可以看作一个上半部分开口的"8"字形，伴有分支环绕胫骨，先是在后面，而后在前面（Lang J, 1991）。

[4] 阔筋膜在大腿的近端外侧增厚。它嵌入骶骨和尾骨的背面、髂嵴、腹股沟韧带、耻骨上下支，以及骶结节韧带的下缘（Gray H, 1993）。

带的上缘，第二个在跟腱附着点的内侧，而第三个在支持带的下缘，正对内踝的下方。

此cf点对应针灸的大钟、水泉和照海穴（KI 4、5和6，经脉的络穴），从这里开始，一条纵向的络脉和一条横向的络脉分别去到膀胱经）。Cyriax法在此定位了3个治疗"胫骨后肌鞘"的部位[1]。

前－外－踝融合中心

前－外－踝cf点位于外踝的上方，在腓骨之前，第三腓骨肌的起点（图177）。

此cf点对应针灸的光明、阳辅穴（GB 37、38）。它还对应Maigne法中激活下胫腓关节的点[2]。

后－内－膝融合中心

后－内－膝融合中心由两个点组成：第一个在半膜肌与半腱肌的肌腱之间，第二个在腓肠肌内侧头的后内缘上。

此cf点对应针灸的阴谷穴（KI 10）与合阳穴（BL 55）。治疗这些点被证明对可能由膝关节软骨损伤引起的疼痛有效，常常产生膝关节活动范围的即刻恢复。其他方法也有类似效果[3]。

前－外－髋融合中心

前－外－髋cf点位于髂前上棘下方，在股直肌肌腱、缝匠肌肌腱（前－

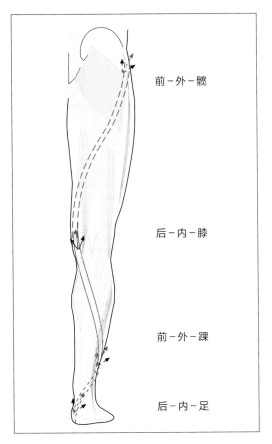

图177 后－内－足螺旋的融合中心

髋）与阔筋膜张肌（外－髋）之间。

此cf点对应针灸的维道穴（GB 28）（位于带脉上的穴位），以及Cyriax法中的一个治疗大腿前部疼痛的部位[4]。

前－外－足螺旋

前－外－足螺旋始于第四跖骨的基

---

[1] 如果抗阻内收有疼痛而背伸没有，则可以说明疼痛源自胫骨后肌。初学者可能会把这种情况误认为跟腱的病变（Cyriax J, 1997）。

[2] 上下胫腓关节在胫跗关节的屈伸动作中扮演重要角色（Maigne R, 1979）。

[3] 半月板交锁通常可以通过手法解除，为患者提供即时的改善。通常用这种方法治愈的患者即使放射学结果显示有明显的半月板损伤，也不再复发（Maigne R, 1979）。

[4] 有时，有股四头肌拉伤（常是股直肌肌腱，也可以是单独的另外三个头之一）的运动员需要深度的摩擦。尽管极度屈曲或旋转也可以挤压或拉伸受伤组织，但伸膝是最痛的动作（Cyriax J, 1997）。

底，并沿伸肌支持带的上升纤维上行至踝关节的外侧。这些胶原纤维延伸至小腿深筋膜的后部[1]。螺旋从后外侧区域向近端方向升至胫骨内髁下方。该螺旋顺着股四头肌的扩展部经过髌骨的前面[2]。具体说，这些纤维受到连接股外侧肌的髌骨支持带牵拉力的影响（图178）。

螺旋沿着来自臀大肌的牵拉力继续前进。一旦到达坐骨结节，该螺旋的一部分与臀大肌的纤维一起升至骶骨，而螺旋另一部分则连接到髋关节的关节囊。如同在肩部那样，在髋部也可能发现筋膜的多种连续性。在这种情况下，髋关节的关节囊起着连接各种力量的作用[3]。

注意：髌骨支持带也由来自股内侧肌的腱性纤维构成。一定数量的股内侧肌纤维起自与大收肌共用的膜（图178）[4]。

前－外－足螺旋的融合中心

前－外－足融合中心

前－外－足 cf 点由 3 个点构成：第一个在外踝与伸肌腱之间，第二个在第四跖骨基底，而第三个在第四跖骨头水平（图179）。

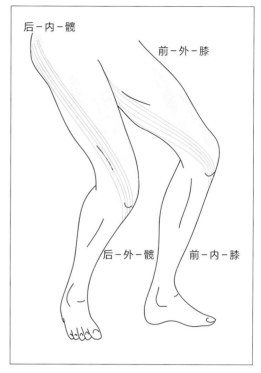

图178 髌骨支持带胶原纤维的附着

此 cf 点对应针灸的解溪和冲阳穴（ST 41、42）及地五会穴（GB 42）（前往大敦穴的络脉由此发出），还对应 Cyriax 法中用于治疗跗骨间韧带损伤的部位[5]。

后－内－踝融合中心

后－内－踝 cf 点位于跟腱的内侧缘，在跟腱与胫骨之间的沟内。由小腿三

---

[1] 在胫骨前肌的肌腱处，伸肌支持带近端的纤维束分成两组：一部分纤维从肌腱后穿过，另一部分与踝关节后的筋膜相连（Toctut L，1087）。

[2] 内含髌骨的股四头肌肌腱发出纤维扩展部将自身分别附着在股骨内、外髁，以及髌骨的内、外侧支持带（垂直）上。其他来自股内外侧肌肌腱的纤维扩展部（水平）加入进来，加强相应的髌骨翼状韧带（Fazzari I，1972）。

[3] 髋关节的关节囊附着在股骨颈上，与关节软骨有一定距离。它由 3 个加入它的韧带加强：第一条髂股韧带，从髂前下棘向下延伸，即刻分为两束，一束到大转子而另一束到小转子；第二条坐骨股骨韧带，从坐骨延伸到股骨颈；第三条耻骨股骨韧带，从髂耻隆起延伸到小转子（Fazzari I，1972）。

[4] 腱膜类的肌肉腱性纤维从大收肌的肌肉分出后，延续到股内侧肌的肌腱。它们被称为股－内收肌膜（Platzer W，1979）。

[5] 跗骨间韧带的活动受限可能是由于经过数月石膏固定后的韧带短缩。可以发现足背侧跗骨间韧带短缩、敏感和激活不足（Cyriax J，1997）。

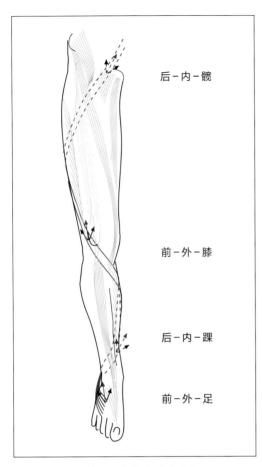

图 179　前 – 外 – 足螺旋的融合中心

前 – 外 – 膝融合中心

前 – 外 – 膝 cf 点由 3 个点构成：第一个在髌骨外上缘与股外侧肌之间，第二个在髌腱外侧，而第三个在腓骨头与胫骨粗隆之间。

此 cf 点对应针灸的梁丘、犊鼻和足三里穴（ST 34、35 和 36），还对应髌骨半脱位或因髌骨支持带紊乱引起的膝关节假性交锁的治疗部位[1]。

后 – 内 – 髋融合中心

后 – 内 – 髋 cf 点位于骶尾关节旁。

此 cf 点对应针灸的会阳穴（BL 35）及 Cyriax 法中[2]的治疗腘绳肌的点。筋膜手法治疗这个点常常可以解决因跌坐或分娩而导致的尾骨痛。

前 – 内 – 足螺旋

前 – 内向运动的螺旋起自足内侧（图 180），靠近胫骨前肌在十字形纤维或伸肌下支持带的内侧束上[3]。如其名称，该支持带呈十字交叉形，上端的两个分支环绕足踝。本螺旋顺着小腿深筋膜的纤维经过小腿后外侧，越过腓骨肌鞘[4]，上升至胫骨外髁。这些纤维接着跟随膝关节支持带[5]和来自股内侧肌的牵拉力。该肌头肌、足趾屈肌、足踇长屈肌形成的后向与内向运动矢量汇聚于此。

此 cf 点对应针灸的复溜与交信穴（KI 7 和 8），Maigne 法将之与脊椎功能障碍相联系的特定肌痛性条索。

---

[1] 需要指出的是，一位受到轻度髌骨半脱位影响的运动员可能有伴有疼痛的"打软腿"现象，这种情况有时会被错误地归咎于半月板损伤。通常髌骨半脱位时不会出现交锁，但是如果伴有侧副韧带或髌骨支持带损伤，膝关节屈曲的最后阶段会变得非常疼痛（Maigne R, 1979）。

[2] 腘绳肌可能受到来自其起点坐骨结节或其肌腹的影响。直接创伤或突然拉伸都会导致疼痛，并且疼痛在 24 小时内加剧。用横向牵引力按摩会非常累，而稳定操作者的腕部会有助益（Cyriax J, 1997）。

[3] 伸肌支持带的远端纤维束斜向下行，与之前的锐角保持距离，止于足内缘，在那里与跖腱膜相连（Testut L, 1987）。

[4] 这些纤维开始时有一条浅表的路径，继而深入到小腿三头肌。接下来穿过腓骨肌间隔，与伸肌间隔的封套层相连（Lang J, 1991）。

[5] 翼状韧带或髌骨支持带分内侧和外侧两部分。外侧翼状韧带起自股外侧肌和股直肌的纤维束，并加入内侧副韧带；内侧支持带起自股内侧肌，下行并在后方加入外侧副韧带（Gray H, 1993）。

与大收肌下部的纤维相连，特别是与大收肌共用的膜相连。沿着大收肌筋膜，螺旋从前－内－膝到达后－外－髋。顺着因肌筋膜牵拉而形成的螺旋到达臀横纹，那里有臀肌支持带或"笼头或缰绳系统（cavesson or halter system）"的纤维[1]。这些胶原纤维绕过臀大肌的下部，将本螺旋向内侧与泌尿生殖筋膜相连[2]，又向外经臀大肌下方连接到阔筋膜张肌的筋膜。骨盆与肩胛骨相似，因此下肢的螺旋可以连接任何躯干螺旋，但倾向连接同一方向者（后－外－盆）。

前－内－足螺旋的融合中心

前－内－足融合中心

前－内－足 cf 点由 3 个点构成：第一个在内踝与胫骨前肌肌腱之间，第二个在内踝尖前方，而第三个在胫骨前肌位于第一跖骨基底及内侧楔骨的附着点上（图181）。

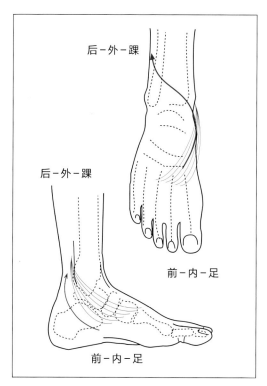

图 180　来自内侧小腿深筋膜的张力分布

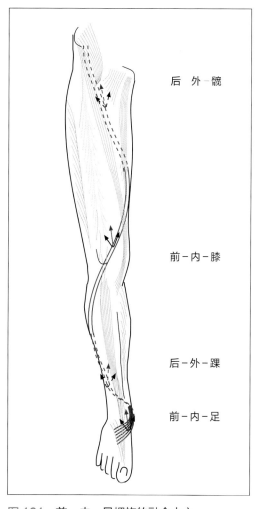

图 181　前－内－足螺旋的融合中心

---

[1]　在远端，"笼头或缰绳系统（cavesson or halter system）"从坐骨结节与大转子高点的连线、阔筋膜的横行束向皮肤及其下的肌骨面辐射。由于"支持带"这一刚性系统的存在，它类似用一种笼头包绕臀大肌的远端缘（Lang J, 1991）。

[2]　两性会阴部的肌肉与筋膜可以分为两组：肛门部分与泌尿生殖部分。肛门部分的深筋膜包括盆膈的下筋膜和部分闭孔筋膜。尿生殖膈的筋膜包括下筋膜或会阴膜及上筋膜，它与闭孔筋膜相连（Gray H, 1993）。

此 cf 点对应针灸的中封穴（LR 4）、商丘与公孙穴（SP 5、4），以及 Cyriax 法给出的前胫距韧带损伤的适应点[①]。

后 — 外 — 踝融合中心

后 – 外 – 踝 cf 点位于腓骨长短肌肌腱上。

此 cf 点对应针灸的外丘和悬钟穴（GB 36 和 39）。该点的致密化可以导致胫距关节的僵化，Maigne 法建议用快速牵引（swift traction）手法来缓解[②]。

前 — 内 — 膝融合中心

前 – 内 – 膝 cf 点由 3 个点构成：第一个在髌骨上缘的内侧，第二个在内侧副韧带上，而第三个在胫骨髁下方，位于嵌入胫骨内侧面上部的肌腱处（鹅足）。

此 cf 点对应针灸的地机、阴陵泉和血海穴（SP 8、9 和 10），以及 Maigne 法所提出的在腰第三、第四皮节形成的蜂窝织炎斑（cellulitis plaque）[③]。

后 – 外 – 髋融合中心

后 – 外 – 髋 cf 点位于坐骨结节外侧与大转子之间。

此 cf 点对应针灸的承扶穴（BL 36）。治疗这个 cf 点可以减轻 Cyriax 法用注射来治疗的臀下滑囊炎，以及 Maigne 法用被动拉伸来治疗的转子滑囊炎。这些方法当然会有好的效果，但它们针对的是炎症而不是引起炎症的原因——肌筋膜失衡。

（宋淳　关玲　译）

[①]　单纯的足底屈肌拉伸导致此部位的扭伤并不常见。疼痛可能会持续数年，但不会剧烈。在足底最大屈曲时，踝关节前部会有症状。可用按摩治疗（Cyriax J, 1997）。

[②]　足部疼痛的关节通常不会出现影像学上的病变，因为疼痛的来源经常是微小的关节退化，而手法治疗可以获得良好的效果。当患者深呼吸放松时，治疗师对胫距关节做一个突然的牵拉效果会比较好（Maigne R, 1979）。

[③]　这些患者大多表现为膝关节内侧疼痛，总是因过伸和过屈而加重。检查显示股内侧肌的一些纤维有痛性的硬结，第三、第四腰椎棘突有压痛（Maigne R, 1979）

第二十一章　肌筋膜螺旋的手法治疗

筋膜组织遍布全身且没有中断。在此前提下，手法刺激筋膜的任何一个部分自然会在身体其他部分产生反应。刺激只有作用到了合适的点[①]才能最终解决问题。遗憾的是，这个点从来不会出现在疼痛最明显的地方。有 3 种方法可以找到这个点。

- 如果疼痛位于一个单独的关节，那么从疼痛的部位（cp 点）开始，有可能追溯到该肌筋膜单元的协调中心（cc 点）。
- 如果疼痛分布在多个节段，并且因某一个平面上的动作而加重，则可以选择检查位于同一个平面上的序列。
- 如果有多处失衡而且因多个动作而加重，则可以假设问题涉及一条斜线或螺旋。

节段性疼痛的起源邻近疼痛部位。而一个平面上的疼痛起源于和疼痛区域成一列的多个点。与螺旋相关的疼痛常起源于分布在多个平面上的多个点。

以下对问题起源的理解指导着每一种治疗方法。

- 节段性治疗中，目的是通过处理支配关节的肌筋膜单元来恢复正常的关节活动。
- 在全身治疗中，目的是通过处理一个空间平面的序列来恢复姿势平衡。
- 治疗运动姿势僵硬的问题时，目的是恢复基质的流动性，从而让螺旋状胶原纤维自由滑动。

目的或意图是决定或改变手法压力和方向的因素："Manus sapiens potens est"（拉丁语，意为"富有知识的手是强大的"）。

手法治疗示例、动作验证和触诊验证的评估表见图 182～184。

筋膜连接了肌骨系统的所有结构

在完成全身评估表时，要始终考虑身体的统一性。虽然身体是一个单独的实体，但医学上的许多学科（表 20）常常

表 20　肌骨系统的结构

成分	病理	专科
骨骼	关节痛	骨科
肌肉	肌肉痛	疼痛科
神经	神经痛	神经科
免疫系统	关节炎痛	风湿科
循环系统	血管痛	血管科……

[①]　颈椎疼痛并活动受限时，不考虑直接受累的 cc 点，则不会取得治疗效果。例如，在颈部旋转疼痛时，治疗外向运动 cc 点不会有效，而治疗外旋 - 颈 cc 点则会立刻见效（Stecco L，1991）。

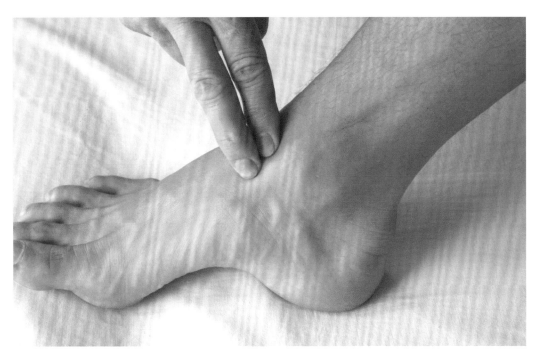

图 182　触诊验证伸肌上支持带，前－内－足 1 融合中心

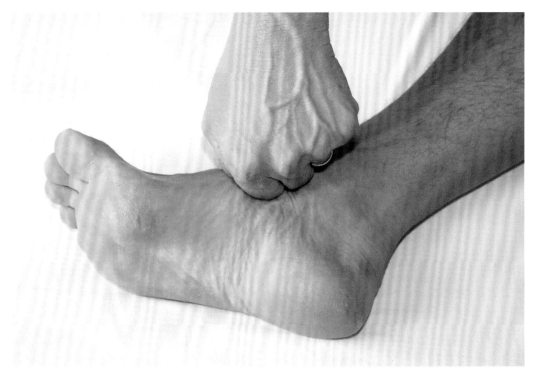

图 183　用示指的指间关节治疗前－内－足 2 融合中心，这样可以长时间按压而不会出现手指疲劳

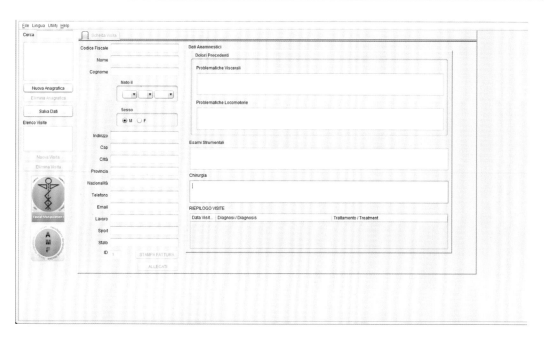

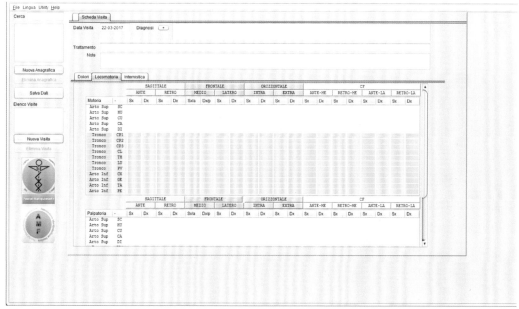

图 184　包括融合中心的动作验证和触诊验证的评估表

忘记每个节段是整体的一部分，而筋膜是那个将肌骨系统中的所有结构连接到一起的元素。

- 筋膜将肌筋膜单元中的单向运动单元联合起来。

- 筋膜将肌筋膜序列中的单向肌筋膜单元联合起来。

- 筋膜通过螺旋将不同节段的组合运动联合起来。

- 筋膜构成了中枢神经系统的框架

（大脑镰、硬膜）。

- 筋膜在胚胎发育过程中引导神经支配并形成神经鞘。
- 筋膜通过肌筋膜序列给神经传入以方向上的指引。
- 筋膜通过肌外膜使肌肉内部性能保持一致性，并通过腱外膜提供滑动的结构。
- 筋膜强化了关节囊，并与韧带相连。
- 筋膜通过骨膜发出骨错缝或骨折的信号。
- 筋膜通过血管鞘或神经鞘环绕动静脉。
- 筋膜是发炎、修复及代谢活动发生的部位。
- 筋膜是联系体内外温度的组织。

筋膜与肌肉骨骼系统的所有结构相连，因此，筋膜的致密化显然可以导致这个系统的许多功能障碍。

患者通常认为，了解致密化的原因后，他们就能避免未来障碍的复发。而各种研究表明，致密化的原因包含了许多相关因素，如微创伤、过度使用、应力劳损、代谢紊乱等[①]。

下面图表（图表6）的灵感来自Warrick和Wallden发表的文章[②]，字母A下方，先天的修复潜力（红线）在肌骨系

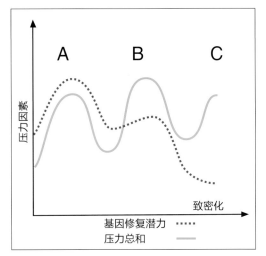

图表6　修复进程的消耗

统所受压力因素的总和（蓝线）之上。这使得超负荷部位能够完全康复。相反，在曲线的B部分，压力因素超过了身体的适应力，随之而来的代谢产物与其他炎性过程开始在筋膜中积累，病情转为慢性。在这个阶段，有必要采取治疗性按摩、适当的休养及补充多种营养的措施，储备修复性能量从而恢复该部位的功能。在字母C下方，由于没有采用上述策略，潜在的修复力崩溃，进而导致筋膜基质的永久致密化。疼痛是身体试图让人注意到生病部位以寻求修复的信号。止痛药抑制了这个警告信号，并使得关节被不恰当地使用，并导致永久损害，最终只有靠手术才能修复。

接下来讨论筋膜手法如何能够治愈肌

---

① 胶状的凝胶构成了结缔组织的基质。随着时间的推移，创伤、废用、循环减少导致的不能运动、重复运动和不良姿势最终会导致凝胶（基质）脱水、收缩和硬化，引发胶原束扭结。这会导致肌腱、肌肉和筋膜的缩短和功能障碍。此外，毒素和代谢废物在结缔组织中积累，特别是在那些已经致密化的区域，这种积累也会导致肌腱、肌肉和筋膜障碍（科学美国人，1998）。

② 如果身体的修复能力和微创伤的积累平衡，则存在一个最佳的修复机制。如果营养不良或生活方式不规律（如休息、睡眠不足），则损伤会大于有机体的修复能力，组织会发生损坏（Warrick M, 2009）。

腱囊肿或扳机指这类疾病。

肌腱囊肿是机体为避免肌肉异常牵拉而产生的一种代偿性疾病。在这种情况下，筋膜不能完美地协调所有作用于肌腱的肌纤维，因此肌肉不能对肌腱进行生理牵拉。这种不协调是由于重复的、单向使用（过用综合征）导致的筋膜致密化。在这个阶段，有必要实施作用于病因（肌筋膜单元致密化的 cc 点）的治疗，而不是在囊肿（结果）上直接施加任何压力。

一旦筋膜手法治疗恢复了筋膜基质的流动性，也就是恢复了筋膜对该肌腱上所有运动单元的协调能力，愈合的过程就被激活了。囊肿（或称扳机指，因为病理过程类似）不会立即消失，但现在不需要再校正肌腱的排列，囊肿也会在数天内吸收。

创伤后的制动通常会导致筋膜的各种致密化。已经发现，如果治疗重点为该节段肌筋膜单元的筋膜，而不是关节本身，关节的灵活性和运动活动恢复得更快。一旦运动不再受筋膜导致的疼痛所限，患者就可以在日常活动中进行主动和被动的活动。

筋膜手法的禁忌证

如果科学地、理智地运用筋膜手法，则这种方法没有禁忌证。只有发热的人不应该再接受任何可引起潜在炎症反应的治疗，特别是筋膜操作有时可以使体温升高，因此当患者发热时，筋膜手法需慎重。

筋膜手法作为一种浅表治疗，可以应用于疑似骨折的病例，因为它不作用于创伤点本身，而是作用于创伤点的上方或下方。如果治疗后疼痛完全消失，就可能不再需要放射学检查。

在有肿瘤的情况下，筋膜手法并非禁忌（尚未证明组织按摩会引起癌细胞的转移），而有时患者家属要求筋膜手法作为一种精神支持而继续给予治疗。

评估表的完成

评估表的完成是有益的，特别是在首诊时，因为这有助于分析患者表现出的症状是沿序列分布还是呈螺旋分布（图184）。相对于肌骨系统全身功能障碍评估表，全身融合中心（cf 点）的触诊验证和动作验证评估表增加了 8 列：前 - 内、前 - 外、后 - 内和后 - 外 cf 点各两列，分别对应右上肢、左上肢、右下肢、左下肢及相应的侧躯干。

数据

数据收集或病史采集必须与患者的描述对应。但这并不意味着患者所有的功能障碍都必须被记录下来。要记录对追踪到引发当前问题的 cc 点或 cf 点有用的信息。

假说

通常，在弥漫性疼痛的情况下，最痛的部分是为了代偿其他部位的不平衡而不得不适应的部分。换句话说，患者主诉的节段其实是代偿部位，而那个原发病因隐藏在其他地方。

为了阐明某个假说，并追溯到功能障碍的 cc 点或 cf 点，应当按下列标准进行数据分类（表 21）。

表 21　假说的标准

影响力	最大疼痛、伴随痛
病史	既往疼痛、首次受伤、手术
代偿	显性代偿、隐性代偿

- 根据影响力：在所有临床表现中，哪个疼痛在此失衡中最重要？
- 根据病史次序：在所有临床表现中，哪个疼痛最早触发了失衡？
- 根据代偿途径：疼痛是分布在一个平面上还是沿着一条螺旋分布？

首先要明确筋膜手法是为患者服务的，因此前述假说必须与患者的期望相结合（表 22）。在制订治疗计划时，必须清楚首诊目标及在后续治疗中如何完善这些目标。

- 如果患者表现为单侧膝关节疼痛，治疗分析追溯到了初始原因，比如是腰痛。但最终，治疗应解决膝痛的问题。
- 筋膜治疗师不必处理所有疼痛的 cc 点，但需要安排一个治疗计划。要恢复位置性失衡（postural imbalance），应选择一个平面上的 cc 点；要平衡协调一个运动活动

表 22　针对治疗计划的假说

患者的期望是什么？	消除疼痛 恢复正常活动
如何达到这个目的？	cc 点解决方案 正确的 cc 点组合
如何计划各次治疗？	第一阶段，先平衡系统，第二阶段……

或姿态，应选择螺旋上的 cf 点。

- 以急性背痛为例，无法做出最痛的动作时，首诊计划可以是治疗一个 cf 点（如后-内-胸）。接下来，在二诊时，治疗师可以制订一个适当的持续治疗计划来重新平衡筋膜张力。

验证

在螺旋的动作验证中，只有在所有功能失调的分段运动都得到解决后，才能识别出受损的动态运动。

从复杂的运动活动中很难推断出最痛苦的动作。如果使用前面章节建议的表格系统，则所有格子中都会被记录下星号。如果使用图表系统，则显然颈、胸、腰各节段的疼痛，在 3 个层面上的所有运动都会以相同的强度表现出来（图表 7）。

如果在动作验证中，3 个平面上表现出相同强度的疼痛，那么做 4 条斜线的验证可能有用：例如，要求患者将腰段移向前-外和后-外，先做左侧接着做右侧。前-内和后-内两条斜线会与上面的斜线一起活动。如果这些组合运动中的一个比

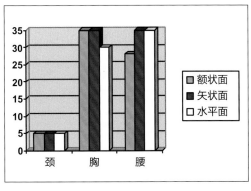

图表 7　在 3 个平面的验证中，3 个节段的疼痛强度

另一个更痛，则在评估表上用两个星号标记该动作（如：后－外－腰 右＊＊）。

即使从运动验证中得出的指征不能明确指出要治疗哪一个螺旋，但运动验证结果对治疗后评估的比较总是有用的。

cf 点的比较触诊是确定所需治疗斜线或螺旋的基础（图 182）。

如何选择目标螺旋：一旦动作验证确定是螺旋功能障碍，则有必要确定应当检查哪一个螺旋。对一个节段的 4 个 cf 点进行比较触诊有助于完成这个任务（诊断性 cf 点或指征性 cf 点）。

如何把四肢与躯干的螺旋结合：只有通过分析功能障碍的分布和触诊，才能发现在四肢螺旋和躯干之间建立了哪些通路。在解剖学上，骨盆和肩胛带允许所有可能的组合。在不确定时，与骨盆或肩胛带相关的治疗应延伸到同一方向的螺旋（前－外－髋、前－外－盆）。

治疗

一个螺旋既可以单独处理，也可以与另一个螺旋一起处理。在躯干，经常同时涉及两条相反的螺旋：一侧前－外－颈和另一侧的后－外－颈。

在上肢，手的抓握动作是前－内－指与前－外－指的共同结果，而手伸开是后－外－指与后－内－指的共同结果。这些协同运动的重复产生了一种组合，当功能障碍发生时就会牵涉到这种组合。

螺旋形 cf 点的处理与节段性 cc 点的治疗有很多差异（表 23）。螺旋线的处理是通过结合几个点来进行的，以便同时减少沿整个螺旋线分布的张力。常常一个关

表 23 节段性 cc 点与 cf 点的比较

	节段性 cc 点	cf 点
疼痛部位	疼痛局限而持续，如内－膝	疼痛游走，如内、前、内旋膝
伴随痛	疼痛分布在一个平面	疼痛按一条螺旋分布
动作验证	仅有一个疼痛动作，如内向	有多个疼痛动作，如内、外
触诊验证	致密化在肌腹，比较 6 个 cc 点	致密化在支持带，比较 4 个 cf 点
治疗目标	恢复肌束膜、肌外膜的流动性	解放支持带的胶原纤维

键点的解决会减低所有其他 cf 点的敏感性。在单节段，cf 点的治疗可与两个节段的 cc 点治疗联合进行（如前－外－肱与前－肱和外－肱）。

cf 点位于关节周围，而节段性 cc 点在肌腹上。cf 点与支持带基质的流动性有关，而节段性 cc 点与肌内膜、肌束膜及肌外膜的流动性有关。

在治疗 cf 点与 cc 点时，需要持续的压力（图 183）。图表 8 显示了持续的压力如何使疼痛突然减轻，同时使所治疗的部位感知增加。

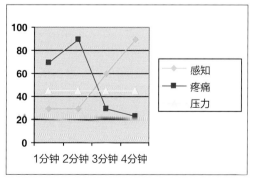

图表 8 持续的压力会导致疼痛快速减轻和身体节段感知逐步增强

在手法操作过程中，治疗师必须"像调台一样"调到患者的问题上，这样治疗师的手就会被患者身体的需要所引导。为了做到这点，有必要在整个操作过程中询问患者感知是否获益，或症状是否缓解。

最好沿着支持带按压，寻找较硬的纤维和与疼痛有关的纤维。

患者的疑问

虽然筋膜手法常会产生很好的效果，但它并不能回答患者脑海中可能存在的所有问题（表 24）。花点时间进行讨论总是值得的，因为可以清楚地解释患者的疑虑。

对相关疑虑的清楚解释，往往比没有任何解释的筋膜完全释放更令人安心。

患者常认为，通过了解导致他们困扰的原因就可以防止未来障碍的复发。他们常会提出下列问题。

1. 是什么导致了疼痛？

这样回答比较恰当：在我们做深层按摩或手法的地方，筋膜变得僵硬，这阻止了身体进行正常活动。筋膜的硬化由许多因素共同造成，如微创伤、劳损、寒冷、

代谢紊乱等。在每个患者身上，这些因素都可能在不同程度上导致任何一种功能障碍。

2. 这种手法是如何工作的？

这种手法通过摩擦产生热量，从而改变筋膜基质的一致性。根据患者的受教育程度，可以使用不同的比喻使这个概念更清晰（例如，浓汤在冷的时候会更稠，而加热后会变得稀薄等）。

3. 疼痛为什么会消失？

筋膜在僵硬时会过度牵拉游离神经末梢。而现在（手法治疗后），筋膜内胶原纤维可以自由滑动而不牵涉伤害或疼痛感受器。之前感受到的疼痛提示身体中存在张力性或姿势性的失衡，而现在舒适的感觉表示身体恢复了正常。

4. 我是否需要其他的检查，X 线检查或化验？

如果患者在手法治疗后没有任何不适或疼痛，则不需要进一步检查。但如果手法治疗没有任何效果，则考虑进一步检查，这是常识。

5. 我是否需要吃药或进行其他治疗？

如果手法后的炎症反应过于剧烈，那么服用止痛药并不是禁忌。但可能的话应尽量避免，因为这会混淆治疗结果和干扰后续的治疗计划。

6. 我是否需要预防性治疗？

这没有必要，因为无法预测什么时候筋膜会再次致密化。有的患者可能在 6 个月后复发，而别人可能会在 6 年后复发。原因和发生条件可能相同，但一个患者的

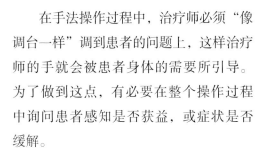

表 24　患者会询问或想要询问的常见问题

解释	是什么引起疼痛？ 手法如何作用？ 疼痛为什么会消失？
安抚	我是否需要任何其他检查？ 我是否需要其他治疗？ 我是否需要预防性治疗？
建议	我在家需要做什么或不能做什么？ 我是否可以工作？ 我如何能够防止复发？

代谢紊乱可能导致他的筋膜比另一个患者更早致密。

7. 这次治疗之后，我在家应当做些什么？

治疗后的5天内，最好避免进行新的剧烈活动。手法治疗去除了筋膜的某些限制滑动的点，因此身体需要时间将这些新模式纳入全身平衡中。如果患者立刻开始全部工作或运动日程，那将会使用旧的组合运动而不是新模式，因为新模式还不稳定。

8. 在初期，我该如何从事工作或运动？

如果治疗一周后，身体处于良好的平衡状态，那么就没有理由限制活动，也没有必要采取可能阻碍某些部位使用的预防措施。如同修理工把车修好了，则不再需要低速行驶！每个人都应当自由活动，并采取最舒服的姿势。

9. 我应当如何改善这种情况？

培养感知身体需求的意识是真正使自己的生活方式适应生理需求的唯一途径。这些生理需求因人而异，也无法以预设的节奏或建议改善。需要感知身体何时超出了适应压力的极限，然后停下来给予恢复时间。

临床病例研究

如单向序列一样，筋膜螺旋在全身都是连续的。这两个肌筋膜结构经常一起工作，因为在许多复杂的运动活动中，方向性、姿势性成分和各节段之间的动态交替存在。

当出现功能障碍时，应首先校正螺旋的张力分布，然后才调整序列，使之正常化。

病例1：螺旋失衡

一位女性运动员（定向越野冠军）因为右膝后侧的疼痛被迫终止了运动事业。在过去8个月中，每跑数分钟疼痛就会出现。曾被诊断为坐骨神经痛，但各种检查并未发现神经的异常[1]。

在采集病史的过程中，患者声称疼痛局限于膝后（表25），而且现在和过去都没有任何其他疼痛。日常活动不会加重疼痛，也没有肢体的抽筋、疼痛或感觉异常。

由于缺乏数据记录而无法提出假说。疼痛动作在任何平面或方向都无特异性。

针对左、右膝关节的动作评估显示关节活动范围与力量是对称的。唯一的差别是右膝的后向运动有轻微疼痛。也进行了髋的测试，没有疼痛。因此，排除了序列及近端或远端牵涉痛的可能。

接下来是触诊膝关节的6个节段性cc点和4个cf点。注意，在这个阶段必须避免停止触诊而去治疗第一个敏感的cc点，由于评估要考虑大量的变量，这样的行为要尽量避免。

基于跑步（动态活动）引发疼痛的事

---

① 在手法治疗之前，对背痛患者，无论是否有坐骨神经痛，为他们进行X线检查的指征不足（英国临床标准咨询小组，1994）。

实，我们假设病痛是因为螺旋失衡。对前–外–膝和后–外–膝进行触诊评估，以确定不协调是发生在站立阶段还是摆动阶段。结果显示前一个 cf 点比后一个更敏感，加上之前排除了节段性 cc 点，因此决定治疗前–外–膝 cf 点的螺旋（前–外–足螺旋）。

后–内–踝 cf 点的敏感性和致密化与前–外–膝 cf 点相似。在解决了这些 cf 点后，经治疗后动作评估，这位运动员反馈她的腿处于近几个月来最自由、轻松的状态。

20 天后，她的教练确认她继续保持着良好的训练效果。

病例 2：全身失衡

一位 40 岁的英国妇女，右侧肩胛和颈部之间的区域持续疼痛 3 个月。被诊为重复应力损伤或过度使用综合征。她抱怨疼痛因颈部后向运动及向左侧的外向运动而加重。她之前没有任何肌骨疼痛的病史。她还说有左眼睑跳动。

患者否认存在任何内脏问题，但在更具体地询问时，她反馈肝区上的右胁肋部有时会有放射痛（表 26）。

由于右侧胁区疼痛已有 3 年，故推测仅出现 3 个月的右侧肩胛间疼痛可能是沿后–外–颈螺旋代偿的结果。

颈部的运动验证表明，侧向运动无痛受限，后向轻微疼痛，无关节限制，左侧外旋轻微疼痛。

触诊检查脊柱和肩部的 cf 点，证实

表 25　病例 1 螺旋性功能障碍评估表

疼痛部位	膝 后 右 8 个月，5
疼痛动作	跑步
既往疼痛	
末端	
内脏	
治疗	后–内–踝、前–外–膝，++

表 26　病例 2 全身失衡评估表

疼痛部位	肩 后外 右 3 个月，8
疼痛动作	后、外、颈 左
既往疼痛	
末端	左眼睑跳
内脏	放射痛，前–外–腰 右 3 年
治疗	后–外–颈 左、前–外–胸、腰 右，++

了左侧后–外–颈螺旋病变的假说。

治疗左侧后–外–颈 cf 点、右侧前–外–胸、前–外–腰 cf 点，治疗后评估发现肩胛间区域的疼痛减轻，前胸部感觉轻松。

一周后这些结果保持不变（//++），也完全没有再感觉到右胁部的放射痛。因此决定暂停治疗，建议患者如果症状再次出现，则另行预约二次治疗。

这些简要病例仅供参考，但不能作为类似情况的治疗模式。治疗师应当根据每个人的症状来研究和治疗每个病例。

（宋淳　关玲　译）

结语

　　一些读者可能会感到失望，因为本书没有给特定的点提供准确的适应证以治疗各种类型的功能障碍。然而从本书的内容可以得出这样的结论，每种功能障碍都是不同点之间张力失衡的结果，而这些点的组合会因情况而异。

　　为了学习如何恰当地运用这种治疗方法，治疗师必须参加筋膜手法的课程，因为只有与老师直接接触才能学到触诊的技巧、触摸的部位、需要什么样的压力，以及在治疗过程中自己如何站位。

　　治疗师每天勤加练习可以提高个人能力，使手可以进入软组织间隙感受、理解并适应这些组织的需求。身体不是因治疗师的力量而获愈，而是凭借治疗师的敏感性。这种方法要求治疗师全程参与：必须记录数据、设想可能的解决方案、找出各种致密化的点、彻底完成针对筋膜的工作，最后，还必须将自己的假设与结果进行比较。最重要的是，这个过程的最后一部分会给初学者带来挑战，因为在治疗结束时，患者会对治疗做个即时的评价。治疗师需要对问题的解决负起全部责任，因为只有阳性的结果才意味着你做对了。

　　筋膜手法是需要魄力的方法，因为每个案例都是未知的，而且没有哪本指导书能提供全部的解决方案。它需要以坚定的信念来治疗那些患者以为几乎或完全不重要的点；需要在手法本身引起不适时继续治疗；也需要面对那些开始时并没有感觉获益的患者的批评。

　　本方法可能对双方都是困难的，患者需要忍受它，而治疗师又必须应用它。但最终患者和治疗师都会感到高兴，因为，前者的问题得到了解决，而作为后者的治疗师会发现他们的双手是为患者服务的有力工具。

本书的写作动力是与他人分享这种治疗方法的可能性。书中本可以再利用一些筋膜神经支配的照片、显示筋膜致密化的组织学样本，以及某些统计学研究以证明这种方法的有效性。但由于各种原因，这些方面只能留给未来的读者。

这项工作到此尚未完成，且还仅仅是开始。希望筋膜治疗师中有人能够出于合作的动机改善本方法，并指出任何书中可能的错误，而不是以这些错误为借口来完全拒绝这种方法。

一旦筋膜治疗师对书中建议的有效性治疗方法进行了尝试，他们就有一定的责任分享这些知识而不是将其据为己有。

纲要表

表 27　上肢的节段性 cc 点和触发点

cc 点	穴位	单关节肌肉触发点
前 – 肩	中府（Lu 1）	胸小肌
前 – 肱	云门（Lu 2）	三角肌
前 – 肘	侠白（Lu 4）	肱肌、肱二头肌
前 – 腕	孔最（Lu 6）	桡侧腕屈肌
前 – 指	鱼际（Lu 10）	拇短屈肌
后 – 肩	肩中俞（SI 15）	菱形肌
后 – 肱	天宗（SI 11）	三角肌肩胛冈部
后 – 肘	消泺（TE 12）	肱三头肌短头
后 – 腕	支正（SI 7）	尺侧腕伸肌
后 – 指	腕骨（SI 4）	小指展肌
内 – 肩	大包（Sp 21）	前锯肌
内 – 肱	极泉（Ht 1）	喙肱肌
内 – 肘	青灵（Ht 2）	尺侧腕屈肌近端
内 – 腕	灵道（Ht 4）	尺侧腕屈肌远端
内 – 指	少府（Ht 8）	小指屈肌
外 – 肩	天鼎（LI 17）	肩胛舌骨肌
外 – 肱	肩髃（LI 15）	三角肌
外 – 肘	肘髎（LI 12）	肱桡肌
外 – 腕	上廉（LI 9）	桡侧腕屈肌
外 – 指	合谷（LI 4）	第一骨间背侧肌
内旋 – 肩	气户（St 13）	锁骨下肌
内旋 – 肱	天泉（PC 2）	肩胛下肌
内旋 – 肘	曲泽（PC 3）	旋前圆肌
内旋 – 腕	郄门（PC 4）	旋前方肌
内旋 – 指	劳宫（PC 8）	蚓状肌
外旋 – 肩	天髎（TE 15）	前锯肌下部
外旋 – 肱	肩髎（TE 14）	冈下肌
外旋 – 肘	天井（TE 10）	旋后肌
外旋 – 腕	三阳络（TE 8）	拇长展肌
外旋 – 指	中渚（TE 3）	蚓状肌

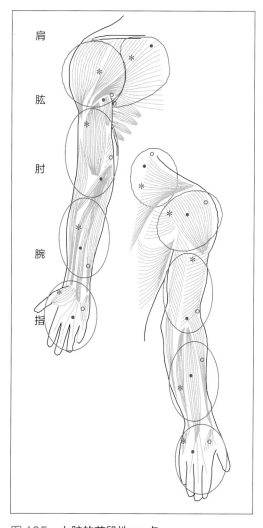

图 185　上肢的节段性 cc 点

　　红圈（图 185）内包括了手指（指）、腕部（腕）、肘部（肘）、肱骨（肱）和肩胛部（肩）节段的功能单元（肌肉、筋膜、关节）。

　　最后的节段包括前面的胸锁关节和后面的肩胛胸壁关节。

前部图例

° 内向运动 cc 点

* 前向运动 cc 点

• 内旋运动 cc 点

后部图例

° 外向运动 cc 点

* 后向运动 cc 点

• 外旋运动 cc 点

表 28 躯干的节段性 cc 点和触发点

cc 点	穴位	触发点
前 – 头 1	承泣（St 1）	眼下直肌
前 – 头 2	巨髎（St 3）	颧肌
前 – 头 3	大迎（St 5）	二腹肌前腹
前 – 颈	人迎（St 9）	颈长肌
前 – 胸	不容（St 19）	胸骨肌
前 – 腰	滑肉门（St 24）	腹直肌
前 – 盆	腹结（Sp 14）	髂肌
后 – 头 1	攒竹（Bl 2）	眼上直肌
后 – 头 2	曲差（Bl 4）	额肌
后 – 头 3	玉枕（Bl 9）	枕肌
后 – 颈	天窗（SI 16）	颈最长肌
后 – 胸	厥阴俞（Bl 14）	胸最长肌
后 – 腰	三焦俞（Bl 22）	腰最长肌
后 – 盆	关元俞（Bl 26）	腰方肌（下部）
内 – 头 1	睛明（Bl 1）	眼内直肌
内 – 头 2	廉泉（CV 23）	下颌舌骨肌缝
内 – 头 3	风府（GV 16）	项韧带
内 – 颈	天突（CV 22）	胸骨韧带
内 – 胸	中庭（CV 16）	剑突韧带
内 – 腰	水分（CV 9）	腹白线
内 – 盆	中极（CV 3）	腹白线
内 – 颈后	大椎（GV 14）	第七颈椎棘下韧带
内 – 胸后	身柱（GV 12）	第四胸椎棘下韧带
内 – 腰后	命门（GV 4）	第二腰椎棘下韧带
内 – 盆后	腰俞（GV 2）	尾椎韧带
外 – 头 1	瞳子髎（GB 1）	眼外直肌
外 – 头 2	头维（St 8）	颞肌
外 – 头 3	颊车（St 6）	咬肌
外 – 颈	扶突（LI 18）	斜角肌外侧
外 – 胸	膈关（Bl 46）	胸髂肋肌
外 – 腰	志室（Bl 52）	腰方肌（外侧）
外 – 盆	秩边（Bl 54）	臀中肌
内旋 – 头 1	丝竹空（TE 23）	眼下斜肌
内旋 – 头 2	耳门（TE 21）	翼内肌
内旋 – 头 3	听会（GB 2）	翼外肌
内旋 – 颈	气舍（St 11）	前斜角肌
内旋 – 胸	期门（Lr 14）	肋间肌
内旋 – 腰	章门（Lr 13）	腹斜肌
内旋 – 盆	五枢（GB 27）	臀小肌
外旋 – 头 1	阳白（GB 14）	眼上斜肌
外旋 – 头 2	率谷（GB 8）	耳上肌
外旋 – 头 3	完骨（GB 12）	耳后肌
外旋 – 颈	天牖（TE 16）	肩胛提肌
外旋 – 胸	魄户（Bl 42）	上后锯肌
外旋 – 腰	京门（GB 25）	下后锯肌
外旋 – 盆	居髎（GB 29）	臀中肌

前部图例（图 186）

° 内向运动

* 前向运动

• 内旋运动

后部图例

° 内向运动（后）

* 后向运动

° 外向运动

• 外旋运动

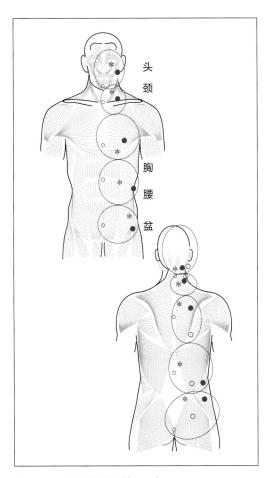

图 186 躯干的节段性 cc 点

表 29　下肢的节段性 cc 点和触发点

cc 点	穴位	单关节肌肉触发点
前 – 髋	冲门（Sp 12）	耻骨肌、缝匠肌（近端）
前 – 膝	伏兔（St 32）	股伸肌群
前 – 踝	上巨虚（St 37）	胫骨前肌
前 – 足	太冲（Lr 3）	足踇短伸肌
后 – 髋	白环俞（Bl 30）	臀大肌 – 骶结节部
后 – 膝	殷门（Bl 37）	半腱肌（远端）
后 – 踝	飞扬（Bl 58）	比目鱼肌
后 – 足	京骨（Bl 64）	小趾展肌
内 – 髋	足五里（Lr 10）	短收肌
内 – 膝	箕门（Sp 11）	腘肌、股薄肌（远端）
内 – 踝	筑宾（Ki 9）	比目鱼肌（内侧）
内 – 足	然谷（Ki 2）	足踇短屈肌
外 – 髋	髀关（St 31）	阔筋膜张肌
外 – 膝	风市（GB 31）	阔筋膜张肌 – 髂胫束
外 – 踝	丰隆（St 40）	第 3 腓骨肌
外 – 足	陷谷（St 43）	足骨间背侧肌
内旋 – 髋	阴廉（Lr 11）	大收肌
内旋 – 膝	阴包（Lr 9）	鹅足诸肌
内旋 – 踝	中都（Lr 6）	胫骨后肌
内旋 – 足	太白（Sp 3）	足踇展肌
外旋 – 髋	环跳（GB 30）	梨状肌
外旋 – 膝	中渎（GB 32）	股二头肌短头
外旋 – 踝	阳交（GB 35）	腓骨短肌
外旋 – 足	丘墟（GB 40）	趾短伸肌

圆圈内的每个节段（图 187）包括了涉及一个组合运动的 3 个肌筋膜单元，即位于内侧髋、膝、踝、足的圆圈包括了前 – 内 – 内旋组合运动，相同节段的外侧圆圈包括了后 – 外 – 外旋组合运动。融合

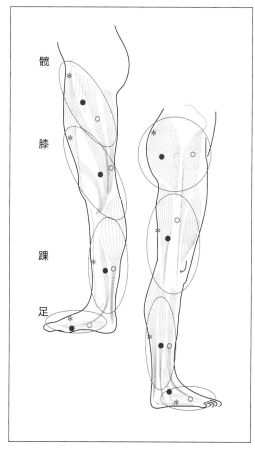

图 187　下肢的节段性 cc 点

中心负责协调组合运动。

应当注意到主动与拮抗 cc 点位置之间的对称关系。例如，前 – 膝 cc 点在股四头肌上，而后 – 膝 cc 点则应当能在正好相反的腘绳肌上找到。

图例

○ 内向、外向运动

* 前向、后向运动

• 内旋、外旋运动

矢状面

上肢的前向运动序列（图 188）完美地对应肺经的循行。这条经脉上的一些穴位构成了不同节段的 cc 点，而另一些穴位则位于前 – 外向斜线。

躯干和下肢的前向运动序列部分对应胃经的循行。当髂腰肌参与运动时，前 – 盆 cc 点与脾经相连；当腹直肌的动作占优势时，前 – 盆 cc 点与胃经的水道（St 28）相连。

上肢的后向运动序列（图 189）有一段循行与小肠经重叠。这条经脉的一些穴位形成了后 – 内斜线。

躯干和下肢的后向运动序列沿膀胱经循行。具体讲，在躯干部，该序列对应膀胱经的内侧线。代表此经穴的系列 cc 点位于张力汇聚之处（脊柱后凸的高点、腰前凸等）。

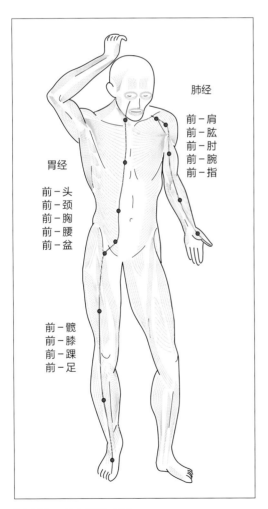

图 188　前向运动序列

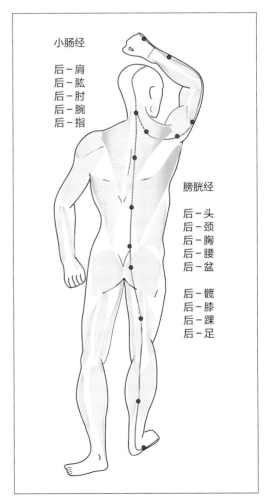

图 189　后向运动序列

额状面

上肢的内向运动序列对应心经，下肢的内向运动序列对应肾经。在躯干，外侧的经脉与前－内向斜线平行（图190）。

奇经的任脉或中央经脉对应躯干前部的内向运动序列，沿棘突分布的督脉对应躯干后部的内向运动序列。

上肢的外向运动序列对应大肠经（图191）。该经在颈部与胃经结合。躯干的外向运动由两个矢量完成：前部矢量（前－外向斜线）部分对应脾经和胃经的循行；而后部矢量对应膀胱经外侧线。下肢外向运动的 cc 点包括在胃经内。

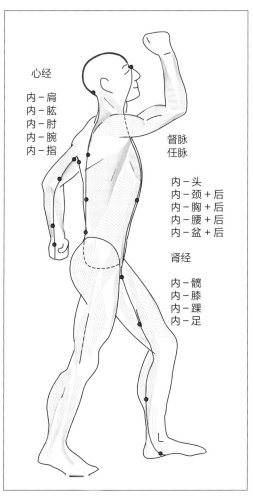

心经

内－肩
内－肱
内－肘
内－腕
内－指

督脉
任脉

内－头
内－颈＋后
内－胸＋后
内－腰＋后
内－盆＋后

肾经

内－髋
内－膝
内－踝
内－足

图190　内向运动序列

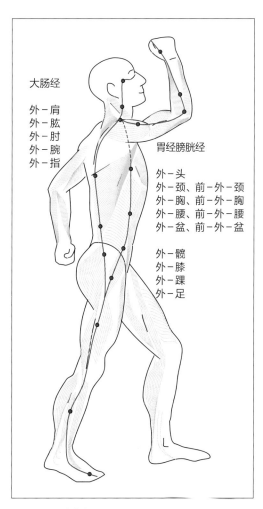

大肠经

外－肩
外－肱
外－肘
外－腕
外－指

胃经膀胱经

外－头
外－颈、前－外－颈
外－胸、前－外－胸
外－腰、前－外－腰
外－盆、前－外－盆

外－髋
外－膝
外－踝
外－足

图191　外向运动序列

水平面

上肢内旋运动序列对应心包经，内旋肩胛 cc 点除外（图 192）。躯干和下肢的内旋运动序列主要对应肝经的循行。在针灸学中，该经止于肋骨，但为了保障颈部和头部的内旋功能，该经有必要延续到这两个节段。

上肢的外旋运动序列对应三焦经（图 193）。在躯干，胆经的循行对应外旋运动序列，例外的是外旋胸点位于后锯肌而不位于前锯肌。在下肢，外旋运动序列的点都在胆经上。

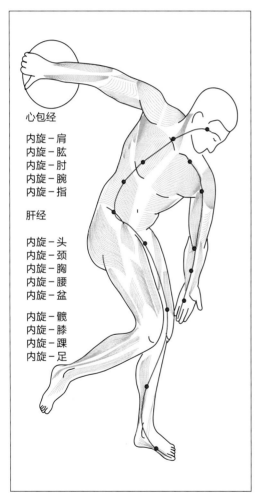

图 192　内旋运动序列

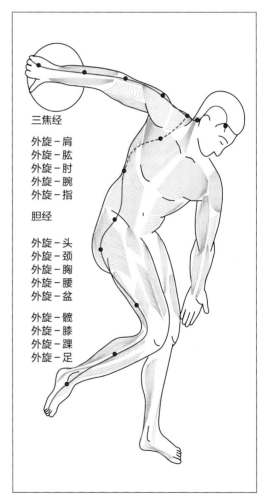

图 193　外旋运动序列

后向斜线

蓝线代表后－外向斜线，位于后向运动序列（红色实线）与外向运动序列（红色虚线）之间（图 194）。

在解剖上，该斜线对应：

- 在躯干，环绕竖脊肌的胸腰筋膜深层与浅层的融合线；
- 在下肢，大腿和小腿（腓侧间室的后间隔）的外侧间隔；
- 在上肢，上臂和前臂（两桡侧伸腕肌的后间隔）的外侧间隔。

蓝线代表后－内向斜线，位于内向运动序列（红色虚线）与后向运动序列（红色实线）之间（图 195）。

在解剖上，该斜线对应：

- 在躯干，胸腰筋膜与胸、腰、骶椎的棘上韧带的融合线；
- 在下肢，大腿和小腿（小腿的深层）的内侧间隔；
- 在上肢，上臂和前臂（尺侧腕伸肌鞘）的内侧间隔。

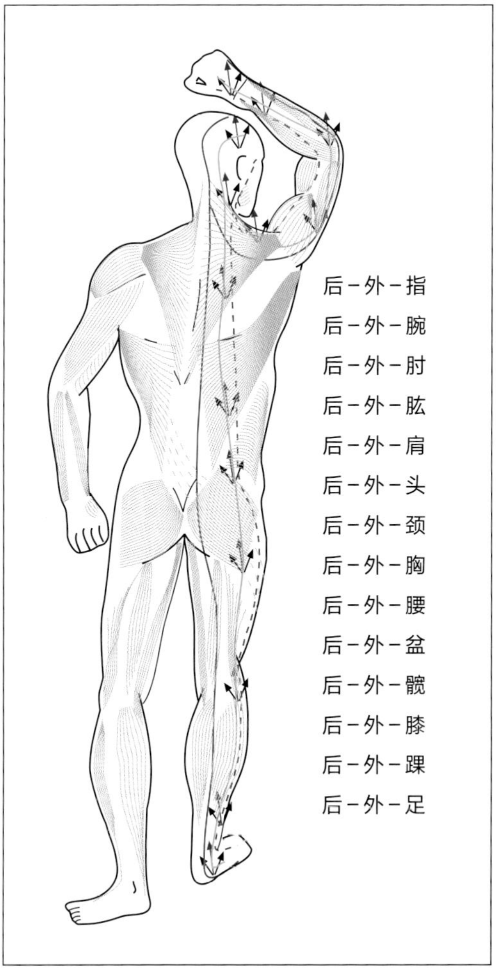

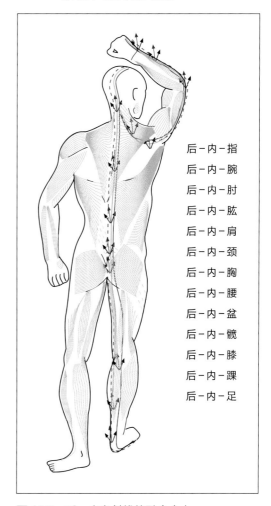

后－外－指
后－外－腕
后－外－肘
后－外－肱
后－外－肩
后－外－头
后－外－颈
后－外－胸
后－外－腰
后－外－盆
后－外－髋
后－外－膝
后－外－踝
后－外－足

后－内－指
后－内－腕
后－内－肘
后－内－肱
后－内－肩
后－内－颈
后－内－胸
后－内－腰
后－内－盆
后－内－髋
后－内－膝
后－内－踝
后－内－足

图 194　后－外向斜线的融合中心

图 195　后－内向斜线的融合中心

前向斜线

　　蓝线代表前－外向斜线，位于前向运动序列（红色实线）与外向运动序列（红色虚线，在躯干后有循行）之间（图 196）。

　　在解剖上，该斜线对应：

－ 在躯干，位于腹直肌鞘旁腹筋膜的融合线；

－ 在下肢，大腿与小腿（腓侧间室的前间隔）的外侧间隔前部；

－ 在上肢，上臂与前臂外侧间隔的前部。

　　蓝线代表前－内向斜线，位于前向运动序列（红色实线）与内向运动序列（红色虚线）之间（图 197）。

　　在解剖上，该斜线对应：

－ 在躯干，腹白线与腹肌筋膜的融合线及胸肌筋膜与胸骨间的融合线；

－ 在下肢，内侧肌间隔的前部及胫骨内缘；

－ 在上肢，内侧肌间隔的前部及指屈肌鞘。

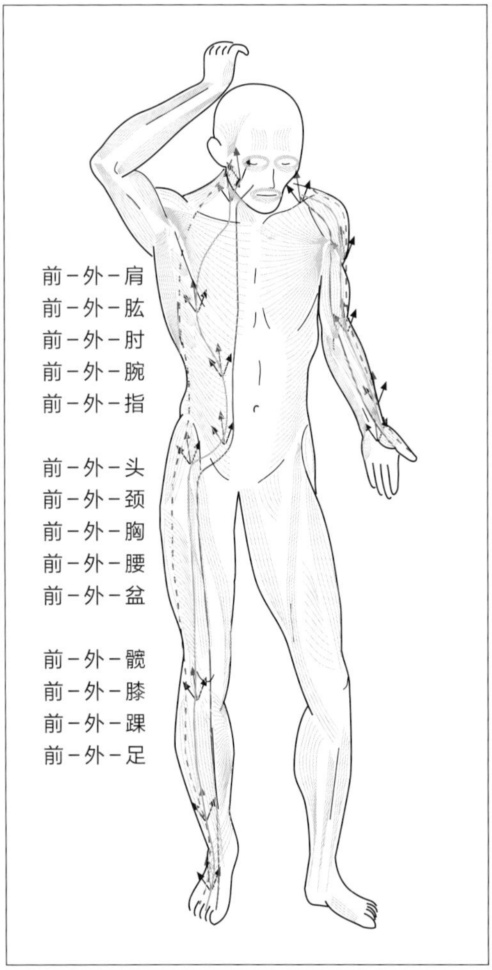

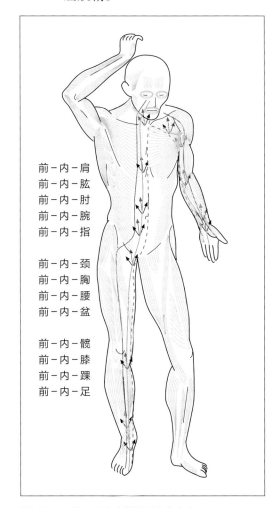

前－外－肩
前－外－肱
前－外－肘
前－外－腕
前－外－指

前－外－头
前－外－颈
前－外－胸
前－外－腰
前－外－盆

前－外－髋
前－外－膝
前－外－踝
前－外－足

前－内－肩
前－内－肱
前－内－肘
前－内－腕
前－内－指

前－内－颈
前－内－胸
前－内－腰
前－内－盆

前－内－髋
前－内－膝
前－内－踝
前－内－足

图 196　前－外向斜线的融合中心

图 197　前－内向斜线的融合中心

肌筋膜间的关系

功能障碍是在运动管理的基础上发展起来的（图 198），因而治疗的基础与此相同。如果动作和触诊验证显示是一个协调中心（如后－膝）的失衡，则对这个点的手法治疗可能与拮抗 cc 点（前－膝）相关，也可能与对同一序列的近端或远端 cc 点的治疗相关（图 199）。治疗可以通过对同一平面的序列中其他的点（如后－腰、前－足）实施手法来完成。

如果动作验证在所有 3 个平面引起相同程度的疼痛，则可以假设此功能障碍涉及融合中心。在这种情况下，如果疼痛局限于一个节段，则可以治疗一个 cf 点（如前－外－膝）和两个协同的 cc 点（前－膝、外－膝）；如果疼痛范围更大，则可能更适于治疗一条斜线的 cf 点（前－外－膝 1、3；前－外－踝 1、2；前－外－足 3），或治疗一条螺旋的 cf 点（后－内－髋、前－外－膝、后－内－踝 2）。

（宋淳　关玲　译）

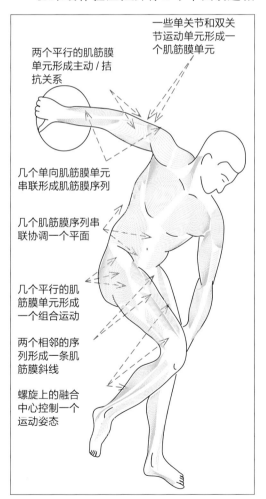

图 198　肌骨系统中肌筋膜组织的总结

一些单关节和双关节运动单元形成一个肌筋膜单元

两个平行的肌筋膜单元形成主动／拮抗关系

几个单向肌筋膜单元串联形成肌筋膜序列

几个肌筋膜序列串联协调一个平面

几个平行的肌筋膜单元形成一个组合运动

两个相邻的序列形成一条肌筋膜斜线

螺旋上的融合中心控制一个运动姿态

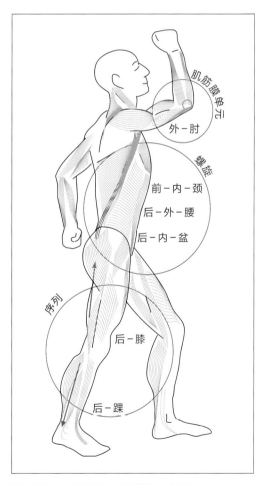

图 199　肌骨系统中筋膜治疗的总结

肌筋膜单元
外－肘
螺旋
前－内－颈
后－外－腰
后－内－盆
序列
后－膝
后－踝

参考文献

Albe-Fessard D. Les douleurs maladies et les structures nerveuses mises en jeu. Ann. Kinésithér. T. 28, n° 2, pp. 65-87, 2001

Alberts B, Biologia molecolare della cellula. Zanichelli, Bologna, 1996

Amonoo-Kuofi HS, The density of muscle spindles in the medial, intermediate and lateral columns of human intrinsic postvertebral muscles. J. Anat, 136, 3, 509-519, 1983

Baldissera F et al. Fisiologia e biofisica medica, Poletto ed. Milano 1996

Baldoni C. G e coll. Anatomia Umana, Edi Ermes, Milano 1993

Basmajian JV, Anatomia regionale del Grant, ed. Liviana, Padova 1984

Basmajian JV. Nyberg R. Rational manual Therapies. Williams & Wilkins Baltimore 1993

Bellon JM, Bajo A et all. Fibroblasts from the transversalis fascia of young patients wth direct inguinal hernias show constitutive MMP-2 overrexpression. Ann Surg 233 (2) 287.91, 2001

Benninghoff A Goerrtler G, Trattato di anatomia umana, Piccin ed, Padova 1972

Bernier J. N. Perrin D, Effect of Coordination Training on Proprioception of the Functionally Unstable Ankle. JOSPT, Vol. 27 , 264-275, 1998

Borgini E., Stecco A. Tempo necessario per modificare una fascia densificata. Atti Primo Convegno sulla Manipolazione Fasciale. Thiene, 2009

Branchini M, Lopopolo F, Andreoli E, Loreti I, Marchand A M, Stecco A, Fascial Manipulation® for chronic aspecific low back pain: a single blinded randomized controlled trial. Version 2. F1000Res. 2015

Cailliet R. Neck and arm pain. F.A. D. Company, Philadelphia, 1991

Chiarugi G., Bucciante L. Istituzioni di Anatomia dell'uomo. Vallardi-Piccin: Padova 1975

Chaitow, L., DeLany A., Clinical Applications of Neuromuscular Techniques: Pratical Case Study Exercises, Churchill Livingstone, Edinburgh, 2005

Chusid JG. McDonald JJ. Neuroanatomia Correlazionistica e neurologia funzionale, Piccin ed. Padova, 1993

Clarkson H.M. Gilewich G. B. Valutazione cinesiologica, Edi Ermes, Milano 1996

Clinical Standards Advisory Group (CSAG) on low back pain: "Back Pain. Report of a CSAG Committee on Back Pain" 1994 HMSO. ISBN 0-11-321887-7.

Cossu M, Sias N. Colombo I, Problemi riabilitativi nel musicista, La Riabilitazione, 33, n°4, pp 151-155, 2000

Cromer AH, Fisica, Piccin editore, Padova, 1980

Cyriax J. Medicina Ortopedica, Piccin ed. Padova, 1997

Darwin J. Prockop N. Collagen Dieseases and the Biosynthesis of Collagen, Hospital Practice, 12 (2), 1977

Day JA, Stecco C, Stecco A. Application of Fascial Manipulation technique in chronic shoulder pain—anatomical basis and clinical implicat. J Bodyw Mov Ther. 2009 (2):128-35.

Di Concetto G, Sotte L, Muccioli M, Trattato di agopuntura e di medicina cinese, UTET Scienze Mediche, 1992

Esnault M, Stretching et prépatation musculaire à l'effort, Ann Kinés, t. 15, 49-62, 1988

Fazzari I, Anatomia Umana Sistematica, UTET, Torino, 1972

Findley,T.W., Schleip, R., Fascia Research. Basic Science and Implication for Conventional and Complementary Health Care, vols 2-3, Elsevier, 2007

Fumagalli Z, Marinozzi G, Nesci E, Agatino S, Atlante fotografico a colori di Anatomia macroscopica dell'uomo. Vallardi-Piccin nl, Milano, 1994

Gagey, PM. Weber B. Entrées du système postural fin. Masson, Paris, 1995

Georgopoulos AP, Ashe J, Smyrnis N, Taira M. The motor cortex and the coding of force. Science. 1992;245:1692-1695

Gray H. , Anatomia, Ed. Zanichelli, Bologna 1993

Grimaldi L. Marri P. Lippi P. Fantozzi M. Catelani G. Ecocazione di componenti motorie assenti nelle lesioni del sistema nervoso centrale. Giardini ed. Pisa, 1984

Hammer W, Genitofemoral entrapment using intergrative fascial release. Chiropr Tech, Vol 10, n° 4, Novem, 1998

Heine H, Struttura anatomica dei punti d'agopuntura, Minerva refless. pp. 93-98, 1988

Hodges P, Richardson C: Inefficient muscular stabilisation of the lumbar spine associated with low back pain: A motor control evaluation of transversus abdominis. Spine 21 (22): 2540-2650, 1996

Houk J.C. Rymer W.Z. Neural control of muscle length and tension. Handbook of Physiology, Section 1, VB Brooks ed. Bethesda, 1981

Kandel E.R. Schwartz J. H. Jessell T. M. Principi di Neuroscienze, 2° edizione, ed. Ambrosiana, Milano 1994

Kapandji I.A: Fisiologia Articolare, Marrapese ed. Roma 1983

Kassolik K, Jaskólska A, Kisiel-Sajewicz K, Marusiak J, Kawczyński A, Jaskólski A. Tensegrity principle in massage demonstrated by electro- and mechanomyography. J Bodyw Mov Ther. 2009 Apr;13(2):164-70

Kavounoudias A. Gilhodes JC. Roll R. Roll JP. From balance regulation to body orientation: two goals for muscle proprioceptive information processing? Exp. Brain Rec. 124: 80-88, 1999

Kavounoudias A. Roll R. JP. The plantar sole is a 'dinamometric map' for human balance control. NeuroReport 9, 3247-3252. Williams & Wilkins. 1998

Kelly RE, J Theor Biol, Tripedal knuckle-walking: a proposal for the evolution of human locomotion and handedness. 213(3):333-58, 2001

Kenneth VK, Vertebrati, McGraw-Hill, Milano, 2005

Kent C G. Anatomia comparata dei vertebrali. Ed. Piccin, Padova 1997

Klein DM, et al. Histology of the extensor retinaculum of the wrist and the ankle. J. Hand Surg. 24, 799-2, 1999

Kozma EM, Olczyk K, Glowacki A, Dermatan sulfates of normal and scarred fascia. Comp Biochem Physiol Biochem Mol Biol, Feb; 128 (2):221-32, 2001

Lang J. Clinical Anatomy, Thieme Medical Pub. 1991

Lebarbier A. Principes élémentaires d'acupuncture. Maisonneuve éd., 1980

Licht S. L'esercizio Terapeutico, Longanesi, Milano, 1971

Lockart R.D. Hamilton G.F. Fyfe F. Anatomia del corpo umano. Ed Ambrosiana, Milano 1978

Luomala, T., Pihlman M, Heiskanen J, Stecco C. Case study: Could ultrasound and elastography visualise densified areas inside the deep fascia? J Bodyw Mov Ther 2014 18(3):462-8.

Maigne R. La terapia manuale in patologia vertebrale e articolare. Ed. Cortina, Torino 1979.

Mann F. Riscoprire l'agopuntura, Marrapese ed. Roma, 1995

Mazzocchi G, Nussdorfer G, Anatomia funzionale del sistema nervoso, Ed Cortina, Padova 1996

Mense S. Peripheral Mechanisms of Muscle nociception and Local Muscle Pain. J of Mus. Pain, Vol. 1, 133-170, 1993

Mesure S. Organisation des stratégies sensori-motrices, ontogenèse et apprentissage. Ann. Kinésithér. N 1, 1996 pp 28-37,

Mikolajczyk A, Kociecki M, Zaklukiewicz A, Listewnik M, Gebska M. Use of the structural tensegration concept in the Stecco Fascial Manipulation method. Ann Acad Med Stetin. 2014;60 (2):59-64.

Monesi V, Istologia, Piccin, Padova, 1997

Niemitz C, Kinematics and ontogeny of locomotion in monkeys and human babies, S Morphol Anthropol, n. 83, 383-400, 2002

Nitatori T, The fine structure of human Golgi tendon organs as studied by three-dimensional reconstruction. J Neurocytol, Feb;17 (1):27-41, 1988

Pedrelli A., Ramilli L, Forza necessaria per trattare la fascia lombare. Atti Primo Convegno sulla Manipolazione Fasciale. Thiene, giugno 2009

Piazza SJ, Delp SL, The influence of muscles on knee flexion during the swing phase of gait. J Biomech, 29(6):723-33, 1996

Pirola V, Cinesiologia, Edi-Ermes, Milano, 1998

Platzer, W.: Apparato locomotore. Ambrosiana ed. Milano, 1979

Roman M, Chaudhry H, Bukiet B, Stecco A, Findley TW.. Mathematical analysis of the flow of hyaluronic acid around fascia during manual therapy motions. J Am Osteopath Assoc. 2013;113 (8):600-10.

Romer P. Anatomia Comparata dei Vertebrati. Edi. Medicina-Salute, 1996.

Rubin E. Farber JL. Pathology, Lippincott Co. Philadelphia, 1993

Shubin N.Your Inner Fish: A journey into the 3.5-Billion-Year History of the Human Body, Knopf Doubleday Publishing Group, New York, 2008

Schultz R.L. Feitis R. The Endless Web, North Atl Books, Berkeley, 1996

Solomonow M. Ligaments: a source of musculoskeletal disorders. J. of Bodywork and Movement Therapies,

2009, 13, 136-154

Staubesand J. Li Y. Zum Feinbau der Fascia cruris mit besonderer intrafaszialer nerven, Manuelle Medizin, Pringer Verlag, 34: 196-200, 1996

Stecco A, Macchi V, Stecco C, Porzionato A, Ann Day J, Delmas V, De Caro R. Anatomical study of myofascial continuity in the anterior region of the upper limb. J Bodyw Mov Ther. 2009;13(1):53-62.

Stecco C, Pavan PG, Porzionato A, Macchi V, Lancerotto L, Carniel EL, Natali AN, De Caro R. Mechanics of crural fascia: from anatomy to constitutive modelling. Surg Radiol Anat. 2009. 31(7):523-9

Stecco L, Il dolore e le sequenze neuro-mio-fasciali, Palermo, IPSA, 1990

Stecco L, Neuro-myo-fascial Unit, Ist, International Symposium on Myofascail Pain, Minneapolis, 1989

Stecco L, Séquences neuro-myo-fasciales, An. Kinésithér., 1991, T.18, n° 5, pp. 270-272

Stecco L. Neuro-myo-fascial Sequences and acupuncture meridians; II World Conference on Acup. Mox. Paris, Dec. 1990

Stedman's Medical Dictionary, 26th ed. Williams &W. Baltimore, 1995

Stefanelli A. Anatomia comparata. Ed dell'Ateneo, Roma 1968

Stover SA et al. Augmented soft tissue mobilization in the treatment of chronic achilles tendinitis. A case study. JOSPT, 27, N° 1, pp. 80, 1998

Testut L. Jacob O. Trattato di anatomia topografica. UTET, Firenze 1987

Teyssandier MJ, Brugnoni G, Quelques aspects de l'ostéopathie moderne aux Etats-Unis d'Amerique. La Riabilitazione 33 (4) : 141-150, 2000

Todesco S, Gambari PF, Malattie Reumatiche, McGraw-Hill, Mi, 1998

Travell JG, Simons DG, Dolore muscolare, Ghedini ed, Milano 1998

Troisier O. Diagnostic Clinique en Pathologie ostéo-articulaire. Masson ed. Paris, 1991

Turvey M.T. Fitch H. L. Tuller B. The Bernstein Perspective: The problems of degrees of freedom and contextconditioned variability. Lawrence Erlbaum Associates. 1982

Viel E. JG Garros. Reprogrammation neuromotrice après lésion des ligaments croisés du genu. Ann. Kinésithér 1991 ; 18 : n° 10, 513-5

Viel E. Une Profession rénovée, à lâge de l'Information, Ann.Kinésithér. t.28, 2001

Warrick M. Wallden M. The best rehabilitation programs in the world. J. Bodyw. Movement Therapies, 2009, 13, 192-201

Wheater PR. Istologia e anatomia microscopica. Ed. Ambrosiana, Milano, 1994

Wirhed R. Abilità atletica e anatomia del movimento. Edi. ermes, Milano, 1992